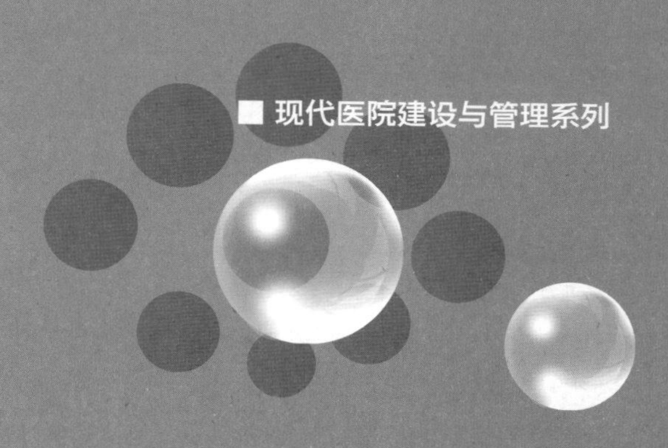
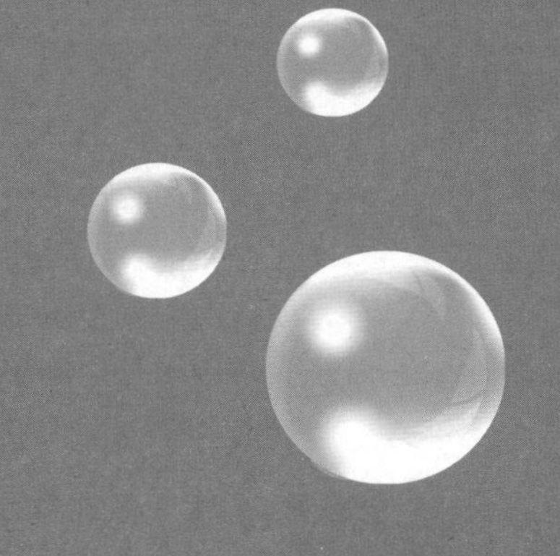

■ 现代医院建设与管理系列

Security Management of Modern Hospitals

丛书主编◎陈 智 张新跃 朱 慧

现代医院安全保卫管理

主 编◎邵浙新

ZHEJIANG UNIVERSITY PRESS
浙江大学出版社
·杭州·

图书在版编目（CIP）数据

现代医院安全保卫管理 / 邵浙新主编. -- 杭州 : 浙江大学出版社, 2024.5
ISBN 978-7-308-23517-4

Ⅰ. ①现… Ⅱ. ①邵… Ⅲ. ①医院一安全管理 Ⅳ. ①R197.32

中国国家版本馆CIP数据核字(2024)第029896号

现代医院安全保卫管理

邵浙新 主编

策划编辑 张 鸽
责任编辑 冯其华（zupfqh@zju.edu.cn）
责任校对 沈国明
责任印制 范洪法
封面设计 续设计_黄晓意
出版发行 浙江大学出版社
（杭州市天目山路148号 邮政编码310007）
（网址：http://www.zjupress.com）
排 版 杭州林智广告有限公司
印 刷 浙江省邮电印刷股份有限公司
开 本 710mm×1000mm 1/16
印 张 15.75
字 数 266千
版 印 次 2024年5月第1版 2024年5月第1次印刷
书 号 ISBN 978-7-308-23517-4
定 价 88.00元

浙江大学出版社市场运营中心联系方式：0571-88925591；http://zjdxcbs.tmall.com

《现代医院安全保卫管理》编委会

前　言

国之大者，安全为要。安全是医院发展的生命线。当前，我国发展进入战略机遇与风险挑战并存的时期，在传统安全和非传统安全交织叠加的新形势下，统筹发展和安全显得尤为迫切和重要。在推动公立医院高质量发展的进程中，要实现医院安全治理体系和治理能力的现代化，需要更加专业化、精细化、智慧化的安全管理作为支撑。

随着安保事业和安防行业的蓬勃发展，医院管理者不再囿于以往经验和惯性思维，而是寻求更加前沿、科学、系统的安全保卫管理新模式，并为此开展了一系列创新工作和学术研究。在各级医疗机构的强烈呼吁下，浙江省医院协会安全保卫管理专业委员会、中国医院协会安全保卫专业委员会也于2017年、2019年相继成立。全国各级安全保卫专业委员会凝心聚力，砥砺奋进，团结安保从业者在队伍建设、经验交流、技术共享、学科建设等方面开新局、谱新篇，奋力谋划医院安全保卫事业的新征程。

现代管理学大师彼得·德鲁克曾说："在人类历史上，很少有什么事比管理的出现和发展更为迅猛，对人类具有更为重大和更为激烈的影响。"随着社会发展格局的变化，医院安全保卫工作更加离不开高质量、高效率的管理。为进一步总结和凝练全国各地的安全管理先进经验，形成可复制、可推广的安全工作样板，我们依托浙江大学医学院卫生政策与医院管理研究中心，并结合实际工作经验，编撰出版了《现代医院安全保卫管理》，以供广大同行学习借鉴。

本书凝聚了浙江、北京、上海、四川、安徽、湖北等省市多家全国知名三级甲等医院的安全保卫管理实践经验与智慧结晶。各家医院从安全保卫管理制度创新、先进管理工具实践运用、高精尖技术更新升级、未来医院智慧展望等方面着手，擘画了新时代医院安全工作蓝图，指明了现代医院安全保卫的发展方向。

医院安全工作任重道远，平安不出事，是新时代“枫桥经验”的本质要求和集中体现，也是新征程中顺应世界之变、时代之变、历史之变的必然要求。面向未来，每一位安全工作者都要以刻不容缓的紧迫感、如临深渊的危机感和重任在肩的使命感，创新安全工作思路，提升安全管理水平，切实统筹发展和安全，为推进健康中国建设做出积极贡献。

中国医院协会安全保卫专业委员会主任委员
浙江省医院协会安全保卫管理专业委员会主任委员

2024 年 5 月

目　录

第一章

历史与变革

安全保卫是企事业单位内部为维护安全秩序、打击违法犯罪、保障人民群众合法权益、保护国家和人民生命财产安全的一项重要工作，其贯穿于金融、邮政、文教、卫生等各个领域，与社会发展息息相关。医院作为一个对社会开放的公共场所，其人流量大，情况复杂。医院安全保卫工作是医院日常管理的重要组成部分，事关广大患者和医务人员的人身和财产安全，事关卫生健康事业发展，是医疗卫生行业高质量发展的基础和重要保障。

第一节　医院安全保卫的内涵与外延

医院安全保卫工作，即在上级主管部门的指导下，在医院主要党政负责人的领导下，为医院维护正常秩序，保障人民群众生命和财产安全，统筹协调维护医院内部安全稳定的各项管理工作。医院安全保卫作为医院行政后勤管理的重要组成部分，承担着维护稳定、保障安全的重要责任，自新中国成立以来其经历了不断的发展与变革。

一、历史沿革

医院安全保卫工作的历史可追溯至20世纪50年代，最初形成的保卫机构是治安保卫委员会（简称治保会）。1952年6月27日，中央人民政府政务院批准颁布了《治安保卫委员会暂行组织条例》，要求全国普遍建立治安保卫委员会。自此，治安保卫委员会作为具有中国特色的群众性治安保卫组织，在全国各地城镇街道、农村和单位内部广泛建立，全国各级医疗机构内部也逐步建立了治安保卫委员会。治保会作为群众性自治组织，其工作始终在基层党组织的领导下进行，并在公安机关的指导下开展。它作为群众和公安机关的纽带和桥梁，在开展群众性防特、防盗、防火、防治安灾害事故活动，监督改造刑事犯罪分子等方面发挥了极其重要的作用，为包括医院在内的基层单位社会稳定提供了有力的保障。

20 世纪 60 年代，单位内部开始成立保卫处（科），并逐渐由财政经济部门发展到各行各业。1962 年 12 月，公安部制定颁发了《保卫处、科工作细则》，并在 1965 年做了必要的修正，这对企事业单位内保机制的规范化、法律化建设起到了重要的推动作用。1976 年前后，全国各地医疗机构相继成立保卫处（科）。医院保卫处（科）成立后，治保会机构仍予以保留，保卫处（科）负责治保会的具体工作。这一时期，企事业单位的保卫组织既是本单位的职能部门，同时也是各级公安机关的派出机构，执行国家公安机关的权力，具有勘查现场、询问证人、讯问被告人、追缴赃款赃物等查破刑事案件的权力，以及行使治安管理警告裁决，监督、考察在本单位被判处或宣布监外执行、假释、缓刑、管制犯罪等权力。

1980 年 1 月，公安部召开全国经济文化保卫工作会议，确定了改革开放初期单位内部“预防为主，确保重点，打击敌人，保障安全”的治安保卫工作方针，并指出治安保卫工作的主要任务是开展侦查调查工作，加强内部治安管理，打击破坏活动，严密安全防范措施，保障生产、科研和要害部门的安全等。

1985 年 3 月，公安部印发《机关、团体、企业、事业单位保卫组织工作细则》，对基层内保组织的性质、任务、职责和权力，以法规的形式做了明确规定，在法律层面上进一步规范了保卫工作。

1988 年 4 月，经国务院批准，公安部、财政部等部门联合下发了《关于在部分高等学校设立派出所实施办法的通知》。根据这一通知，全国部分高校纷纷成立公安派出所。该通知对不设派出所的学校保卫工作也提出了具体要求，确定了保卫组织的治安管理处罚权。高等学校派出所的成立使高校保卫组织迈入了一个新的发展阶段。附属医院保卫部门在高校派出所的领导下成立医院民警室，与原来的保卫组织一套班子两块牌子，行使一定的公安机关的职权。医院民警室承担着侦查破案及维护治安稳定的职责，工作人员身着警服上岗，部分民警室配有现场勘查箱（图 1.1）、录音笔、照相机等侦查破案工具，甚至配备手枪、警车等警用装备，开展执法工作。这一时期，医院保卫组织在医院党委和公安机关的领导下，在维护治安秩序、预防和打击犯罪活动、保障生产建设顺利进行等方面做了大量的工作，有效地防止和减少了治安灾害事故的发生，全国医院治安、安全秩序普遍良好。

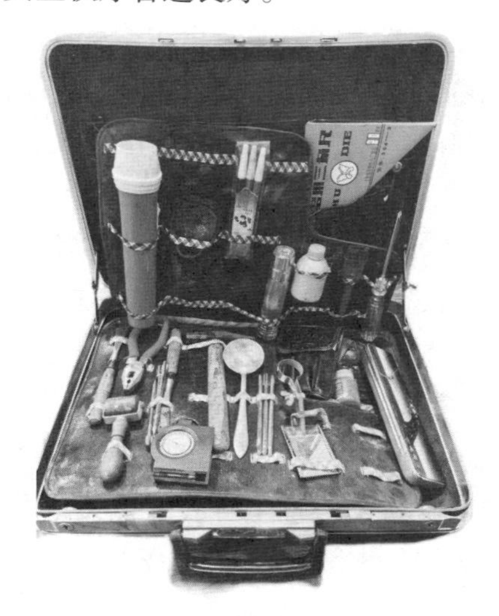

图 1.1　现场勘查箱

党的十一届三中全会以来，随着政治经济体制改革的不断深入，特别是1992 年以来，随着我国经济体制由计划经济向社会主义市场经济转变，在整个国家改革发展的进程中，保卫工作也面临着改革。1994 年，国务院批转了公安部《关于企业事业单位公安机构体制改革的意见》，对企业事业单位设立的公安机构做出了撤销和调整理顺关系的决定。1995 年，《中华人民共和国人民警察法》以法律的形式首次将公安机关与企业事业组织保卫部门的关系确定为监督指导关系。此后，医院保卫组织也发生了变化，不再行使公安机关的职权，但其工作重心仍是做好医院的安全保卫和维护医院内部的社会治安稳定。随着社会的不断发展，保卫部门的工作内容也越来越广泛，负责包括治安管理、集体户口管理、保卫档案管理、重点人口信息收集、重点要害部位管理、火灾隐患巡查、消防器材管理、门卫管理、保密管理及危险化学品管理等多方面的安全工作。

20世纪90年代，为加强内部治安保卫力量，除保卫干部以外，医院开始以临时工的形式雇用安保人员，建立内部安保队伍。至20世纪末，随着保安公司的兴起及安保人员需求量的增加，部分医院开始外聘保安公司提供安保服务，医院安保队伍不断壮大。

二、现代发展

21世纪初，全国各级企事业单位保卫工作体系日渐完善，保卫工作制度化建设水平不断提高，在高校保卫部门的带领下，企事业单位保卫组织开始互相交流工作经验，保卫部门整章建制，加强队伍建设，工作能力得到进一步提高。

2004年9月，我国第一部内保法规《企业事业单位内部治安保卫条例》颁布。它以法规的形式确立了企业事业单位的保卫工作方针为“预防为主，单位负责，突出重点，保障安全”。该条例明确单位主要负责人对本单位的内部治安保卫工作负责，要求治安保卫重点单位应当根据内部治安保卫工作需要，设置与治安保卫任务相适应的治安保卫机构，配备专职治安保卫人员，并将治安保卫机构的设置和人员的配备情况报主管公安机关备案。此外，该条例还指出，国务院公安部门指导、监督全国的单位内部治安保卫工作，对行业、系统有监管职责的国务院有关部门指导、检查本行业、本系统的单位内部治安保卫工作。至此，企业事业单位的安全保卫工作形成了公安指导、政府监管、单位负责的运行机制。

党的十八大以来，我国社会生产力和综合国力显著提高，人民生活水平和社会保障水平显著提升。党中央坚持人民至上、生命至上，对安全生产工作空前重视。2017年10月，中国共产党第十九次全国代表大会的相关报告指出，要“树立安全发展理念，弘扬生命至上、安全第一的思想，健全公共安全体系，完善安全生产责任制，坚决遏制重特大安全事故，提升防灾减灾救灾能力”。党中央对安全生产的一系列重要论述，为各行各业的安全保卫工作指明了方向、提供了遵循。

各行各业的安全工作也越来越得到各级领导的高度重视。医院等企事业单位对保卫工作的重视程度得到不断加强，从人、财、物、技术等多方面加大支持力度，保卫工作迎来了新的发展契机。与此同时，医院安保队伍的专业化水平不断提升，安全保卫工作模式也逐渐向科学化、规范化管理转变。保卫部门针对医院消防安全、治安管理、纠纷冲突及突发事件处理、安全隐患排查、职工安全培训、院内交通管理、安保人员管理、集体户口管理、保卫档案管理、安防体系建设等各项工作开展积极探索，积累了一系列卓有成效的安全管理经验。

随着医院安全工作水平的逐步提升，安保管理者之间迫切需要畅通互相学习交流、提升实践能力的渠道。浙江省作为争创社会主义现代化先行省、新时代全面展示中国特色社会主义制度优越性的重要窗口以及共同富裕示范区，在医院安全管理方面率先开展积极探索，在全国最早搭建安全保卫工作交流平台。2017 年 9 月，浙江省医院协会安全保卫管理专业委员会在杭州正式成立，浙江大学医学院附属第一医院副院长邵浙新担任第一届主任委员，来自全省各级医疗机构的委员共 75 人。浙江省医院协会安全保卫管理专业委员会成立以来，加强了浙江省医院安保工作的经验交流、成果共享与合作互访，工作成效显著，使全省医疗机构安全保卫管理水平得到了全面提升。它的成立标志着浙江省医院安保工作开始迈入专业化、学术化阶段。

2019 年 9 月，中国医院协会安全保卫专业委员会在浙江杭州成立，浙江大学医学院附属第一医院副院长邵浙新担任主任委员。中国医院协会安全保卫专业委员会的成立得到了全国各级卫生健康委、各省（区、市）医院协会及各地医疗机构的大力支持，进一步体现了各级卫生行政部门对安全工作的高度重视。至此，医院保卫工作已迈入现代化、科学化、专业化、学术化的发展道路，安全保卫管理迈上了新的台阶。

从浙江省医院协会安全保卫管理专业委员会到中国医院协会安全保卫专业委员会，医院安全保卫学术团体的建设已逐渐影响至全国各地。随后，湖南、重庆、甘肃、广东等省市的医院协会相继成立安全保卫管理专业委员会，各地医院安全保卫交流平台不断壮大，医院安保事业得到蓬勃发展。

三、工作特点

医院是一个特殊的公众聚集场所，安全保卫工作除具备公共场所的普遍性外，又有其自身的特殊性。

（一）潜在危险因素多

医院作为一个公共场所，潜在危险因素无处不在，如：老旧院区普遍面临用电线路年久失修、线路老化等问题；大型医疗设备和大功率用电设备不断增加，用电负荷也不断增大，存在安全隐患；院内违规吸烟等零星火种管理难度大；病区病房私接电源、乱拉电线，擅自使用大功率电器，易引发火灾；医院按规定使用和存放一定量的危险化学品（如醇、醚、苯、酸等），如实验室内存放的危化品大多具有腐蚀性、易燃易爆、易制毒等特性，存在泄漏、爆炸、被盗的安全风险；高压氧舱、氧气瓶、锅炉以及压力消毒设施等高压特种设备一旦操作不当，极易引发安全事故。

（二）管理难度大

医院安全管理风险多，环境复杂，安全管理难度大。医院通常组织架构庞大，包含门（急）诊、病房、辅助科室、实验室等，且人员组成多元，密度大，流动频繁。管理以上区域和人员需要考虑各方面因素，包括人员流动、访客管理、纠纷冲突调解、“医托”“号贩”防范、设施设备安全、危化品管理等。此外，医院还需要应对各类突发事件，如火灾、台风、地震、恐怖事件等，因此管理的复杂性较高。

（三）突发应急性强

医院可能面临各种各样的突发紧急情况，紧急事件应急响应能力要求高。当火灾、暴力伤医等事件发生时，第一时间的应急处置对保障医院安全和维护医患双方的正当权益至关重要。火灾蔓延速度快，一旦发生火灾，应在第一时间进行有效处置，迅速对患者、陪护和医务人员等进行救援或疏散，以减少人员伤亡和财产损失。当暴力伤医事件发生时，医院应迅速采取措施，保护医务人员的人身安全，制止暴力行为的进一步实施。此外，医院还面临各类突发事件，如突发疾病、自然灾害、大规模事故等。在这些情况下，医院需要快速响应和组织，提供紧急医疗救援，其中保障患者、陪护和工作人员的安全，提供安全有序的救治环境是各项工作顺利开展的重要保障。因此，医院安全工作需要具备完善的应急预案和响应机制，迅速应对和处理各类突发事件，才能有效保障患者、陪护和工作人员的安全。

第二节 新时期医院安全保卫工作要素

中国特色社会主义已进入新时代。新时代赋予了安保工作新的内涵，也提出了新形势下的新任务与新要求。党的二十大报告指出，要提高公共安全治理水平，坚持安全第一、预防为主，建立安全大应急框架，完善安全治理体系，推动公共安全治理模式向事前预防转型。

医院的高质量发展离不开“安全”二字。平稳、有序的医疗秩序和安全、舒适的医疗环境是保障人民健康的重要基础，是促进卫生健康事业高效绿色发展、助力构建和谐社会的重要组成部分。新时代的医院安保工作是针对各项风险因素积极开展的预防、检测、识别、评估、防范、控制和处置等的动态综合管理，并充分利用现代科学技术，是集数字、智慧、人工于一体的精益管理。

一、安全保卫必备素质

随着我国卫生健康事业的快速发展，医院安保工作面临新的挑战，对安保工作者的素质也提出了新的要求。安保工作者的综合素质直接影响着医院的安全以及整体管理工作的效率和水平。

从事安保工作的人员承担着医院大部分消防安全、治安安全、反恐防恐、维护院内秩序、交通管理和危化品管理等重要专项工作。为更好地履行这些基本职能，安保工作者要做到政治过硬、业务熟练，具备一定的应急事件处置能力。

（一）责任大局意识

在安全工作上，责任意识比能力水平更加重要。但并非能力水平不重要，而是能力需要载于责任之上。有责任心，虽然能力有所欠缺，但可以通过持续的努力来提升自身的能力。缺乏责任意识，就缺乏精神领航，工作潜能也不能得到最大的发挥。安全工作是医院工作的生命线，是关乎人身安全、财产安全的重要工作，安保工作者必须具备高度的责任心，敬畏生命，持之以恒地做好医院安保工作。

（二）沟通协调能力

作为安保工作者，拥有良好的沟通能力，是促进安保工作健康可持续发展的途径之一。安保工作者不仅要有良好的向上沟通的意识，而且要积极寻找合适的沟通方式，积极保持与公安部门、医疗机构、医务人员等的沟通联系。

日常工作中安保工作者需要直接与群众打交道，为群众提供服务。因此，安保工作者还要不断提高与群众沟通协调的能力，特别在处置纠纷等事件时，要坚持原则，采取行之有效的沟通方法，换位思考，实事求是。

（三）应急处置能力

突发事件是指突然发生，造成或者可能造成严重社会危害，需要采取应急处置措施加以应对的自然灾害、事故灾难、公共卫生事件等。在处理突发事件时，安保工作者不仅要有良好的沟通能力，而且要有敏锐的洞察力和快速的反应力。在医院安全工作中，拥有良好的应急处置能力，学会妥善地处理突发事件是对安保工作者的基本要求。

二、安全保卫专业要求

随着社会的快速发展和时代的更迭，安全保卫工作不仅仅是传统意义上的安全保卫，还需与时俱进，吸纳更多专业化人才，以专业知识技能过硬来提升医院安全工作的质量。

单位内部治安保卫工作涉及许多专业技术，特别是随着科学技术的发展和广泛应用，治安保卫工作中运用的技术手段以及设施设备越来越多、越来越先进，对安保工作者的素质要求也越来越高。

医院安全保卫工作涵盖消防、治安、危化品、特种设备、内勤、队伍管理、综合管理等方面，涉及领域多、范围广。安保工作者不仅要掌握基本的操作技能，而且要有一定的理论知识储备。科学化、专业化的管理模式对医院的安全保卫工作有很大的促进作用，故广泛吸纳专业化人才，是未来医院安全管理的一个重要趋势。

三、新时期安保创新理念

（一）制度创新

医院管理的灵魂在制度，要实现我国卫生健康事业的跨越式发展，探索世界医疗管理制度中的普遍规律及创新之处是必由之路。坚持以法律为准绳，制定具有医院特色的安保管理制度，是促进安保工作高效开展的基础。

《企业事业单位内部治安保卫条例执行手册》提到，内部治安保卫制度主要包括9个方面，其中有8项制度是一般单位应制定的，包括：门卫、值班、巡查制度；工作、生产、经营、教学、科研等场所的安全管理制度；现金、票据、印鉴、有价证券等重要物品使用、保管、储存、运输的安全管理制度；单位内部的消防、交通安全管理制度；治安防范教育培训制度；单位内部发生治安案件、涉嫌刑事犯罪案件的报告制度；治安保卫工作检查、考核及奖惩制度；存放有爆炸性、易燃性、放射性、毒害性、传染性、腐蚀性等危险物品和传染性菌种、毒种以及武器弹药的单位，还应当有相应的安全管理制度。

制度创新是创新的前提。在基础制度之上，以问题为导向，充分发掘传统制度在实际解决问题时面临的难题，结合医院实际，对报告制度、隐患排查制度等进行创新。例如，某大型三甲医院创新网格化安全管理制度，以院区各楼宇划分网格安全责任区，每个网格设定网格安全员，每日进行消防安全隐患自检自查，从上至下促进安全责任压实，确保安全工作有效开展。同时，新时代的安全保卫管理工作要求更精准化，可以从各个安全专项工作入手，设定专项安全制度，如施工安全管理制度、快递管理制度等。

（二）管理创新

随着科学技术的不断进步和社会的快速发展，传统的安保管理模式显然已无法满足医院更高水平的发展。各级领导高度重视安全工作，在资金、人力配备等硬件支持上给予了最大化的投入。

互联网已渗透到日常生活工作的方方面面，这意味着医院安全保卫管理工作也需要走向信息化、智慧化、精细化。国外多所知名医院提出了精益管理模式，以提升服务质量、提高患者满意度、帮助职工实现自身价值为发展目标，致力于提高效率并降低损耗。平稳、有序的医疗环境是医院高质量发展的基础。在新形势下，传统的管理模式越来越受限，勇于探索，吸收各类养分，管理上的创新也能助力医院发展壮大。例如，在医院多院区集团化发展的背景下，多院区的管理就是管理上的一种创新，包括多院区的成本管理、一体化管理及同质化管理，不仅需要考虑到整个医院的协调发展，而且要保留各个院区的自身特色，形成强大的医院集团化可持续发展的向好趋势。

（三）技术创新

近年来，以5G通信、物联网、边缘计算、人工智能等前沿技术为代表的大数据及相关技术快速发展，展现出巨大的应用潜力和实用价值，其在安保工作中也有着广阔的应用前景。大数据时代处于蓬勃发展的起步阶段，各行各业以大数据为核心的研究成果方兴未艾。同样，在新时代安保工作一体化建设中，应用大数据是大势所趋，也是必然选择。

多维防控体系的建设是医院安全防范工作的一个发展趋势，许多医院都建成了以大数据为基础、多种防控技术结合的综合防控与指挥体系，进而形成以视频监控系统为核心，集周界报警、验证识别等多种手段于一体的综合平台，并试图建立统一的安防大数据库，全面整合各系统数据资源，为人脸比对、车辆识别、人车轨迹分析等智能分析提供底层数据支撑。

第二章 管理与实践

现代医院的安全管理需要不断按照推进公立医院管理体制改革的要求，与时俱进地使用科学、有效的管理手段，通过制度和计划的制定、完善与实施，利用人防、技防、物防等有效措施，减少和降低医院内存在的各种危害和风险，防止事故和伤害的发生。安全管理的目标不仅是创建一个安全、可靠的医疗环境，维护医院正常的医疗、教学及科研秩序，促进医院的可持续发展，而且需要坚持精细化、高效化的管理方式，将先进的理念运用到具体的实践中，以此推进医院的安全建设，以适应现代医院管理和医疗卫生行业发展的要求。

第一节　组织架构建设

医院必须设立专门的治安保卫机构，其职责主要是建立健全医院内部各项安全保卫工作制度，落实安全防范措施，预防、减少和打击违法犯罪活动，消除治安灾害隐患和事故，保障医院职工、患者、陪护及来访者的安全，维护正常的医疗、教学、科研等秩序（图 2.1）。

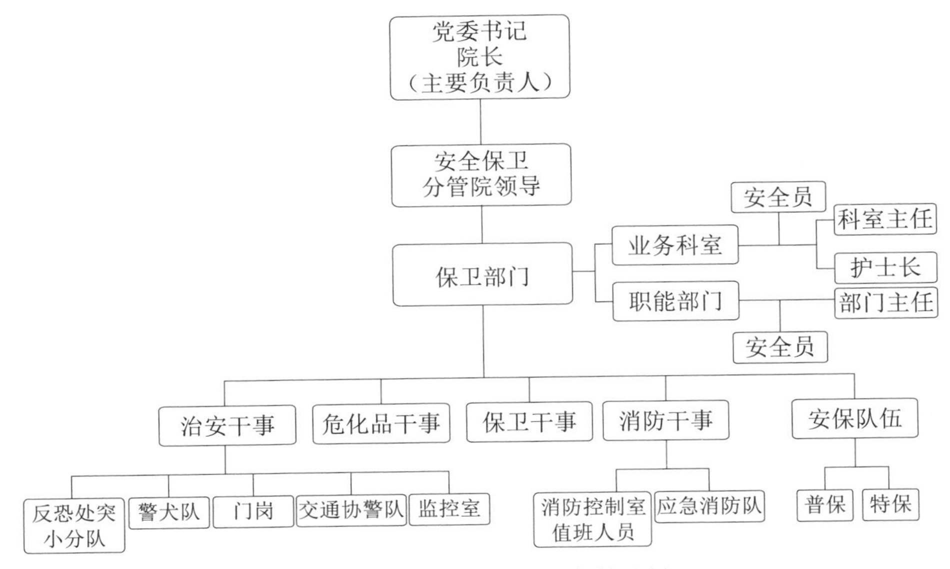

图 2.1　医院安全保卫管理架构示例

一、专职人员配备

医院保卫部门应配备专职保卫人员负责内部安全保卫管理，由保卫部门主任负责主持工作。保卫部门专职保卫人员应包括治安干事、危化品干事、保卫干事、消防干事及安保队伍等不同岗位。治安干事下设反恐处突小分队、警犬队、门岗、交通协警队，并设有监控室的值班队伍。消防干事下设消防控制室值班人员及应急消防队。

医院安保队伍的建设是内部各项安全工作得以顺利开展的基础。根据 2013 年国家卫生计生委办公厅、公安部办公厅《关于加强医院安全防范系统建设的指导意见》对医院安保队伍建设的要求，安保人员数量应当遵循“就高不就低”原则，按照不低于在岗医务人员总数的 3% 或 20 张病床 1 名安保人员或日均门诊量的 3‰的标准配备。

二、专项委员会设立

为进一步加强安全管理，医院在设有安全管理职能部门的基础上健全组织机构，在消防安全、治安安全、设施设备安全、辐射安全、实验室安全等方面设立相应的委员会，更有针对性地开展医院安全工作。医院防火领导小组和防火委员会统筹编制消防工作计划，审核修订消防安全管理制度，制定相关预案；反恐应急领导小组负责反恐预案的制定、修改和宣传工作，并督促院内各部门/科室及时落实反恐应急预案的措施，做好应急救援准备工作等。各委员会各司其职，保障各项安全工作有序、平稳开展。

三、专区网格划分

大型综合性医院楼宇众多、区域广泛、科室较多，为进一步强化安全管理，医院可根据实际情况，将全院划分成各级别的网格，在各个网格设置相应的网格安全员，网格安全员每天开展网格区域内安全隐患的自查自检，以有效促进全院参与安全管理，形成浓厚的安全氛围，有效推动安全管理监督体系的全覆盖。除此之外，网格的划分进一步明确了各级网格的安全责任，促进了责任体系的落实。

第二节　安全管理制度

制度是各项工作得以规范、顺利开展的基础。安全管理制度的建立和完善能有效指导和规范各项安全工作的开展。在日常安全管理工作中，应当结合实践经验，将工作要求、程序和内容融入各项工作制度之中，做到用制度管理、指导工作，并在实践中不断地健全、完善制度，进而形成规范的工作流程及管理方式。

一、安全工作责任制

在安全保卫工作的实践过程中，健全的安全管理制度和计划能够有效地消除各种安全隐患，堵塞漏洞，防止危害发生。作为建立安全屏障的第一道防线，也是底线，责任制对安全管理的落地实行有着重大的意义。

医院安全工作责任制，即“医院主要领导负总责，分管领导具体负责，各部门各负其责”的责任机制。医院主要负责人为医院内部安全工作的第一责任人，承担领导责任。医院安全职能部门在分管院领导的领导下，定期研究部署和检查落实安全管理工作，建立、完善内部安全工作责任制，与全院各部门/科室层层签订安全责任书，明确责任。各部门/科室主任为本部门/科室安全工作的第一责任人，明确本部门/科室的安全管理职责，在日常工作中落实本部门/科室安全管理各项具体工作，消除安全隐患，在部门/科室内逐级逐岗落实安全责任。分管安全工作的部门是直接责任人。

随着医疗机构多院区集团化的发展，安全责任体系在原有的垂直架构下同步辐射化扩展。分管医院各院区的院领导分别是所分管院区安全工作的第一责任人，具体负责各院区安全工作的院领导是直接责任人。

医院各级安全工作的第一责任人和直接责任人履行各自的安全职责，严格按照“一岗双责、条块同责”的工作要求，深入落实“管业务必须管安全、管生产必须管安全”的工作责任，加强分管线、所管院区的安全监管，提高内部治安防范能力，全力维护良好的治安秩序，确保医院安全、稳定。

二、安全管理计划

要营造一个医患安全的诊疗环境，医院安全管理计划必不可少。安全管理计划是指事故未发生时，防止事故发生所采取的一系列措施。医院保卫部门应通过收集安全相关数据并定期开展分析，在此基础上制订降低风险和改善患者服务环境的安全管理计划，以尽量避免医院职工、患者、陪护及来访者受到伤害，增强部门负责人及职工的安全意识与防范能力。医院安全管理计划的目标是确保所有患者、职工、陪护、来访者的人身安全及财产安全得到保障。安全管理计划的内容需包括医院内安全重点区域的分级设定、人员身份识别及人群准入分类制度、医院入口管理措施、安全隐患巡查制度、突发事件处理流程、职工培训等各项具体安全保卫措施的执行计划，并制订年度持续改进计划，列明年度需完成的安全管理工作项目及其具体的实施方法、时间安排等信息。安全管理计划要切实可行，通过计划的实施，不断改进医院安全工作。

（一）安全检查制度

安全工作重在防患于未然，安全隐患的排查整治是医院安全管理工作的重要组成部分。医院保卫部门应建立完善的安全检查制度，通过开展日常安全巡查、周查、月查、季度及年度大检查等多形式、多层次的安全检查，对医院内所有部位、设施设备有可能存在的安全隐患进行排查并监督落实整改。定期检查要记录在案，根据检查结果加以改进，并做好医院设施设备的长期更新更换规划，降低存在的风险。安全检查要形成规范化的制度，经常性地开展，特别是重点要害部位必查；同时动员医院各部门/科室开展安全隐患自查，群策群力，在全院范围内形成滚动摸排、持续整治、保障安全的长效机制。

（二）突发事件预警机制

医院内的安全突发事件主要指危害社会安全及自然灾害等事件，如群体性医闹纠纷、台风及雪灾等自然灾害。医院安全管理部门要提高对突发事件的敏感性，及时收集各种信息并进行辨别分析，有效察觉潜在的危机，敏锐洞察危机中隐藏的机遇，制定应急预案及处置流程，通过落实预警机制，为突发事件处理赢得主动权，及时发现、处置突发事件。

（三）重要事件回顾分析

在日常安全工作的基础上，对包括日常安全检查等之中发现的如重大火灾隐患、消防设施设备缺陷、重大医疗纠纷冲突、工作事故，以及严重违反劳动纪律行为的重要事件进行回顾分析。召集相关职能部门，利用头脑风暴分析原因，抓住缺陷，并提出改进方法，全面提升安全管理能力和水平。

（四）定期例会制度

每周召集安全管理人员召开例会，全面掌握医院安全管理工作最新进度，加强部门/科室间、岗位间的工作联系与沟通，及时发现问题并提出改进措施，及时协调解决问题。通过例会布置并落实各项工作任务，达到信息与资源共享，提高部门/科室安全管理队伍及安保队伍的整体工作效率。

三、安全管理预案

作为处置的重要环节，安全管理预案是各类安全事件的应急基础。编制安全管理预案，安全管理预案对突发事件的处置起到一定的应急指导作用。通过安全管理预案，医院可以与上级单位和部门/科室应急救援体系有效衔接，并增强各部门/科室、各组织的事先沟通、事中协调能力。医院可以根据院内主要安全风险点，有针对性地制定相关应急预案，如《火灾处置和疏散应急预案》《突发恐怖事件应急处置预案》《重大医疗纠纷应急处置预案》《防汛抗台应急预案》《水电气应急预案》等。

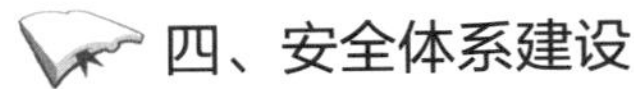

四、安全体系建设

（一）人防体系建设

人防即人力防范，是最基础的安全防范手段。医院人防系统的建设应充分调动安保人员、医护人员、行政后勤人员、实习生、进修生等全体工作人员的积极性，群策群力，共同保障医院安全。

1. 安全保卫管理队伍建设

安全保卫管理工作人员应定期分析形势，提出安全管理计划和建议，维护医院内部的安全和秩序。医院安全保卫管理队伍带领医院安保人员、反扒人员、安全员队伍以及全院职工，实施各项具体安全管理措施，降低安全风险，保障医院安全。

2. 安保队伍建设

安保队伍是医院人防系统建设的重要力量，是维护医院安全和秩序的主力军，其承担着医院门卫、巡逻、护卫、交通指挥等各项安全工作任务。医院保卫部门应合理配置安保力量，在各主要出入口及通道、门（急）诊候诊区、挂号收费处、检验检查科室和住院部等人员活动密集场所加派安保人员巡查，发现可疑人员、可疑物品进行先期处置，及时制止违法犯罪行为。

加强安保队伍建设，医院应定期对安保人员进行培训与考核，培训内容包括业务知识技能、礼仪礼节规范、应急处置能力、自护自卫能力等方面；定期考核，明确奖惩机制，切实提高安保人员的业务素质和工作能力。

3. 反扒队伍建设

反扒队伍的建设能有效降低医院内部盗窃案件的发案率。医院应组建一支专门的反扒队伍，反扒队员身着便装，在门（急）诊等公共区域来回巡逻，密切跟踪观察可疑人员。同时，医院应不断加强反扒队员的业务技能培训，提高反扒队员跟踪、识别、抓获犯罪嫌疑人的能力和水平，严厉打击扒窃等违法犯罪活动。巡防队员作为反扒队伍建设的一部分，可身着统一服装，佩戴巡防执勤标志，在医院各人群聚集的主要出入口，提醒患者及家属保管好随身财物，提高来访者的防范意识，同时对可疑人员形成威慑力。

4. 安全员队伍建设

建立医院安全员队伍是广大职工群防群治做好医院安全工作的有效手段。医院各个部门/科室指定一名责任心强的工作人员担任部门/科室安全员，负责部门/科室内各项安全工作的传达与实施。医院各项安全工作由安全员牵头，将安全知识、重要通知及工作任务等传达至部门/科室所有职工，形成全院动员、群防群治的良好氛围。

5. 安全宣教

（1）职工安全宣教

医院安全工作必须依靠群众，搞好群防群治，才是做好安全防范的根本，可见医院安全工作的好坏取决于所有工作人员的安全意识、技能水平和行为规范情况。

宣传教育是培育职工安全理念的基础工作。宣传教育在提高职工安全素质方面起着举足轻重的作用。医院在对职工的安全宣传教育方面，一是要采取多形式、多渠道的宣传、教育方式，例如可以制作符合医院实际情况的安全知识手册，手册内容要尽量采用图文结合的形式，避免大段文字；另外，由于医院工作场所分散，人员难以集中，集中宣传学习困难大，可以利用医院内网、内部微信群、内部钉钉群等互联网平台发送安全知识小视频，方便职工随时随地进行学习。二是在宣传教育内容上既要宣传好安全生产的法律法规、安全生产的基本常识和基本要求，也要宣传好安全与医院发展、与个人利益的关系；既要宣传安全生产的好人、好事、好做法，也要曝光安全生产的违章行为、失职行为、事故案例等反面典型。通过宣传教育，真正达到提高安全意识、自觉遵章守纪、掌握安全知识、增强防范能力的目的。

开展安全宣传活动是培育职工安全理念的促进剂，要重点组织开展“安全生产月”“消防安全月”等活动。要结合医院实际情况，制定切实可行的活动方案，进行广泛的思想动员，使活动内容和主题人人皆知，使广大职工人人参与，使活动扎实、卓有成效地开展。通过这些活动，倡导安全的生产、工作、生活方式，引起职工对安全工作的重视，燃起参与安全工作的热情，掀起关注安全的热潮，促进职工安全素质的提高。

（2）住院患者及其家属安全理念培育

对住院患者及其家属的安全理念培育也是必不可少的环节。在患者入院时，应加强安全知识的宣教，主要是防火及防盗知识，例如提醒妥善保管私人物品，告知火灾的危害性和严重性；同时还应教会患者如何预防火灾发生以及火灾发生时正确的逃生路线，禁止患者在病房内使用电器热饭等，引导其到指定的房间使用公共微波炉热饭，并派专人看守，使用后及时断电。这些安全须知内容可以在患者办理住院手续时在住院须知上注明。对于住院患者及其家属，可以利用医院的宣传栏、墙报、微信公众号等信息平台，张贴或发布安全海报，内容包括禁烟标志，防火、灭火和自救逃生的基本知识，以及日常安全注意事项等。此外，在医院工作的每一位人员，包括医生、护士、保洁、护工等，都有义务对患者进行安全知识宣讲，只有将安全教育贯穿患者住院的整个过程，才能提高患者自身安全意识，进而为患者提供安全的住院环境。

（3）施工等外包单位人员安全理念培育

为满足日益增长的就医需求，近年来医院的改、扩建等施工工程较多。在医院这个特殊的环境中施工，一旦发生安全事故，就可能导致极其严重的后果。部分施工人员缺乏安全教育和安全培训，往往安全意识淡薄，故是加强监管、进行安全教育的重点对象。对于进驻医院的施工单位，医院应要求其负责人必须树立“安全责任重于泰山”的意识，开展专业安全知识日常教育培训活动，不断提高施工人员的安全意识以及自我安全防护能力。在签订合同时要签订安全责任书，按照“谁主管，谁负责”的原则，落实消防及治安安全责任。在施工人员进场施工前，要对所有人员进行一次安全教育再上岗，上岗后安全教育仍要保持持续性、长期性。施工现场要悬挂安全生产警示标志，时时刻刻警钟长鸣。安全管理员监督施工人员正确佩戴安全防护用品，对于危险作业操作人员，要督促其严格按照安全规范施工。

（4）安全培训效果评价

安全培训是一项长期、复杂、艰巨的工作，必须持之以恒，常抓不懈。安全培训需要从各方面入手，如教学内容的安排、教学方法的选择等，激发培训人员的学习兴趣，提高培训效果。可以通过问卷调查、考试以及实操演练等方式来对安全培训的效果进行评价。评价结束后，要针对发现的问题及时进行改进，建立可行的安全目标考核机制，时刻紧绷安全这根弦。

（5）安全应急演练

应急演练是检验职工安全理念的必要手段。应急演练是指应急指挥体系中各个组成部门、单位或群体的人员针对假设的特定情况，执行实际突发事件发生时各自的职责和任务的演练活动。简单地讲，应急演练就是一种模拟突发事件发生的应对演习，如消防演练、反恐演练、危化品演练等。开展应急演练，通过模拟真实事件及应急处置过程，可以给参与者留下更加深刻的印象，使其从直观上、感性上真正认识突发事件，提高对突发事件风险源的警惕性；能促使公众在没有发生突发事件时，增强应急意识，主动学习应急知识，掌握应急处置技能，提高自救、互救能力，保障其生命财产安全。

（二）物防体系建设

物防即物理防范，指配备能保护防护目标的物理设施，是一种实体防范手段。物防的主要作用是阻挡和推迟安全事件的发生，为反应提供足够的时间。物防体系建设主要包括配备防护器材装备、安装安全防护设施以及安全保险装备。

1. 防护器材装备

安保人员应酌情配备对讲机等通信设备，以及警棍、钢叉、防割手套、防刺背心、盾牌等安全防护器材，保证在发生紧急情况时能做好自身防护，保障自身安全，并在第一时间利用装备采取有效的措施，及时处置突发事件，将伤害降至最低。

2. 安全防护设施

医院各楼层门、窗等设施保持完整，重点部位应按照要求加装防盗窗、防盗门等设施。高楼层需按照《医疗机构患者活动场所及坐卧设施安全要求 第1部分：活动场所》（WS 444.1—2014）安装行程限位装置。各护理单元/病区应配备应急物资包，用于基本的防火、防爆应急处置。

3. 安全保险装备

除安全防护设施外，药品库房、财务室等重点部位还需安装专用柜、保险柜等安全保险装备，规范麻醉剂等药品、易燃易爆品及现金存放的管理。专用柜和保险柜需实行双人双锁管理。

（三）技防系统建设

技防即技术防范，指通过现代科学技术，如电子监控、电子防盗报警等技术手段进行安全防范。随着科技的快速发展，物防这一被动防范方式已略显不足，人们越来越多地使用高科技手段加强安全防范。医院技防系统建设应完善视频监控系统、入侵报警系统、出入口控制系统和电子巡查系统的建设，实现四个系统的互联互通。

1. 视频监控系统

医院应当设置与公安部门联网的监控中心，对医院技防系统进行集中统一管理。监控中心实行双人双岗 24 小时值班制度。

医院视频监控系统的建设应覆盖医院公共区域及重点部位，医院外围道路，各出入口及主要通道，电梯轿厢，护士站，挂号收费处，取药、检验及输液等窗口，供水、电、气、热中心，以及医患调解室等均应安装视频监控装置。挂号收费处、取药窗口，以及医患调解室建议安装声音复核装置。

医院视频监控系统应进行 24 小时图像记录，保存时间不少于 30 天。系统应具有时间、日期的显示、记录和调整功能，时间误差≤ 30 秒，若发生故障，应在 24 小时内消除。医院应当严格规范视频监控资源的使用管理，设定视频监控图像监视查看权限及使用审批流程，保护个人隐私。

2. 入侵报警系统

入侵报警系统是指用探测器对建筑内外重点部位和区域进行布防，当发现非法入侵时，及时发出警报的装置，如红外报警器、门磁开关、玻璃破碎报警器等。

入侵报警系统应与医院监控中心联网。医院常用的入侵报警系统是红外报警器，用于重点区域的防护。在夜间人员离开时，应对周界围墙、药品库房、财务室、挂号收费处等重点部位进行布防，防止外来人员入侵。此外，医院还应在各部门/科室及医院重点要害部位安装与监控中心联网的一键式报警装置，确保发生突发事件等紧急状况时，各部门/科室能迅速通知保卫部门，得到支援。

3. 出入口控制系统

出入口控制系统是指通过技术手段对人员出入进行管理和控制的系统。系统读取装置通过IC卡、指纹等识别出出入人员的身份后，根据相应的权限设置，确定该人员出入行为的合法性，有效阻止非法者的出入请求。

医院门禁系统即为重要的出入口控制系统，可设置人员进出权限及时间范围。各病区安装门禁系统能有效实行身份识别制度，控制无关人员随意出入病区，严格按照探视时间开放，改善医院安全环境。为保障安全，医院门禁系统应具有与消防报警系统联动的功能，在火灾发生的同时，门禁系统应能自动打开，方便疏散逃生。

4.电子巡查系统

电子巡查系统是指通过感应式接触设备，对安保人员的巡逻路线、巡逻方式进行管理和控制的电子系统。医院在重点部位和区域设置巡查点，要求安保人员按预先设定的路线在规定时间内对各巡查点进行巡视，并使用巡更棒等设备采集数据。该系统可对安保人员巡逻的时间、地点等真实情况进行监督、记录，并利用巡检数据分析巡逻是否按要求完成。

第三节　治安安全管理

医院治安安全管理历来是安全保卫工作的一项重要内容。要做好医院内部治安安全管理工作，应首先明确医院治安工作的特殊性，根据行业特点确立治安工作原则，制定、调整并不断完善安全措施，不断改进管理手段，提升防范和应急处置能力，确保医院治安安全和秩序稳定。

一、治安安全管理概述

医院治安安全管理是指医院保卫部门在公安部门及上级行政主管部门的指导下，在医院党委和行政的领导下，依照国家法律法规，运用内部行政措施和手段维护医院内部治安秩序，确保医院内部医疗、教学、科研等各项工作正常进行的管理行为。

（一）治安安全管理的特点

医院是为广大群众提供医疗服务的公众聚集场所，医院治安工作除具备一般公共场所的普遍特征外，还具有其自身的特殊性。

1.治安情况复杂

作为一个特殊的开放性公共场所，医院治安情况复杂多变，安全风险点多。尤其是大型综合性三甲医院人群密集，人流量大，人员结构复杂，且24小时对外开放，防范和管理难度大。

同时，人们对高质量医疗服务的要求与医疗水平不平衡、医疗资源不充分之间存在矛盾，医患认知差距、医疗质量参差不一等问题导致医疗纠纷时有发生，甚至衍生出职业医闹扰乱医院公共秩序，激化医患矛盾。个别患者出于家庭纠纷、经济纠纷等各类民事纠纷或精神问题等个人原因，妨碍正常医疗秩序的行为偶有发生，也对医院内部治安安全造成了不良影响。

此外，医院贵重设备及精密仪器较多，还存放有危险化学品、易燃易爆品、放射源、毒麻精放药品、生物实验标本等重要危险物品。

总之，医院治安安全管理涉及面广，安全风险众多，治安事件种类纷杂，治安问题层出不穷，医院保卫部门保障治安安全、维护医院稳定的责任和压力十分大。

2. 管理重心转变

医院治安稳定关系到广大群众的人身安全和财产安全，医院治安安全管理时刻围绕着保障人身安全和财产安全、维护安全稳定的医疗秩序开展。而随着社会经济的发展和社会主要矛盾的变化，不同时期医院治安工作的重心也在不断发生转变。

一直以来医院保卫部门将防盗、防破坏和预防违法犯罪作为治安安全管理工作的重心。然而，随着社会治安秩序的日益好转，电子商务及网上银行等的广泛应用和发展，我国的盗窃案件发案率显著下降，医院防盗工作的重心逐渐从防范贵重财物被盗转变到毒麻精放等重点危险物品的安全管理上。

进入21世纪后，医疗纠纷冲突增多，甚至衍生出医闹群体，医院治安工作逐渐侧重于打击涉医违法犯罪行为。2012年卫生部、公安部联合发布《关于维护医疗机构秩序的通告》，2014年最高人民法院、最高人民检察院、公安部、司法部、国家卫生计生委发布《关于依法惩处涉医违法犯罪 维护正常医疗秩序的意见》，2016年国家卫生计生委、中央综治办、公安部、司法部发布《关于进一步做好维护医疗秩序工作的通知》，2017年国家卫生计生委、公安部发布《关于印发严密防控涉医违法犯罪 维护正常医疗秩序意见的通知》等，上述文件对依法惩处涉医违法犯罪行为、积极妥善处置医疗纠纷、维护正常医疗秩序做出了明确规定，医闹等纠纷冲突频发的势头得到了有效遏制。

当前，反恐怖防范逐渐成为医院治安安全管理工作的重要内容之一，各级医院在落实反恐怖防范措施、制定反恐应急预案与流程、提升治安反恐怖防范水平等方面也进行了越来越多的探索，可见医院治安工作的重心随着社会稳定形势的变化在不停地发生转变。医院要及时分析研判安全工作形势，把握治安工作重点，这样才能从纷繁复杂的治安工作中抓住主要矛盾，切实维护社会治安大局稳定。

3. 多方联动处置

医院保卫部门作为单位内部内设机构无执法权，其治安管理行为缺少法律支持，仅对单位内部人员具有相对约束力，并不具备法律强制力。保卫部门在日常治安管理工作的过程中面临诸多的法律风险，给院内治安管理工作带来了难题。因此，医院治安管理必须依靠多方支持。

（1）建立安保联动机制

现代医院大部分安保人员归属第三方公司，在签订服务协议时，可考虑增设“如发生重大突发事件时，保安公司增派安保人员支援”这一项，不仅可以有效加强双方的紧密联系，而且可以充分提升双方处置突发事件的能力。

（2）建立片区联动机制

将片区内所有医院的资源进行整合并共享、共建，采用片区联动处突机制，在第一时间打通院前—院间—院内的处置链条，大大提升处置能力，齐力筑牢医院安全防线。

（3）建立医警联动机制

2014 年 3 月，公安部印发《公安机关维护医疗机构治安秩序六条措施》，要求“二级以上医院一律作为巡逻必到点，有条件的要设立警务室；三级医院必须设立警务室”。根据文件精神，全国各级公安机关与医疗机构进一步密切联系，公安机关加强对医院治安工作的支持力度，对暴力伤医违法犯罪及扰乱医疗机构正常秩序的行为进行严厉打击。医警联动机制的有效运行，对惩治涉医违法犯罪、维护正常的医疗秩序起到了至关重要的作用，保障了医院治安秩序的稳定。

（二）治安安全管理的基本原则

医院治安安全管理工作应根据治安工作的特点，坚持防范为主、打击为辅、突出重点、保障安全的基本原则，与公安部门保持密切联动，建立健全内部治安安全管理制度，完善相关流程预案，落实治安安全管理措施，预防和减少违法犯罪，维护医院内部治安秩序。

医院治安安全防范系统建设应坚持以人防为保障、物防为基础、技防为核心，增强内部自防自护能力。医院保卫部门应动员全院力量，监督各部门/科室，强化内部治安安全管理，落实安全防范措施，建立健全群防群治的安全工作机制，确保医院医疗、教学、科研工作有序开展。

（三）治安安全管理的主要内容

现代医院治安安全管理的主要内容包括医疗秩序维护、医疗纠纷处置、反恐怖防范工作、重点要害部位管理、医警联动机制等。完善的治安安全防范系统能有效提高医院内部的安全系数，形成安全的医疗环境，更好地为医疗、教学、科研工作提供支撑。

二、医疗秩序维护

维护医院正常的医疗秩序，为来院就诊患者和广大职工提供一个安全、和谐、稳定的医疗环境，是医院治安工作的首要目标，也是医院保卫部门的主要职责和任务。维护医疗秩序稳定、保障医院安全需重点关注以下环节。

（一）职工身份识别

为使患者、职工、来访者等的人身安全及财产安全得到保障，医院应对所有工作人员实行人员身份识别。医务人员等医院职工应统一佩戴工作牌上岗。实习生、进修生以及物业工人、安保人员等外包单位人员也需按要求佩戴带有本人照片的工作牌，无关人员一律不得进入医疗区域。明确的身份识别有助于安保人员执勤时准确判断人员身份，及时发现并盘问排查可疑人员，减少治安事件的发生。

（二）严格出入口管理

医院各主要出入口需派驻安保人员 24 小时执勤，及时关注排查可疑人员与可疑物品。机动车辆及非机动车辆根据医院规定，凭停车牌等相关证明，经安保人员核查后进入医院。在疫情防控期间，可在医院主要出入口设置人员通行闸机系统，通过身份证、医保卡、健康码等采集个人信息，在第一道入口实现人员识别，便于快速开展涉疫追踪管理和密接人员排查工作。

病区需严格落实陪客探视管理制度，实施非必要不探视、不陪护。病区入口建议安排专人管理，防止无关人员出入住院及诊疗区域，保障病区安全。

（三）防护装备设施

安保人员应配备必要的通信装备，并在重点部位配置防暴钢叉、防刺背心等防暴装备，确保防护装备设施到位，为维护正常的医疗秩序提供基础保障。

（四）院内治安巡逻

治安巡逻是维护医疗秩序的有效手段，能及时发现各类治安隐患，并形成强大的震慑力，减少治安事件的发生。

医院保卫部门应组织巡逻队伍携带防暴器材装备，在门（急）诊、住院部等人员密集的公共场所进行不间断巡逻、守候，迅速有效处置突发治安事件。公共区域巡逻队伍可 3 人以上成组，或协同公安部门开展医院及周边治安的联防联控，加强震慑力度。院内治安大清查工作可联合公安部门开展，定期清理无业闲散、在院滞留人员，核实身份并消除治安隐患。病区可分组、分区域开展不间断巡逻，及时发现安全隐患，增强医务人员的安全感，净化医院治安环境。对于各医疗病区、知名专家诊室等重点部位，可设置专职安保人员进行全天候巡逻，维护正常医疗秩序，现场处置各类突发纠纷。

（五）安保值守与应急响应

医院保卫部门应建立一支素质可靠的专职安保队伍，全天候值守和备勤待命，及时应对各类突发扰乱医疗秩序的不法行为。保卫部门应设置 24 小时接警平台值班，有警必接，快速响应。

重点加强医院急诊、夜间值班科室等重点部位的安全保卫工作，急诊科应当配备专职安保人员，在急诊区域进行 24 小时安全值守。遇酒后就诊、有滋事或暴力倾向的非急重症患者，应现场快速介入、维持现场秩序，保护医务人员人身安全，并及时通知公安部门出警处理。

在执勤过程中，如发现患者有过激行为的，应当及时引导到专门场所进行处理。对于多次到医院无理纠缠或扬言报复医务人员的患者及家属群体，要列出清单、重点关注，并向公安部门报告。一旦发现此类人员出现在医院，安保人员需重点关注，防止其制造事端，造成严重后果。

（六）专项整治行动

针对妨碍医院医疗秩序的不法行为，医院保卫部门应及时开展专项打击整治行动，确保医务人员人身安全，保护广大患者的合法权益，有效维护正常的就诊秩序和就医环境。

对于“医托”、“号贩”、黑救护车、“血头血霸”等扰乱正常医疗秩序的行为，应持续以高压态势进行打击。对于医闹、伤医等极端行为，需协同公安部门严厉打击，并建立医闹、“号贩”等违法分子“黑名单”，利用技防手段，将各类不法分子的信息输入资料库，提前预警、快速发现、及时处置。同时，需健全医警联动机制，持续开展扫黑除恶及打击医闹行动，严厉打击涉医违法犯罪，特别对暴力伤害医务人员或者非法限制医务人员人身自由等违法犯罪行为“零容忍”，对违法犯罪分子应追究其法律责任。

三、医疗纠纷处置

（一）定义与范围

医疗纠纷事件是指在医疗过程中，医患双方对医疗过程和结果在认识上产生意见、分歧引发争议，不能通过正常途径解决，发生危害医院财产和医务人员、患者人身安全及破坏正常医疗秩序的行为，甚至引发的社会治安事件或群体性事件。

医疗纠纷主要包括以下几种形式：

· 停尸闹丧，或聚众占据医疗机构诊疗、办公场所，干扰医疗机构正常秩序的。

· 故意损坏或窃取医疗机构财产、设备、仪器，以及病历、档案等重要资料的。

· 阻碍医务人员依法执业，侮辱、诽谤、威胁、殴打医务人员或者限制医务人员人身自由，干扰医务人员及其家属正常工作、生活，情节严重的。

· 有其他严重影响医疗秩序的行为，经劝说无效的。

按照医疗纠纷的性质、参与人数、严重程度、可控性、影响范围等因素，可将医疗纠纷事件分为五级：特别重大（Ⅰ级）、重大（Ⅱ级）、较重大（Ⅲ级）、一般重大（Ⅳ级）、较小（Ⅴ级）。

1. 特别重大医疗纠纷事件（Ⅰ级）

社会影响恶劣，诱发社会稳定问题，有下列情形之一的，为特别重大医疗纠纷事件：职业医闹等严重违法行为；群体性事件或社会治安事件；其他严重违反《中华人民共和国治安管理处罚法》及严重扰乱正常医疗秩序的行为。

2. 重大医疗纠纷事件（Ⅱ级）

医院总体秩序受到严重干扰，不能正常开展工作，有下列情形之一的，为重大医疗纠纷事件：在医院内，身着孝服、设灵堂、烧纸钱、摆花圈、拉横幅标语、张贴大字报、围堵大门、堵塞交通等行为；医务人员生命财产安全受到严重威胁；抢夺患者遗体，在医院的公共场所停放或故意将患者遗体从太平间移到医疗场所陈尸等严重恶劣事件；群体性事件或社会治安事件。

3. 较重大医疗纠纷事件（Ⅲ级）

医院部分部门/科室或诊疗场所不能正常开展工作，有下列情形之一的，为较重大医疗纠纷事件：在公共场所散发传单、散播谣言、静坐、下跪等造成恶劣影响的；拒不将患者遗体移至太平间，经劝说无效或者患者遗体存放时间超过规定时间，又阻碍有关部门按照规定处理等的行为；限制医务人员人身自由，或围攻、殴打医务人员等的行为；群体性事件或社会治安事件。

4. 一般重大医疗纠纷事件（Ⅳ级）

医患双方不能通过正常途径解决医疗纠纷，有下列情形之一的，为一般重大医疗纠纷事件：写恐吓信或者多次发送侮辱、恐吓等其他信息，公然侮辱或者捏造事实诽谤、辱骂医务人员，干扰医务人员及其家属正常工作、生活；抢夺患者或他人医疗文书，以及与医疗纠纷相关的医疗证物，经劝说无效的；强拿硬要或故意损毁医疗资料或医疗器械，占据办公、诊疗场所，影响医院正常工作的。

5. 较小医疗纠纷事件（Ⅴ级）

医患双方对医疗过程和结果在认识上产生分歧和争议，有下列情形的，为较小医疗纠纷事件：在诊疗区域吵闹，影响正常医疗活动开展，参与人数在5人以内的。

（二）原　则

1. 保障安全原则

对于医院发生的重大医疗纠纷，医院保卫部门和有关部门要在医院党政领导和上级主管部门的统一领导下，积极参与，各司其职，各负其责，密切配合，协调行动，妥善处置。

保卫部门要坚持以预防为主，把工作重点放在防范上，坚持保护医务人员人身安全的原则，采取多种防范措施，确保在医疗纠纷处置过程中医务人员的人身安全及合法权益不受侵害。

2. 迅速响应原则

为妥善处置医疗纠纷，医院应建立投诉办主任负责制度，优化调解人员组成，落实保障措施，完善各项工作制度，规范调解程序。医务人员要及时发现医疗纠纷苗头，及时报告分管院领导及投诉办、保卫部门相关负责人，以便抓住调解的最佳时机，积极引导医患双方利用医疗纠纷人民调解组织解决纠纷，防止矛盾激化。

3. 依法处置原则

医院在应对和处置医疗纠纷时应始终秉持合理合法的原则，依法依规行事，积极配合医务部门对医疗纠纷的联合调处。对于有可能导致恶劣后果的医疗纠纷，要及时报公安部门，由公安部门依法处置。做好疏导工作，加强法律宣传，消除不安定因素和安全隐患，避免行为过激与患方发生矛盾冲突。

4. 确保稳定原则

医院要牢牢把握住有利时机，果断处理，以较小代价达到预期目的，力求把纠纷事件平息在萌芽或初期状态。应做到获取信息快、响应速度快、赶赴现场快，抓住时机快速制止，平息纠纷冲突。

要坚持因势利导，多措并举，积极疏导。发生医疗纠纷后，医院保卫部门要迅速赶赴现场，并立即查清纠纷起因、参与人数、诱因和意图，判明事件性质，分析发展趋势，讲究策略和方法，采取多种措施控制事态发展。积极协同有关部门有针对性地进行教育、疏导和劝阻，告知患方正确的处理方式和途径，缓和矛盾，尽快平息纠纷，防止事态扩大。

（三）处置方案

1. 处置流程

医疗机构应根据《医疗纠纷预防和处理条例》《中华人民共和国反恐怖法》《中华人民共和国侵权责任法》，以及《关于依法惩处涉医违法犯罪 维护正常医疗秩序的意见》《关于印发严密防控涉医违法犯罪 维护正常医疗秩序意见的通知》等法律法规文件精神制定医疗纠纷处置流程，指导医疗纠纷突发事件现场应急处置工作。

发生医疗纠纷后，医疗机构应当按照以下程序妥善处置：①医务人员立即启动“一键报警”装置，向保卫部门和医疗纠纷处置部门报告，并重点说明当事方人数、具体行为、人员伤情等。紧急情况下，直接拨打“110”报警。②保卫部门接到报告后，在赶赴现场的同时应当立即向负责安全保卫工作的院领导报告，院领导必须立即赶赴现场协调处置。保卫部门依据就近、从速、从快原则调集一定数量的安保人员，携带通信设备和防护器材，在3分钟内赶赴现场处置，加强现场的视频监控，及时收集信息并固定证据。③安保人员到场后，在保证自身安全的前提下，立即采取有力措施，制止过激行为，维护现场秩序，保护医患双方的人身和财产安全。保卫部门对现场事态进行分析研判，及时向医院领导以及“110”或属地公安部门、医院警务室报告。④医务部门工作人员到场后，应立即进行初步调查、核实，有关负责人接待纠纷患者及其家属，认真听取患方意见，告知处置纠纷的法定程序，并通知医疗纠纷人民调解委员会进行现场疏导并接受调解申请。⑤民警到达后，医疗机构现场医务人员及相关部门负责人应当在现场配合处置。安保人员要听从民警的指挥，并保持适当人数，维持处置秩序，防止事态激化，及时向民警提供现场视频、音频证据和涉嫌医闹线索，配合公安部门的侦查、处置工作。医疗纠纷处置部门、现场医务人员负责向民警介绍基本情况，与民警共同做好当事人的教育疏导工作，引导其依法解决纠纷，配合公安部门做好笔录、调查工作。现场有医务人员受到伤害的，要立即组织救治；伤情严重的，根据公安部门规定至其他机构验伤、留证。⑥医疗纠纷信息发布由医疗机构宣传部门统一负责，设专人接待媒体，介绍情况。新闻稿经相关部门审核后发布，未经审核，相关部门和个人不得随意发布消息。对于有重大影响的医疗纠纷信息，应由相关部门统一负责发布。医疗机构按照相关规定，向卫生行政部门提交医疗纠纷处置报告。

2.处置措施

为确保医务人员人身安全，维护医院正常医疗秩序，保卫部门在医院医疗纠纷应急领导小组的指挥下，积极有效地联合公安部门、医院相关部门处理医疗纠纷，可采取如下处置措施：①当接到医疗纠纷报警后，保卫部门迅速组织人员携带必要的摄像、防暴装备赶赴纠纷现场，并采取相应的措施，有效防止医务人员受到人身攻击。②了解纠纷的起因和患者的基本情况，积极与患者或其家属进行沟通，缓解医患双方的情绪，积极宣传国家相关法律法规，告知患方处理医疗纠纷的正确途径和程序，防止矛盾激化。③积极与公安部门及医院医务部门、纠纷相关部门取得联系，相互通报纠纷具体情况，共同商讨处理意见，并向医疗纠纷应急领导小组汇报，根据医疗纠纷应急领导小组和公安部门的指导意见，采取相关处理措施。④如患方情绪比较激动、不听劝阻，应立即向上级领导及公安部门汇报，采取适当措施，首先保护好医务人员的安全，其次保护好医院财产。⑤注意观察患方人数组成、性质情况，弄清是否有医闹人员掺杂其中，如有发现，将具体情况报告公安部门。⑥如出现侮辱、威胁、恐吓、殴打医务人员或非法限制医务人员人身自由，严重破坏医院设施设备等过激、违法行为，应坚决上前制止，采取果断措施，将医务人员和患方隔离，确保医务人员人身安全，控制和保护好现场，及时报警，并协助公安部门处理。⑦如患方有占据办公、诊疗场所，抢夺医疗文书或医疗物品，在医院设灵堂、停尸闹丧、堵塞通道及大门等其他扰乱医疗秩序的恶意行为，应向患方宣告其违法行为及后果，争取患方主动停止此类违法行为，对于拒不停止的，应协同公安部门依法进行制止、清理。在制止和清理过程中应提高警惕，严密防范患方因情绪激动做出攻击、自残等行为。⑧协调、劝说患方通过医院医患沟通办公室进行协商、调解处理。院方人员与患方协商时，安排安保人员随身陪同，保护院方人员人身安全。⑨如患方对医院给出的书面答复不满，或通过医院医患沟通办公室处理无效，继续在医院吵闹的，应告知其走正常司法途径或到医疗仲裁机构申请仲裁处理。同时密切注意患方动向，加强防范，防止患方情绪失控做出报复医务人员的过激行为。⑩做好取证工作，现场处置人员携带记录仪，全程记录事件过程。

安保人员在处理纠纷过程中必须明确自身的职责，遵守纪律，尽量避免与患方发生语言及肢体冲突，以免事态扩大。

医疗纠纷事件结束后应对事件的发生、应急处置、处置结果进行全面评估与总结，并将总结报告报分管院领导。

保卫部门应定期组织对应急处置预案进行学习、演练，使每位安保人员熟悉处置方法及流程。每处理一起医疗纠纷，须对处理过程中暴露的问题进行汇总，完善和改进处置方法、流程。

3.医疗纠纷应急处置预案

为有效预防和处置医疗纠纷，规范医疗纠纷处置程序，保障医患双方的合法权益，维护正常医疗秩序和社会稳定，医疗机构应根据实际情况，制定医疗纠纷应急处置预案，根据医疗纠纷引发的突发性事件的性质、范围、危害程度，实行统一领导、分级负责、分级响应。按照相关法律法规和规章的规定，对医疗纠纷引发的突发性事件做出快速反应，通过协商、调解、诉讼等途径依法予以解决，确保医患双方的权益。

医疗纠纷处置预案适用于医疗机构处置各类医疗纠纷。分歧及争议不能通过正常途径解决时，可能发生危害医院财产和医务人员、患者人身安全，以及严重破坏医疗秩序的行为，甚至引发社会治安事件或群体性事件，需迅速启动应急处置预案。

4.组织机构及工作职责

（1）领导机构

为加强对重大医疗纠纷处置的组织领导，成立医疗纠纷应急领导小组，下设办公室，负责处置医疗纠纷事件。

领导小组组长：分管院领导。

领导小组副组长：保卫部门负责人、医务部门负责人。

办公室挂靠医务部门，成员为各相关职能部门负责人。

（2）领导小组及办公室职责

1）修订并及时完善重大医疗纠纷处置应急预案。

2）统一协调领导小组成员工作。

3）统一指挥重大医疗纠纷现场处置工作。

（3）办公室成员职责

1）按照卫生行政部门有关规定，加强医院管理，提高医疗服务质量，规范医疗行为，保障医疗安全，维护患者利益。

2）建立医患沟通制度，尽早发现医疗纠纷苗头，消除医疗纠纷矛盾，了解并尽力解决患者及其家属的困难和需求，建立和谐的医患关系。

3）制定医疗纠纷处置预案。

发生医疗纠纷后，医院应积极主动与患方保持沟通，告知患方有关医疗纠纷处置的办法和程序，妥善答复患方的咨询和疑问，引导患方依法解决纠纷。

医疗纠纷处置结束后，要及时总结。

5. 重大医疗纠纷的响应

Ⅰ级响应：处置工作侧重于现场调解、疏导。立即启动应急处置预案，领导小组组长现场指挥，其他成员按职责要求妥善处置纠纷。同时报告属地公安部门。适宜于现场调解的，由公安部门协调现场调解，办公室成员积极配合。请公安部门及时有效控制局面，驱散无关人员，恢复医疗机构正常秩序。

Ⅱ级响应：处置工作侧重于现场秩序的控制，为依法解决医疗纠纷创造条件。立即启动应急处置预案，领导小组副组长现场指挥，同时报告属地公安部门。保卫部门负责协助公安部门加强现场警力配备，及时有效控制局面，依法移尸，驱散无关人员，恢复医疗机构正常秩序；对涉及违法犯罪的当事人依法采取强制措施，有效处理社会治安事件或群体性事件。办公室负责承担纠纷现场处理工作，保卫部门负责联系、配合公安部门。

Ⅲ级响应：处置工作侧重于消除社会治安事件或群体性事件，依法打击违法犯罪行为，推动事态平息。立即启动应急处置预案，领导小组副组长现场指挥，同时报告属地公安部门。保卫部门负责协助公安部门采取果断措施严厉打击违法犯罪行为，疏导、驱散无关人员，强制清理现场，加强局面控制。

Ⅳ级响应：处置工作在于迅速控制现场局面，依法严厉打击违法犯罪行为，平息事态。立即启动应急处置预案，办公室主任现场指挥，同时报告属地公安部门。保卫部门协助公安部门采取强制措施，进行现场控制或现场缉捕违法犯罪分子，迅速平息事态。办公室成员负责与患者家属协调。

Ⅴ级响应：处置工作侧重于维持现场秩序，调解沟通，平息事态。立即启动应急处置预案，保卫部门到达现场控制秩序，办公室成员负责与患者家属进行沟通和疏导，争取现场完成调解处置，恢复正常秩序。不能现场完成处置的，引导患方至医患沟通办公室继续调解处理。

四、反恐怖防范工作

当前，国际恐怖活动愈演愈烈，恐怖分子使用的常规手段包括爆炸、枪击、劫持、破坏等，已经严重影响到社会的安宁和公众的安危。医院人流量大，人群聚集，人员行动不便，使得反恐工作任务更为艰巨。

（一）定义与范围

反恐怖防范是指为避免极端行为或伤害，以维护公共安全为目的，针对常态和非常态形势下反恐怖防范需求，综合运用人防、物防、技防手段，构建反恐怖防范体系，实施相关管理制度，探测、延迟和应对恐怖威胁的行为。

1. 医院恐怖事件种类

发生在医院内的各种恐怖事件主要包括：利用爆炸手段进行袭击，或发现可疑爆炸物威胁；持刀抢劫、挟持人质等暴力行为，造成重大影响或严重后果；遭受生物战剂、化学毒剂袭击和攻击，或遭受核爆炸、核辐射袭击或攻击；投毒造成严重后果；其他较大规模的恐怖事件。

2. 医院反恐怖防范重点要害部位

一般来说，医院反恐怖防范的重点要害部位主要包括门诊大厅、急诊抢救室、高压氧舱、重症监护室（intensive care unit，ICU）、手术室、细菌室、放射源与设备、精麻药品仓库、实验室、液氧站、负压吸引间、锅炉房、食品操作及存储间、信息中心、监控中心、配电间、停车场（地下停车库）、医疗废弃物储存区域等。

3. 医院反恐怖防范工作处置原则

医院反恐怖防范工作应遵循以下原则：

· 预防为主原则。认清反恐怖防范工作形势，加强防范措施，坚持关口前移，落实重点要害部位防控工作，建立相应的预警机制，做到早发现、早报告、早控制、早解决，从源头上防范恐怖事件的发生。

· 减少损失原则。根据实际情况，尽最大可能，最大限度避免和减少人员伤亡和财产损失，降低社会影响，尽快恢复生产。

· 统一指挥原则。在医院反恐应急领导小组或反恐委员会等相关组织机构的具体领导和指挥下，各相关部门充分发挥职能作用，密切配合，快速反应，高效、妥善地开展各项处置工作。

· 快速处置原则。采取有效的措施和手段，尽快查清事件真相，控制事态发展，维护医院安全稳定。

· 依法依规原则。按照国家现有法律、法规开展工作。

（二）反恐怖防范应急机制

为有效预防、妥善处置突发恐怖事件，医院需建立反恐怖防范应急机制，与反恐管理部门、行业主管（监管）职能部门形成应急联动，实现涉恐信息的实时报送、更新、交互和对接，加强医院内部快速、有效处置突发恐怖事件的能力。医院应从制定切合实际的反恐应急预案、建立健全恐怖事件预警机制、完善应急响应机制等方面，建立医院反恐怖防范应急机制。

1.处置预案

医院应根据《中华人民共和国反恐怖法》及《关于印发严密防控涉医违法犯罪 维护正常医疗秩序意见的通知》等法律法规，结合反恐特点，因地制宜制定科学、合理的突发恐怖事件处置工作方案。

恐怖事件一旦发生，医院必须迅速响应，立即汇报反恐应急领导小组组长，以便领导小组组长及时掌握事件情况，对事件进行综合评估，做出是否启动反恐应急预案的决定，并下达应急响应指令。对于已经发生的恐怖事件，要及时采取应急行动，控制或者消除事件影响，预防或减少可能造成的损害。

完善应急响应机制建设，必须保证相关人员熟练掌握反恐应急预案、明确各自责任，分级汇报流程畅通，应急设施设备齐全有效，确保应急响应机制顺畅、高效运转。

2.组织架构及工作职责

成立反恐应急领导小组、反恐应急队伍和现场处置应急分队。医院党政一把手是反恐工作的第一责任人，负责组织协调反恐力量和资源。反恐应急领导小组成员包括医院各相关职能部门负责人。医院以保卫部门为基础组建反恐应急队伍，反恐应急队伍 24 小时院内备勤待命；邀请公安部门专业防暴教官来院指导开展防暴技能演练和反恐知识培训，提高队伍反恐防暴应急处置能力。现场处置应急分队包括技术专家及警戒保卫、医疗救护、后勤保障、宣传等人员。

工作职责：①执行反恐应急领导小组决定，负责恐怖事件应急处置工作的综合协调及相关组织管理工作。②建立恐怖事件应急信息管理系统、应急指挥机制，落实各项保障措施。③负责指导现场处置应急分队开展具体工作，如抢救伤员；控制和疏通医院大门及道路，设立警戒区；控制现场的用电用水；保障反恐物资的准备和供给；对外发布信息等。④承担组织编制、评估修订院级处置预案的具体工作等。

3. 工作要求

加强医院反恐怖防范应急体系建设，要求医院各部门/科室必须在日常工作中落实各项反恐怖防范措施。医院保卫部门应经常性地开展反恐安全专项检查，对反恐重点要害部位和设施设备进行排查，预防恐怖事件的发生。要广泛动员全院职工，加强对重点人群、重点要害部位、重点时段不稳定因素的排查和防控，对排查出的疑难问题，及时报告，落实责任，限时解决，防止恐怖事件的发生。

医院应配备防爆毯、防火毯、防毒面具、防暴钢叉、防暴盾牌等安全防护设施设备，对安保人员开展防护设备使用训练、徒手格斗训练、钢叉的防暴基本动作与技能训练等，通过实战模拟训练，提高反恐应急能力，训练出一支反应迅速有力的反恐应急队伍。

医院应加强对职工的宣教，开展反恐怖防范知识普及教育，增强职工的反恐怖防范意识、危机责任意识，提高广大职工在紧急情况下自救互救和应对恐怖事件的能力，在医院范围内形成全员防恐、人人反恐的安全体系。反恐怖防范培训应包括理论知识及反恐演习，范围覆盖各级各类人员，包括反恐应急领导小组成员、职能部门工作人员、医护人员、安保人员、工人、进修生及实习生等，培训内容涵盖如何监测、预警、报告、应急处置各类恐怖事件等，明确各级各类人员的职责范围、遇到恐怖事件的处置步骤等。

医院应加强对特殊人员进行特殊技能培训，如对安保人员进行擒拿格斗训练、防暴钢叉及盾牌使用训练等；对反恐应急领导小组成员进行恐怖事件应急处置流程培训等。医院每年至少组织开展一次反恐演习，模拟情景实战演练，提高职工的反恐意识和应急反应能力。通过不断的培训和演习，提高应对恐怖事件的综合防范处置能力，为公共安全突发事件应急处置工作奠定良好的基础。

（三）反恐怖防范措施

1. 常态反恐怖防范

（1）人防

人员密集场所应设置或确定承担与反恐怖防范任务相适应的反恐怖防范工作机构，明确第一责任人和责任部门，配备专（兼）职工作人员。人员密集场所应根据单位面积、人员数量、重要部位分布等情况配备安保力量，明确常态安保人员人数。有条件的可依托警务室力量，结合医院安保力量，建立医院内部反恐应急队伍，配备防暴钢叉、盾牌、锁链等防暴装备。

（2）技防

人员密集场所反恐怖防范技防包括视频监控系统、人流计数器、入侵报警系统、安检系统、信息采集系统、停车库（场）管理系统、电子巡查系统、公共广播系统、通信显示记录系统和监控中心等。其中，视频监控系统实现区域全封控、重点全覆盖。反恐怖防范重点目标的系统存储录像时间不少于 90 日。

（3）物防

人员密集场所反恐怖防范物防包括防冲撞装置、实体防护设施、应急用品和分流疏导设施等。防冲撞装置的配置要求如下：

· 采用减速板、电子自动伸缩门、自动电子起落杆、手动滑轮式移动拒马、简易自动弹射器、全自动升降式防冲撞柱组合，分层次设置。

· 人员密集场所、交通枢纽等重要部位应结合场地实际，采用高端特种防撞护栏、全自动升降式防撞栏、固定钢制立柱防撞地柱或固定立柱水泥防撞地桩组合，确保人、车完全隔离。

2. 非常态反恐怖防范

（1）三级非常态反恐怖防范

在常态反恐怖防范的基础上，同时开展以下工作：①保卫部门负责人带班组织防范工作；②在常态反恐怖防范基础上增派 30% 以上的安保力量；③检查各类防范、处置装备和设施；④加强出入口控制和重要部位的巡视、值守，保持通信畅通；⑤加强对人员密集场所内及外围的巡查，对可疑人员、车辆和物品进行安全检查，必要时请属地公安部门协助检查；⑥联系属地职能部门指导反恐怖防范工作；⑦根据反恐怖主义工作领导机构及办事机构、行业主管（监管）职能部门要求采取其他防范措施。

（2）二级非常态反恐怖防范

在符合三级非常态反恐怖防范的基础上，同时开展以下工作：①人员密集场所负责人带班组织防范工作；②安保力量在常态反恐怖防范基础上增派50%以上，各类防范、处置装备和设施处于待命状态；③保持有线、无线指挥通信畅通，由专人收集、通报情况信息；④重要部位巡视每小时不少于1次，联系属地反恐怖主义工作领导机构及办事机构派员指导或参与反恐怖防范工作。

（3）一级非常态反恐怖防范

在符合二级非常态反恐怖防范的基础上，同时开展以下工作：①人员密集场所负责人24小时带班组织防范工作；②安保力量在常态反恐怖防范基础上增派100%以上；③启动人员密集场所反恐怖应急指挥部，救援器材、保障和处置力量进入临战状态；④安保力量24小时严守岗位，重要部位必须有2名以上安保人员守护，实行24小时不间断巡查；⑤控制出入口，疏散无关人员；⑥对人员密集场所内所有部位、物品、车辆进行细致检查；⑦配合反恐怖主义工作领导机构及办事机构、行业主管（监管）职能部门开展工作。

五、重点要害部位管理

（一）定义与范围

重点要害部位是指对医疗服务和职工生命财产安全起决定性或重要影响的部位。医院根据重点要害部位的性质和工作特点来确定本单位重点要害部位的范围。一般来说，院内以下部位应该划分为重点要害部位。

· 对医疗、科研和教学等业务工作起决策、主导和关键作用的部门，如院长办公室、医院总值班室等。

· 掌握重要文件、资料、图纸、病案的部门，如机要室、文件资料档案库、病案室等。

· 国家管制的麻醉类和精神类药品集中存储场所、重要实验室（含高致病性病原微生物实验、存储场所）。

· 保障医疗、科研和教学工作、业务活动顺利开展的供电、供水、供气、供氧、供暖等动力部门。

· 使用、保管易燃、易爆、剧毒物，以及病菌、放射性元素的部门，如危险化学品仓库，病菌、放射性元素实验室、试验室和成品库。

· 医院主要出入口、机动车停车场出入口、医院内主干道、门（急）诊、住院部出入口、重症监护室、手术室、病房、计算机网络管理中心。

（二）重点要害部位管理原则

医院重点要害部位的治安安全管理要坚持贯彻“安全第一，预防为主”的方针，遵循“谁主管，谁负责”的原则。

确保重点要害部位的安全是医院保卫部门的重要职责，是保障内部治安安全的关键，做好重点要害部位的安全保卫工作意义重大。其基本要求是：不被违法犯罪分子盗抢、不被窃密、不发生重大治安灾害事故和重大泄密事件。建立安全岗位责任制，明确重点要害部位的负责人和工作人员在重点要害部位安全保卫工作中各自的任务、要求、工作范围、职责、义务和奖惩原则。制定重点要害部位的安全保卫、保密制度和实施细则。

（三）管理办法与措施

医院要根据不同的重点要害部位的性质、特点和环境，采取不同的安全保卫措施。一般的安全保卫措施包括宣传教育动员、组织安保力量、制定工作制度、严格准入制度、安装防范设施、做好专项工作。

1. 宣传教育动员

医院职工处于医疗、科研、教学的第一线，最熟悉情况，安全保卫措施是否得力、制度是否健全，都需要他们去发现和检验。同时，重点要害部位的安全与否，直接关系到职工的切身利益。因此，医院要积极动员职工参与重点要害部位的保卫工作。

2. 组织安保力量

医院要根据重点要害部位的实际需要，组织专门力量进行警戒、守护。警戒、守护的主要任务是严格出入验证，防止违法犯罪分子混入破坏；观察周围情况，及时发现可疑迹象；发现不安全苗头和因素，及时排除和报告。

3. 制定工作制度

为确保医疗、科研、教学活动的正常开展，保障重点要害部位的安全，医院要制定安全管理制度、安保人员值班巡逻制度、危化品管理制度等相关制度。

4. 严格准入制度

重点要害部位录用工作人员必须坚持“先审后用”的原则。对于进入重点要害部位工作的人员，其政治审查由组织人事部门与保卫部门共同负责，医院的保卫组织机构要积极配合做好审查工作，防止思想品德差、有违法犯罪劣迹以及其他不合格的人员混入，不宜在重点要害部位工作的人员必须及时调离。

在重点要害部位工作的人员必须经过专业培训，并获得上岗证书。对于未取得上岗证书的人员，不准单独上岗。要保持重点要害部位工作人员的相对稳定。

5. 安装防范设施

安装防范设施是保卫重点要害部位的重要措施之一，主要应用于如存放巨额现金、文物、贵重器材、医疗设备、毒麻精放药品、标本等的部位。例如，采用技术防范装置，安装监控覆盖、一键报警、红外报警、入侵探测器、门禁管理系统、电子巡更、通信显示系统等安防设备，做好防入侵、防盗、防火等工作。又如，采用物防设施，在重点要害部位安装限位器、铁栅栏等物防装备，配备应急物资包、防暴钢叉、盾牌等。

6. 做好专项工作

（1）医院保卫部门应对重点要害部位加强控制，掌握实时动态，发现违法犯罪线索及时上报与处置，防止发生被盗、被抢、被破坏等安全事件。

（2）针对重点要害部位，医院必须制定紧急处置各类案件和灾害性事件的应急预案，并定期组织演练，一旦发现问题，要及时、妥善处理，将损失降至最低。

（3）保卫部门在检查重点要害部位安全时发现重大隐患，应下发隐患整改通知书，通知有关单位或部门限期整改，并监督落实。

（4）重点要害部位发生案件或事故，应及时报告保卫部门，保护好现场，并协助有关部门做好调查处理工作。

（5）毒麻精放药品、易燃易爆品等危化品由库房负责管理，制定相关管理制度以及相应的安全防范措施，或采取分隔措施。危化品库房要求实行“五专”管理，即：专人负责、专柜加锁、专用账册、专册登记、专用处方。

（6）按照国家技术监督部门和设备设施使用的有关规定，对重点要害部位的设备设施进行日停检查和维护保养，并做好记录。设备的绝缘表、压力表、安全阀等必须定期送交有关单位进行检验，并取得合格证书。属于特种设备的，按特种设备管理规定执行（如定期年检、操作者持证上岗等）。

（7）所有危化品库房均需确定安全值班人员，严格执行安全管理制度，建立岗位安全责任制、安全操作规程、工作标准、应急预案。将人防、物防、技防结合，做好防火、防盗、防破坏、防失泄密、防侵扰、防中毒等各项安全防范工作。

（四）定期安全检查

保卫部门要经常组织对医院重点要害部位进行安全检查，及时发现、排查、整改和消除各种不安全因素，严防发生治安和消防灾害性事故与安全事件，确保安全。对于安全隐患，医院主要负责人应责成相关部门限期整改。对于易发生重大案件、治安灾害性事故的部位，必须制定切实可行的应急预案。要从组织、制度和物质等方面做好防范，做到防患于未然。

六、医警联动机制

根据《关于加强医疗机构治安管理　维护正常诊疗秩序的通知》《医疗事故处理条例》等法律、法规和政策性文件的规定，各医疗机构联合属地公安机关，着力构建“合作、高效”的医警联动平台，制定医联警防联动长效机制和具体实施方案。坚持“依法依规、紧密协作、有效处置”，以充分发挥各自优势、共同发展、共同提高为原则，依法严厉打击各类涉医违法行为，切实维护医疗机构的正常医疗秩序和工作秩序，保护广大患者和医务人员的合法权益，保障医疗安全。

为维护正常医疗秩序、保护医务人员人身安全，国家卫生健康委、中央政法委、中央网信办、最高人民法院、最高人民检察院、公安部、司法部、国家中医药管理局等八部门提出《关于推进医院安全秩序管理工作的指导意见》。该指导意见提出，公安机关应当在三级医院和有条件的二级医院设立警务室，配备必要警力；尚不具备条件的二级医院根据实际情况在周边设立治安岗亭（巡逻必到点）。医院应当为警务室提供必要的工作条件。

近年来，恶性医疗纠纷冲突时有发生，患方伤害医务人员、冲击医院、毁坏公物等行为对医院安全造成严重威胁，这对医院安全保卫工作提出了更高要求。虽然我国发布了《医疗事故处理条例》和《关于民事诉讼证据的若干规定》，提供了医患矛盾解决的渠道，但是现实情况是医患之间的沟通协调缺乏信任与理解的基础，双方往往存在严重分歧，协调处置难度大，医闹事件频频发生。由于医院安保工作人员没有执法权，制止、处置医闹往往陷入被动局面。因此，各级医疗机构应建立医警联动机制，积极与当地公安部门保持联动，依靠公安力量维护正常医疗秩序，合情合法解决医疗纠纷，防止暴力冲突事件的发生。

（一）内容、目标、意义

充分发挥公安部门和医疗机构各自所具有的职能优势，构建医警联动平台，不断完善医警联动机制。医警双方紧密协作，以规范医院治安安全管理、持续打击涉医违法犯罪、有效协同处理医疗纠纷事件、维护医院正常医疗秩序、确保医务人员人身安全、保障医务人员和广大群众的合法权益、优化医疗治安环境为目标，共同推进“平安医院”建设，构建和谐的医患关系。

（二）医警联动实施方案

属地公安部门在医院设立“135 快速反应执勤点”，即医院警务室，派民警、辅警协助医院维护日常治安秩序，有利于对突发治安事件的快速响应和及时处置。

建议将医院安防系统接入公安网络系统，实现基础数据信息共享，采集重点人员信息进行精准布控与联动处置。此外，公安部门还可牵头辖区医疗机构，建立涉医重点人员黑名单信息库，根据人员风险级别，对涉医重点人员进行分级管控，通过采集预警研判信息，实施相应的处置方案，有效加强重点人员管控。

在医警联动实际工作中，可协商制定医警联动具体工作实施方案，内容包括指导思想、组织领导、工作目标与措施及其他相关工作要求等，为有效处理应对各类安全工作提供指导。

某医警联动实施方案示例：

为进一步加强医警联动工作，努力构建医警联动机制，有效处理医疗纠纷事件，维护医院正常医疗秩序，确保医院医务人员人身安全，现结合医院实际，经与属地公安部门多次沟通、协商，特制定本方案。

1.指导思想

以构建和谐医患关系、优化医疗治安环境为目标，着力建立医警联动、调处有效的医疗纠纷处置机制，为医务人员执业、患者就医提供良好的治安环境，为医院的稳定和发展创造良好的安全环境，为维护正常医疗秩序提供保障。

2.组织领导

为进一步推动各项联动工作的顺利实施，确保本项工作取得实效，特成立医院与属地公安部门医警联动工作领导小组，其具体人员组成包括：成员医院分管院领导、保卫部门负责人，属地公安部门负责人。

医院成立医警联动工作办公室，并在院内提供地点设立警务室。工作人员由警务室民警、保卫处和医务处人员组成，负责日常医警联动具体工作，重点完成各项工作目标任务。

3.工作目标与措施

（1）加强医警双方在法律赋予的职责权限内各项联动工作的协调、沟通，建立健全医警联动工作组织机构和工作制度，落实专项工作人员，严格责任追究，确保各项联动工作落实到位。

（2）适时组织和参与医院各项安全检查，至少每半年开展一次涉医突出治安问题深入排查整治活动，依法严厉打击各类涉医违法犯罪行为，维护医院良好的医疗秩序。

（3）积极组织医院医务人员学习相关的法律、法规与政策性文件，定期开展就医知识与法律、法规专项宣传教育普及活动，提高全院医务人员和广大患者的法律意识。

（4）协助和指导医院做好日常内部保卫工作，提高医院自防、自卫、自治能力。

（5）制定和完善《医疗纠纷事件应急处置预案》，定期组织演练。

（6）积极协调和配合处理重大医疗不良事件或医疗事故，及时发现和消除各种隐患因素，依法依规处置和打击医闹，坚决杜绝不良事件升级至群体性事件。

（7）每半年召开一次医警联动工作联席会议，对日常医警联动工作开展情况进行分析、评估与总结，提出改进意见或建议，并限期整改落实。

4.相关要求

医警双方必须高度重视联动工作，每年向医警协作双方的上级部门报告相关工作情况。医院要将医警联动工作实施情况纳入年度安全目标管理，保卫处要全面落实各项工作目标与措施，将工作完成情况纳入部门年度目标考核，对工作开展中存在的问题要及时向医警联动工作领导小组报告，由领导小组负责同公安部门衔接和沟通各项工作，力求将各项工作落到实处，真正构建“合作、高效”的医警联动机制，确保医患双方的合法权益，维护医院正常医疗秩序，构建和谐的医患关系。

第四节　消防安全管理

一、消防安全管理的特点

随着社会经济的不断发展，人们对临床服务需求日益增加，综合性医院高层建筑也越来越多。尤其是大型三级甲等综合性医院，其门诊量大，人流密集，而手术、住院患者大多行动不便，一旦发生火灾，疏散较为困难；同时，医院内部大型医疗仪器与电气设备多，设备长时间运行，负荷重，火灾隐患大；医院内部使用易燃易爆化学品较多，分布广泛……医院消防安全风险点无处不在，消防安全管理责任重大。因此，医院保卫部门必须以高度的责任心，严格落实消防安全管理工作，确保群众生命安全和医院财产安全，保障社会和谐、稳定。

医院消防安全管理的难点主要包括以下几个方面。

（一）易燃易爆品较多

综合性医院使用的易燃易爆品较多，实验室、手术室、制剂室、药房（库）以及检验科等通常会存放较多易燃易爆品，危险性高，如高锰酸钾、甲醇等试剂，具有腐蚀性强、易燃易爆等特征，如遇明火或电火花极易发生火灾，并快速扩散到其他区域。此外，医院供应室、锅炉房等压力容器设备的安全也不容疏忽，一旦操作时疏忽大意，就会带来极其严重的后果。应密切关注液氧站与高压氧舱的安全，严禁明火，避免撞击、高热。液氧站应有专人管理，液氧管道以及设施定期进行全面检修与保养。氧气瓶应定期检查有无油污，避免高热、油污以及撞击。综上可知，综合性医院运行中涉及的易燃易爆等危险物品多、覆盖范围广，致使管理十分困难。

（二）消防设施设备问题

根据国家消防规范要求，医院必须配备完好的消防设施，如自动喷淋系统、火灾报警系统、防排烟系统、消防广播系统等。但是，部分医院的消防设施十分老旧，故障多，缺乏维修，严重的甚至无法正常使用，给医院消防安全埋下了重大隐患。部分医院对消防设施的保养以及防护工作的监督和管理不全面，未按要求定期进行维护保养以及测试，导致消防系统常年处于不稳定的运行状态，如火灾自动报警系统出现故障失去预警作用，防火卷帘、防火门、挡烟垂壁等防火分隔设施损坏失效，消防栓以及水枪、水带等无法正常使用，消防给水系统管道、阀门等部件生锈腐蚀，甚至管网内无水源等。医院对消防维保单位的维修保养工作未予以实时追踪，导致维保不到位，设施设备问题层出不穷。

（三）电气设备线路隐患

医院高精尖医疗仪器设备及日常电气设备众多，管线管路复杂，往往出现电线短路、设备超负荷运行等问题，对医院消防安全管理提出了考验。随着医院电气设备数量的逐年递增，电线电路安全隐患增多，尤其是长期运行设备的线路隐患不容忽视。其中，老旧建筑物设施设备故障及电线电路老化情况尤为突出，且部分医院在增加或者调整原有的电路设计时缺乏系统规划，导致线路荷载过大进而引发电气设备火灾。

（四）安全疏散问题

大型综合性医院门诊患者和住院患者多，部分医院在病区走廊设置加床，加之在疏散通道内堆放杂物，严重影响安全疏散。在实际工作中，部分工作人员认为疏散通道很宽，可占用一部分，一旦发生火灾，会严重影响消防疏散逃生。与此同时，为确保治安安全，防范财物被盗或意外事件发生，医院部分区域安装有门禁系统、防盗门窗、防护栏等设备，一旦发生火灾等紧急情况，也会严重阻碍患者及工作人员疏散逃生，增加消防部门灭火救援的难度。

（五）职工消防安全意识薄弱

一方面，部分职工受习惯影响，思想根源上不重视安全，总存有侥幸心理，对身边的一些隐患视而不见，认为安全事故不会发生。另一方面，虽然医院定期组织开展消防安全演练及培训，并要求所有职工参加，但部分职工因忙于工作，对演练、培训敷衍了事的情况时有发生。

（六）消防安全管理体系问题

医院的消防安全与安全管理体系息息相关，部分医院消防安全管理体系不完善，消防检查工作不到位，专业管理人员缺乏等，影响医院的消防安全管理工作。建立消防安全管理体系的核心就是强化责任、明确职责、责任到人。医院主要负责人应全面负责消防工作，各部门人员要积极配合落实消防工作，做好日常消防工作，形成医院主要负责人–部门负责人–全院职工的分层分级安全责任体系，构建消防安全管理体系。只有建立了完善的消防安全管理体系，才能从整体上提高医院消防安全管理工作的效果，增强抵御火灾的能力。

二、消防安全管理架构

《中华人民共和国消防法》(简称《消防法》) 第二条明确规定，消防工作按照“政府统一领导、部门依法监管、单位全面负责、公民积极参与”的原则，实行消防安全责任制，建立健全社会化的消防工作网络，单位依法成立消防安全组织，明确并落实各级各部门各岗位人员职责，是实现社会消防安全的关键环节。医院通过建立内部的消防安全组织网络，落实医院消防安全管理的主体责任，明确消防安全责任制，不断完善医院消防监督管理，提升医院依法自我管理的能力，促使火灾危害得到有效的控制。

（一）消防安全组织架构

《消防法》和《机关、团体、企业、事业单位消防安全管理规定》规定，机关、团体、企业、事业等单位应当设立消防安全组织机构。医院消防安全组织是指为了实现医院消防安全目标设立的机构或者部门，是医院内部消防安全管理的组织形式，是负责医院防火灭火的工作网络。医院建立消防安全组织对牢固树立消防工作的主体意识和责任意识，实现消防安全管理目标具有十分重要的意义。

1. 消防安全组织的组成

医院消防安全组织由医院党委书记/院长、分管院领导、消防安全委员会/消防工作领导小组、消防安全管理部门及其他部门/科室组成（图 2.2）。医院成立消防安全组织的目的是贯彻“预防为主、防消结合”的消防工作方针，制定科学合理、行之有效的消防安全管理制度和措施，落实消防安全自我管理、自我检查、自我整改、自我负责的机制，做好火灾事故和风险的防范，确保消防安全。

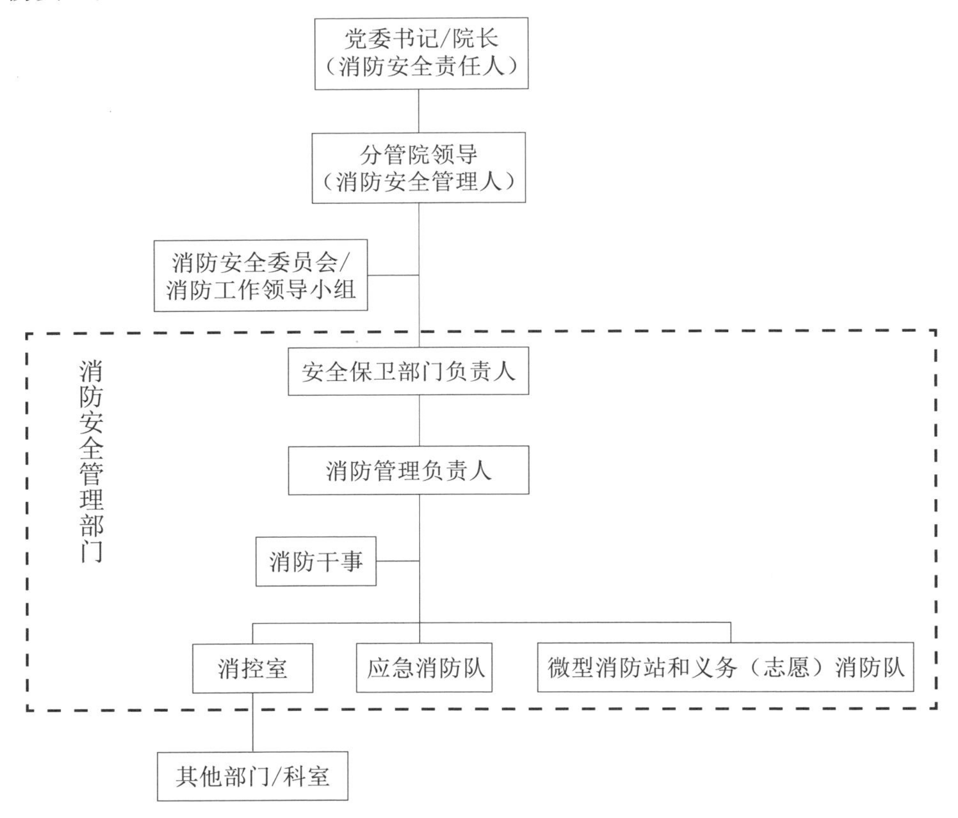

图 2.2　医院消防安全组织架构

2. 消防安全组织的职责

（1）消防工作领导小组

消防工作领导小组由医院消防安全责任人负责，消防安全管理部门及其他相关部门/科室的主要负责人组成。主要履行的消防安全职责是根据《消防法》和国家、行业、地方政府等有关消防安全管理的行政法规、技术规范，确定医院有关消防安全管理工作文件，制定有关消防安全管理规定、制度，组织、策划重大消防安全管理活动；督促、指导医院消防安全管理部门及其他部门/科室加强消防基础档案和消防设施建设，落实逐级防火责任制，推动消防安全管理科学化、技术化、法制化、规范化；组织对医院专（兼）职消防安全管理人员开展业务培训，指导、鼓励本单位职工积极参加消防活动，推动开展消防知识、技能培训。组织防火检查和重点时期的抽查工作，以及重大火灾隐患的认定和整改工作；组织全院消防应急预案的制定、演练、完善工作，根据工作实际，统一有关消防工作标准等。

（2）消防安全管理部门

医院结合自身特点和工作实际需要，设置或者确定消防安全管理的归口职能部门，一般由安全保卫部门负责。消防安全管理部门需要依照当地消防部门布置的工作，结合医院实际情况，研究和制订计划并贯彻实施，定期或者不定期向分管院领导和消防工作领导小组、当地消防部门汇报工作。消防安全管理部门负责处理医院消防安全委员会或者消防工作领导小组和分管院领导交办的日常工作。如发现违反消防规定的行为，应及时提出整改意见。推行逐级防火责任制和岗位防火责任制，贯彻执行国家消防相关法律法规和医院各项规章制度。开展经常性的消防教育，普及消防安全常识，组织和训练专职（志愿）消防队。经常深入医院内部进行防火检查，协助各部门/科室落实火灾隐患排查整改工作。负责消防器材分布管理、检查、保管、维修及使用。协助分管院领导和有关部门/科室处理医院发生的火灾事故，详细登记每起火灾事故，定期分析医院消防工作形势。严格用火、用电管理，执行审批动火申请制度，安排专人现场进行监督和指导，跟班作业。建立健全消防档案。积极参加当地消防部门组织的各项安全工作会议，并做好记录，会后向医院消防安全责任人、消防安全管理人汇报有关工作情况。

（3）其他部门/科室

其他部门/科室按照医院分工，建立和完善本部门/科室的消防安全管理规章制度、程序、方法和措施，负责本部门/科室内部的日常消防安全管理。部门/科室按照工作职责签订《消防安全责任书》，明确本部门/科室及所有岗位人员的消防工作职责，真正承担起与部门/科室岗位相适应的消防安全责任，做到分工合理、责任分明，各司其职，各尽其责。配合消防安全管理部门、专（兼）职消防人员实施本部门/科室职责范围内的每日防火巡查、每月防火检查等消防安全工作，及时落实火灾隐患整改措施及防范措施等。指定责任心强、工作能力强的人员为本部门/科室的消防安全员，负责保管和检查属于本部门/科室管辖范围内的各种消防设施，发现故障及时向本部门/科室消防安全责任人和消防安全管理部门汇报，协调解决相关事宜。负责监督、检查和落实与本部门/科室工作有关的消防安全制度的执行和落实。积极组织本部门/科室职工参加消防知识教育和灭火应急疏散演练，提高消防安全意识。发生火灾或者其他突发情况时，按照灭火应急疏散预案的规定和分工，履行职责。

（4）微型消防站和义务（志愿）消防队

医院应建立义务（志愿）消防队，义务（志愿）消防队队员应掌握基本的消防安全理论知识和灭火实战技能，定期开展消防训练。发生火灾时，应履行扑救火灾和引导人员疏散的职责。有条件的医院，应根据需要建立专职消防队，接受上级消防主管部门的业务指导。

医院应以“救早、灭小”和“3分钟到场”扑救初起火灾为目标，依托单位义务（志愿）消防队，配备必要的消防器材，建立微型消防站。微型消防站可与消防控制室合用，并设置人员值守、器材存放等用房。有条件的医院，微型消防站可单独设置。

3. 人员职责

医院消防安全管理人员主要分为消防安全责任人、消防安全管理人、专（兼）职消防安全管理人员、自动消防设施操作人员、部门/科室消防安全责任人等。医院可以根据实际需要成立由内部人员组成的义务（志愿）消防队，定期组织开展灭火器材使用、引导职工疏散演习等方面的训练，发挥消防队防火检查、消防宣传的作用，提高医院的自防自救能力。

（1）消防安全责任人

为了确保医院消防安全管理落到实处，必须明确医院的法人代表或者主要负责人为消防安全责任人，对医院的消防安全工作全面负责，在履行医院消防安全管理职责、承担医院因消防违法行为和火灾事故所产生的行政或者刑事责任等方面，承担“第一责任人”的责任。

消防安全责任人应履行下列职责：

· 贯彻执行消防相关法律法规，掌握医院的消防安全情况，保证医院消防安全符合规定。

· 将消防安全工作与医院的生产、科研、经营、管理等活动统筹安排，批准实施年度消防安全工作计划。

· 为医院的消防安全提供必要的经费和组织保障。

· 确定逐级消防安全责任，批准实施消防安全制度和保障消防安全的操作规程。

· 组织防火检查，督促落实火灾隐患整改，及时处理涉及消防安全的重大问题。

· 根据消防相关法律法规的规定建立专职消防队、义务（志愿）消防队。

· 组织制定符合医院实际的灭火和应急疏散预案，并实施演练。

（2）消防安全管理人

医院一般规模较大，而多数医院的法人代表或者主要负责人不可能事必躬亲。为了确保医院消防安全管理工作切实有人抓，需要依法确定消防安全管理人来具体组织、实施医院的消防安全管理工作。消防安全管理人是指医院内担任一定领导职务或者具有一定管理权限的人员，受医院消防安全责任人委托，具体负责组织、实施医院消防安全管理工作，并对医院消防安全责任人负责。

消防安全管理人定期向消防安全责任人报告消防安全情况，及时报告涉及消防安全的重大问题。未确定消防安全管理人的医院，规定的消防安全管理工作由消防安全责任人负责实施。

消防安全管理人应履行下列职责：

· 拟订年度消防安全工作计划，组织、实施日常消防安全管理工作。

· 组织制定消防安全制度和保障消防安全的操作规程并检查、督促其得到落实。

· 拟订消防安全工作的资金投入和组织保障方案。

· 组织、实施防火检查和火灾隐患整改工作。

· 组织、实施对医院消防设施、灭火器材和消防安全标志的维护保养，确保其完好、有效。确保疏散通道和安全出口畅通。

· 组织管理专职消防队和志愿消防队。

· 在职工中组织开展消防知识、技能的宣传教育和培训，以及灭火和应急疏散预案的实施和演练。

· 完成医院消防安全责任人委托的其他消防安全管理工作。

（3）专（兼）职消防安全管理人员

专（兼）职消防安全管理人员是做好医院消防安全工作的重要力量，在消防安全责任人和消防安全管理人的领导下开展消防安全管理工作。

专（兼）职消防安全管理人员应履行下列职责：

· 掌握消防相关法律法规，了解医院消防安全状况，及时向上级报告。

· 提请确定消防安全重点部位，提出落实消防安全管理措施的建议。

· 实施日常防火检查、巡查，及时发现火灾隐患，落实火灾隐患整改措施。

· 管理、维护消防设施、灭火器材和消防安全标志。

· 组织开展消防宣传，对全体职工进行教育培训。

· 编制灭火和应急疏散预案，并定期或不定期组织演练。

· 记录有关消防安全管理工作开展情况，完善消防档案。

· 完成其他消防安全管理工作。

（4）自动消防设施操作人员

自动消防设施操作人员包括医院消防控制室值班操作人员以及自动消防设施维护管理人员等。

1）消防控制室值班操作人员应履行下列职责：

· 熟悉和掌握消防控制室设备的功能及操作规程，持证上岗；按照规定测试自动消防设施的功能，保障消防控制室设备正常运行。

· 核实、确认火警信息，火灾确认发生后，立即报火警并向消防主管人员报告，随即启动灭火和应急疏散预案。

· 及时确认故障报警信息，排除消防设施故障，不能排除的，立即向部门主管人员或者消防安全管理人报告。

· 不间断值守岗位，做好消防控制室的火警、故障和值班记录。

2）自动消防设施维护管理人员应履行下列职责：

· 熟悉和掌握消防设施的功能及操作规程。

· 按照管理制度和操作规程等定期对消防设施进行检查、维护和保养，保证消防设施和消防电源处于正常运行状态，确保有关阀门处于正确位置。

· 发现故障及时排除，不能排除的，及时向上级主管人员报告。

· 做好运行、操作和故障记录。

（5）部门/科室消防安全责任人

部门/科室主要负责人为本部门/科室消防安全责任人，对本部门/科室消防安全工作负责。部门/科室消防安全责任人应当带头并督促本部门/科室职工遵守消防相关法律法规和各项消防安全管理制度，积极学习消防安全知识。

部门/科室消防安全责任人应履行下列职责：

· 组织实施本部门/科室的消防安全管理工作计划。

· 根据本部门/科室的实际情况开展消防安全教育与培训，制定消防安全管理制度，落实消防安全措施。

· 按照规定实施消防安全巡查和定期检查，管理消防安全重点部位，维护管辖范围的消防设施。

· 及时发现和消除火灾隐患，不能消除的，应采取相应措施并及时向消防安全管理人报告。

· 发现火灾及时报警，并组织人员疏散和扑救初起火灾。

（6）义务（志愿）消防队队员

义务（志愿）消防队队员是医院职工，定期组织其参加训练、考核和应急疏散演练。义务（志愿）消防队队员是火灾发生时医院主要的灭火力量。

义务（志愿）消防队队员应履行下列职责：

· 熟悉医院灭火和应急疏散预案与本人在志愿消防队中的职责分工。

· 参加消防业务培训及灭火和应急疏散演练，掌握消防知识与灭火和疏散技能，熟练使用灭火器材及消防设施。

· 做好本部门、本岗位日常防火安全工作，宣传消防安全常识，督促他人遵守各项消防安全管理制度，开展群众性自防自救工作。

· 发生火灾时须立即赶赴现场，服从现场指挥，积极参加扑救火灾、人员疏散、救助伤员、保护现场等工作。

（7）普通职工

医院职工按照岗位分工，做好各自岗位的消防安全管理工作，履行下列职责：

· 熟悉消防相关法律法规，遵守医院消防安全管理规定，保障医院消防安全。

· 保护消防设施和器材，保障消防通道畅通。

· 发现火灾，及时报警。

· 参加有组织的灭火工作。

· 发生火灾后，公共场所的现场工作人员立即组织、引导在场人员安全疏散。

· 接受医院组织的消防安全培训，做到懂火灾的危险性、懂预防火灾的措施、懂扑救火灾的方法、懂火灾现场的逃生方法（“四懂”）；做到会报火警、会使用灭火器材、会扑救初起火灾、会组织疏散逃生（“四会”）。

（二）消防安全管理制度

消防安全管理制度是指医院在消防安全管理和生产经营活动中为保障消防安全所制定的各项制度、程序、办法和措施，是医院全体职工做好消防安全工作必须遵守的规范和准则，其根本目的是确保医院的消防安全。建立和完善消防安全管理制度是医院落实消防安全责任制的重要保证。医院应按照国家有关规定，结合本单位的特点，建立健全各项消防安全管理制度。

根据《消防法》和《机关、团体、企业、事业单位消防安全管理规定》规定，医院的消防安全管理制度主要包括：消防安全责任制；消防安全教育、培训制度；防火巡查、检查制度；安全疏散设施管理制度；消防设施器材维护管理制度；消防（控制室）值班制度；火灾隐患整改制度；用火、用电安全管理制度；灭火和应急疏散预案演练制度；易燃易爆危险化学品和场所防火防爆管理制度；专职（志愿）消防队组织管理制度；燃气和电气设备检查和管理制度（包括防雷、防静电）；消防安全工作考评和奖惩制度等。

1.消防安全责任制

消防安全责任制是医院消防安全管理制度中最根本的制度。制度需要明确医院消防安全责任人、消防安全管理人以及全体人员应履行的消防安全职责，明确各级、各岗位消防安全职责，确定各级、各岗位的消防安全责任人，签订责任书，落实消防安全责任。

医院可通过网格化安全管理，以楼宇为单位进行网格划分，明确网格责任主体和人员的工作任务，构建“纵向到底、横向到边、条块结合、全面覆盖”的安全管理监督体系，压实各级安全责任。

消防安全责任制的主要内容包括：

（1）确定医院消防安全委员会（或者消防工作领导小组）领导机构及其责任人的消防安全职责。

（2）明确消防安全管理归口部门（安全保卫部门）和消防安全管理人的消防安全职责。

（3）明确医院各部门/科室、岗位消防安全责任人以及专（兼）职消防安全管理人员的职责。

（4）明确医院义务（志愿）消防队、专（兼）职消防队、微型消防站的组成及其人员职责。

（5）明确各岗位职工的消防安全职责。

2.消防安全教育、培训制度

医院要明确消防安全教育、培训的责任部门和责任人，通过多种形式开展经常性的消防安全宣传和培训，确定消防安全教育的频次、主要内容，制定考核奖惩措施，提高职工的消防安全素质，使其遵循医院消防安全管理要求。

3. 防火巡查、检查制度

医院要明确防火巡查、检查的时间、频次和方法，确定防火巡查、检查的内容；如实记录防火巡查、检查的参加人员、部位、内容和方法，发现的火灾隐患及处理和报告程序、整改和防范措施等，并由相关人员签字确认，建档备查。

4.安全疏散设施管理制度

医院要严格按照国家法律法规和消防技术标准规范的要求配置消防安全疏散设施，并制定消防安全疏散设施管理制度。安全疏散设施管理制度要明确消防安全疏散设施管理的责任部门和责任人，明确定期维护、检查的要求，以及安全疏散设施的管理要求，以确保安全疏散通道、安全出口畅通，设施完好、有效。

5. 消防设施器材维护管理制度

医院要明确按照有关规定定期对消防设施器材进行维护保养和维修检查的要求，以及消防设施器材维护保养的责任单位，制定每日检查、月（季）度试验检查、年度检查的内容和方法，做好检查记录，填写建筑消防设施维护保养报告备案表。

6. 消防（控制室）值班制度

医院要明确消防控制室管理部门、管理人员以及操作人员的职责，以及值班制度、突发事件处置程序、报告程序、工作交接等内容。

7. 火灾隐患整改制度

对于存在的火灾隐患，医院应当及时予以消除。医院要明确各级领导和有关方面的责任，确定整改措施，落实整改资金和负责整改的部门/科室、人员和期限，各部门/科室、人员要积极整改，以确保医院的消防安全。对于无法确保消防安全，随时可能引发火灾或存在严重火灾隐患的危险部位，医院应当及时采取停产整改等措施。在火灾隐患未消除之前，医院应当落实防范措施，确保消防安全。

8. 用火、用电安全管理制度

医院要明确安全用电、用火管理部门，以及用电、用火的审批范围、程序和要求。要明确电焊、气焊人员的岗位资格和职责要求等。

9. 灭火和应急疏散预案演练制度

医院要明确灭火和应急疏散预案的编制和演练的部门和负责人，确定演练范围、演练频次、演练程序、注意事项、演练情况记录、演练后的总结和自评以及预案修订等内容。

10. 易燃易爆危险化学品和场所防火防爆管理制度

医院要明确易燃易爆危险化学品的储存方法、防火措施和灭火方法，配备足够的相应的消防器材。物品性质与灭火方法相抵触的物品不得混存。按照易燃易爆危险化学品的存储要求，定期检查，并按规定储存相应的数量。

11. 专职（志愿）消防队组织管理制度

医院要确定专职（志愿）消防队的人员组成，明确归口管理，以及培训内容、频次、实施方法和要求，并严格落实。对专职（志愿）消防队队员进行常态化业务考核演练，明确奖惩措施，并根据人员变化情况及时对专职（志愿）消防队队员进行调整与补充。

12. 燃气和电气设备检查和管理制度

医院要明确燃气和电气设备的检查和管理部门和人员，定期组织消防安全工作考评和奖惩；确定电气设备、燃气设备检查管理的内容、方法、频次，记录检查中发现的隐患，落实整改措施；由专业部门对建筑物、设备的防雷、防静电情况进行检查、测试，并做好检查记录，出具测试报告；改变燃气用途或者安装、改装、拆除固定的燃气设施和燃气器具，应当到消防部门及燃气经营企业办理相关手续。

13. 消防安全工作考评和奖惩制度

医院要确定消防安全工作考评和奖惩实施的部门，确定考评频次、考评内容（包括执行规章制度和操作规程的情况、履行岗位职责的情况等），明确考评办法、奖励和惩戒的具体行为，并根据行为程度区别奖惩等级，定期进行考评、奖惩。

三、消防安全管理内容

医院使用易燃易爆物品、电气设备和明火的部位较多，这些部位一旦发生火灾，可能严重危及人身和财产安全，对医院消防安全产生重大影响。因此，医院必须加强对这些重要部位的管理，采取有针对性的防护措施，以有效避免火灾发生，限制火灾蔓延的范围，以及避免重大伤亡事故的发生。

（一）消防控制室管理

消防控制室是指挥火灾扑救、引导人员安全疏散的信息和指挥中心，是消防安全管理的核心场所。消防控制室配置有火灾自动报警控制设备和消防控制设备，用于接收、显示、处理火灾报警信号，控制相关消防设施。规范、统一的消防控制室管理和消防设施操作监控，是医院火灾发生时，能够及时发现火灾、确认火灾，准确报警并启动应急预案，有效组织初起火灾扑救，引导人员安全疏散的根本保证。

1.消防控制室值班要求

医院按照下列要求，安排合理数量、符合从业资格条件的人员负责消防控制室的管理与值班：

（1）实行每日24小时专人值班制度，每班不少于2人，且值班人员持有初级技能（含）以上等级的消防专业技能鉴定证书。

（2）消防设施日常维护管理符合《建筑消防设施的维护管理》（GB 25201—2010）的相关规定。

（3）确保火灾自动报警系统、固定灭火系统和其他联动控制设备处于正常工作状态，不得将应处于自动控制状态的设备设置在手动控制状态。

（4）确保高位消防水箱、消防水池、气压水罐等消防储水设施水量充足，消防泵出水管阀门、自动喷水灭火系统管道上的阀门常开，以及消防水泵、防烟排烟风机、防火卷帘等消防用电设备的配电柜控制装置处于自动控制位置（或者通电状态）。

2.消防控制室应急处置程序

医院火灾发生时，消防控制室的值班人员按照以下应急程序处置火灾：

（1）接到火灾警报后，值班人员立即以最快方式确认火灾。

（2）火灾确认后，值班人员立即确认火灾报警联动控制开关处于自动控制状态，同时拨打“119”火警电话准确报警；报警时需要说明医院地址、起火部位、着火物种类、火势大小、有无人员被困、报警人姓名和联系电话等。

（3）值班人员立即启动医院应急疏散预案和初起火灾扑救灭火预案，同时报告医院消防安全管理人。

3.消防控制室台账档案建立

消防控制室是建筑使用管理单位消防安全管理与消防设施监控的核心场所，需要保存能够反映医院建筑特征及其消防设施施工质量、运行情况的纸质台账档案和电子资料。消防控制室内至少保存有下列纸质台账档案和电子资料：

（1）医院建（构）筑物竣工后的总平面布局图、消防设施平面布置图和系统图以及安全出口布置图、重点部位位置图等。

（2）医院消防安全管理规章制度、应急灭火预案、应急疏散预案等。

（3）医院消防安全管理架构图，说明医院消防安全管理情况。

（4）消防安全培训记录、灭火和应急疏散预案的演练记录。

（5）值班情况、消防安全检查情况及巡查情况等记录。

（6）消防设施一览表，包括消防设施的类型、数量、状态等。

（7）消防联动系统控制逻辑关系说明、设备使用说明书、系统操作规程、系统以及设备的维护保养制度和技术规程等。

（8）设备运行状况、接报警记录、火灾处理情况、设备检修检测报告等资料。

（二）消防安全重点部位管理

根据《机关、团体、企业、事业单位消防安全管理规定》第十九条规定，消防安全重点部位是指容易发生火灾，一旦发生火灾可能严重危及人身和财产安全，以及对消防安全有重大影响的部位。

1. 医院消防安全重点部位的确定

医院消防安全重点部位不仅要根据火灾危险源的辨识来确定，还要根据医院实际，即物品储存的多少、价值的大小、人员的集中程度以及隐患的存在和火灾的危险程度等情况而定，通常从以下几个方面考虑：

（1）易发生火灾的部位，包括危险化学品仓库、实验室、供氧站、高压氧舱、锅炉房、食堂、药品库房等。

（2）发生火灾时危害较大的部位，包括住院部、门诊部、手术部（手术室）等。

（3）发生火灾后对消防安全有重大影响的部位，包括消防控制室、变配电室、消防水泵房等。

（4）性质重要、发生事故影响全局的部位，如计算机房、通信设备机房、档案室等。

（5）人员集中的部位，如集体宿舍、病房等。

加强重点部位的消防安全管理是做好一个单位消防安全管理、确保单位消防安全、避免和减少重特大火灾事故发生的一项重要措施。在实际工作中，医院要结合实际，本着全局的判断力和发展眼光来确定消防安全重点部位，切勿盲目、面面俱到，致使防护、管理没有重点，更不能忽视或遗漏对某些消防安全重点部位的保护与管理。

2. 消防安全重点部位的管理

医院消防安全重点部位确定以后，应从管理的民主性、系统性、科学性着手做好六个方面的管理，以保障医院的消防安全。

（1）制度管理

防火安全制度是满足医院消防安全的客观需要、做好防火安全工作必须遵守的规范准则。医院防火安全制度一方面要明确消防安全重点部位，使全体职工了解消防安全重点部位的火灾危险性以及应遵守的有关规定。另一方面，根据消防安全重点部位的性质、特点和火灾危险性，制定相应的防火安全制度，采取必要的防火措施上墙公布，并落实到班组及个人，做到明确职责、层层落实、加强管理、各司其职，使消防安全管理制度化。

（2）标识化管理

为了突出重点，明确责任，严格管理，建议在消防安全重点部位设立“消防安全重点部位”指示牌、禁止烟火警告牌、消防安全管理标识牌，做到“两明确”和“五落实”，即消防安全重点部位明确、禁止烟火明确和防火负责人落实、志愿消防员落实、防火安全制度落实、消防器材落实、灭火预案落实，使消防安全管理规范化。

（3）宣传教育管理

医院应加强对消防安全重点部位职工的消防教育培训，提高其自防自救的能力。可通过新职工入职及重点工种上岗前的必训教育，院报、宣传板、视频、订阅资料的常规教育，志愿消防员、重点工种职工消防培训班的应知应会教育，消防运动会的实战演练教育等多种形式，使重点部位职工达到“四懂四会”（懂得岗位火灾的危险性、懂得预防火灾的措施、懂得扑救火灾的方法、懂得逃生的方法；会报警、会消防、会扑救、会逃生），掌握消防安全必备技能。

（4）消防档案管理

建立和完善消防档案是消防安全管理的一项重要基础工作，也是一项重要的业务建设。消防档案的建立必须在调查、统计、核实的基础上认真编写，并不断加以完善。消防安全重点部位的档案管理应做到“四个一”（一制度：消防安全重点部位防火安全制度；一表：消防安全重点部位工作人员登记表；一图：

消防安全重点部位基本情况照片成册图；一计划：消防安全重点部位灭火施救计划）。

（5）日常防火检查

防火检查是消防安全重点部位日常管理的一个重要环节，其目的在于发现和消除不安全因素和火灾隐患，将火灾事故消灭在萌芽状态，做到防患于未然。同时，防火检查也是贯彻落实消防相关法律法规、技术规范的重要措施，并起到监督、检查的作用。防火检查可采取“六查六结合”的方法。“六查”，即：医院组织每月查；所属部门/科室每周查；班组每天查；专职消防员巡回查；部门/科室之间互抽查；节日期间重点查。“六结合”，即：检查与宣传相结合；检查与整改相结合；检查与复查相结合；检查与记录相结合；检查与考核相结合；检查与奖惩相结合。

（6）应急管理

应急管理是贯彻“防消结合”方针的一项具体内容，也是及时扑救初起火灾、减少火灾损失的一个重要手段。医院可以根据消防安全重点部位生产、储存、使用物品的性质，火灾特点及危险程度，配置相应的消防设施，由专人负责，确保随时可用。同时，针对消防安全重点部位制定灭火预案，组织管理人员及志愿消防员结合实际开展灭火演练，做到“四熟练”（熟练使用灭火器材、熟练报告火警、熟练疏散群众、熟练扑灭初起火灾）。

3.消防安全重点部位的安全要求

（1）门诊部与急诊科

1）使用乙醚、乙醇等易燃易爆危险物品的部门/科室应严格执行危险化学品领取登记和清退制度，按照操作规程取用和存放，避免邻近放置或接触热源或阳光直射。

2）导诊、挂号、收费、取药等部位应合理布置，避免人员聚集，影响安全疏散。

（2）手术部（手术室）

1）对于乙醇、麻醉剂（如乙醚、甲氧氟烷、环丙烷）等易燃易爆危险物品，应严格执行危险化学品领取登记和清退制度。

2）确保对患者实施麻醉的场所保持良好的局部通风。

3）应组织专业人员定期对手术部（手术室）的电气设备及过滤器进行检

查，并及时更换老化的电气线路和损坏的电气插座。

4）激光仪等高温仪器应远离易燃物品，并由专业人员负责仪器的维修、保养。

5）手术部（手术室）不使用时，应关闭电源和供氧设施。

6）手术部（手术室）应与医疗机构的其他场所采取有效的防火分隔措施，减小其他场所火灾对手术部（手术室）的影响。

（3）病房、重症监护室

1）病房内的房门或床头及病房公共区域的明显位置应设置安全疏散指示图，指示图上应标明疏散路线、疏散方向、安全出口位置和人员所在位置及必要的文字说明书。

2）医务人员应向新住院或观察治疗的患者介绍本区域的疏散路径及相关安全疏散、应急逃生常识。

3）超过2层的病房内应配备一定数量的防护面罩、应急照明设备、辅助逃生设施及使用说明书。

4）治疗用的仪器设备应由专人负责管理和使用；不使用时，应切断电源。红外线加热器、频谱加热器等电加热器械不得靠近窗帘、被褥等可燃物放置。

5）护士站内存放的乙醇、乙酸等易燃易爆危险物品应由专人负责，专柜存放，并存放在阴凉通风处，远离热源，避免阳光直射。严格执行危险化学品领取登记和清退制度，禁止超额储存。

6）禁止在病房内做饭、烧水；除医疗必须使用外，病房内不得使用明火和高功率电器。

7）不得擅自改变病房内的电气设备及电线电路。

8）病房内不得堆放纸箱、木箱等可燃物。

9）病房内的通道以及公共过道应保持畅通，不得堆放物品。

10）重症监护室应自成一个相对独立的防火分区，通向该区的门应采用甲级防火门。

11）病房、重症监护室宜设置开敞式的阳台或凹廊，窗口、阳台等部位不得设置影响逃生和灭火救援的栅栏。

（4）药品库房、制剂室

1）药品库房应设在独立建筑内或建筑内的独立区域，并采取防火分隔措施与其他场所隔离。

2）药品应分类存放，乙醇等易燃易爆危险物品应储存在危险化学品库房，禁止储存在地下室，且不得与其他药品混存。

3）药品库房内明敷电气线路时，电气线路应穿金属管或敷设在封闭式金属线槽内，堆放的药品应与电闸、电气线路保持安全距离。药品库房内宜采用低温照明灯具。

4）药品库房内以堆垛方式存放的中草药应定期翻堆散热，以防发生自燃。

5）未经许可，任何人不得进入危险化学品库房。危险化学品进出库房应轻取轻放。零散提取危险化学品时，应在库房外进行，严禁在库房内开启包装物，如开桶、开箱、开瓶等。

6）制剂室配置的电炉、恒温箱、烤箱等用于制剂的电器应由专人负责在固定地点使用。

7）制剂室应严格执行危险化学品领取登记和清退制度，每天工作完毕后应清理现场，及时清除药渣等废弃物。

（5）实验室

1）实验室应严格执行易燃易爆危险物品领取登记和清退制度，禁止超额储存。

2）实验室使用的汽油、乙醇等易燃危险化学品，乙醚、丙酮等自燃危险化学品，乙炔、氢气等爆炸危险化学品及其他危险化学品应存放在指定位置，并远离热源和可燃物，避免阳光直射。

3）自燃危险化学品应单独存放，不得与其他试剂混放，且须放置在阴凉通风处。

4）实验室不得随意乱接电线，擅自增加用电设备，严禁私自安装电闸、插座、变压器等。如工作需要，应由具备职业资格的电工或有关专业单位负责接线、安装。

5）实验室仪器设备应由专人负责管理。工作人员应经常检修线路，防止线路老化而发生漏电。

（6）用氧部位

1）对于供氧站、高压氧舱等用氧部位，应明确岗位消防安全责任制，严格执行安全操作规程。

2）供氧站与热源、火源和易燃易爆场所的距离应符合国家相关标准的规定。

3）供氧、用氧设备及其检修工具不得沾染油污。

4）供氧站内的氧气空瓶和实瓶应分开存放，且由工作人员负责瓶装氧气的运输。氧气灌装应由专职人员操作，不得在供氧站内灌装氧气袋。

5）应及时更换氧气瓶，病房内不得积存氧气瓶。采用管道供氧时，应经常检查氧气管道的接口、面罩等，发现漏气及时修复或更换。

（7）锅炉房

1）应每年检修一次锅炉。点火前，应测试锅炉安全阀，发现问题及时检修。

2）锅炉周围应保持整洁，不得堆放木材、棉纱等可燃物。

3）不得向锅炉的炉膛内投烧废旧物品。

4）应每年检修一次动力线路和照明线路，明敷线路应穿金属管或封闭式金属线槽，且与锅炉和供热管道保持安全距离。

5）对于燃煤锅炉，应每日清运炉渣到指定地点，并用水浇湿。

6）对于燃油、燃气锅炉，应定期检查供油供气管路和阀门的密封情况，并保持锅炉房良好通风。对于设有可燃气体报警装置的锅炉房，应查看可燃气体报警装置的工作状态是否正常。

（8）变配电室

1）室内应保持整洁，不得存放木箱、纸箱等可燃物。

2）应定期检修变压器和配电盘，查看线缆接头等部位的接触或温度情况，做好防护。

（9）消防控制室

1）消防控制室应有直通室外的出口，控制室的入口处应设置明显的标志。

2）消防控制室应确保火灾自动报警系统和灭火系统处于正常工作状态。

3）消防控制室应确保高位消防水箱、消防水池、气压水罐等消防储水设施水量充足；确保消防泵出水管阀门、自动喷水灭火系统管道上的阀门常开；确保消防水泵、防烟排烟风机、防火卷帘等消防用电设备的配电柜控制装置处于自动控制位置（或者通电状态）。

（三）消防设施维护管理

医院消防设施维护管理是确保消防设施完好、有效，实现及早探测火灾、及时控制和扑救初起火灾、有效引导人员安全疏散等安全目标的重要保障，是关乎人员生命、财产安全，避免医院重大火灾损失的基础性工作。《消防法》赋予社会单位按照国家标准、行业标准配置消防设施、器材，定期组织检验、维修，确保消防设施、器材完好、有效的法定职责。《建筑消防设施的维护管理》（GB 25201—2010）规定了消防设施维护管理的内容、方法和要求，引导和规范社会单位的消防设施维护管理工作。

医院建筑消防设施复杂多样，主要包括室内消火栓系统、室外消火栓系统和水泵接合器、自动喷水灭火系统、火灾自动报警系统、消防应急照明和疏散指示标志、防火门监测系统、消防电源监测系统、灭火器等常规消防设备设施。另外，医院机房内通常还设置气体灭火系统，停机坪设置泡沫灭火系统，洁净空间和医院消防安全重点位置可设置早期报警系统（如吸气式报警系统），中庭和大空间使用消防水炮。

1. 医院消防设施种类

根据医院内不同建筑的使用性质、体积、高度、耐火极限和火灾危险性，配置相应类别、功能的建筑消防设施。消防设施的科学配置和正常运行是做好医院消防安全工作的物质基础和技术保障。医院消防安全工作必须坚持“人防”与“技防”的有机结合，保证消防设施设备正常运转，一旦发生火灾，能够立即投入使用。

（1）消火栓系统

消火栓包括室外消火栓系统和室内消火栓系统。医院建筑周围用于消防救援和消防车停靠的屋面上应设置室外消火栓系统。高层公共建筑、体积大于5000m^{3}的医疗建筑、建筑高度大于15m或体积大于10000m^{3}的办公建筑、教学建筑，以及其他单、多层建筑应设置室内消火栓系统。

（2）消防水泵接合器

高层建筑、超过5层的公共建筑、超过2层或建筑面积大于10000m^{2}的地下或半地下建筑（室），以及自动喷水灭火系统、水喷雾灭火系统、泡沫灭火器系统和固定消防炮灭火系统等水灭火系统均应设置消防水泵接合器。医院的门诊楼、病房楼、教学楼、图书馆、食堂、集体宿舍，以及建筑高度大于100m的建筑均应设置消防软管卷盘或轻便消防水龙。

（3）自动喷水灭火系统

一类高层公共建筑及其地下室、半地下室，二类高层公共建筑及其地下室、半地下室的公共活动用房、走道、办公室、可燃物品库房、自动扶梯底部，任一层建筑面积大于1500m^{2}或总建筑面积大于3000m^{2}的医院病房楼、门诊楼和手术部（手术室），设置送回风道（管）的集中空气调节系统且总建筑面积大于3000m^{2}的办公建筑均应设置自动喷水灭火系统。

（4）火灾自动报警系统

一类高层公共建筑；二类高层公共建筑内建筑面积大于50m^{2}的可燃物品库房；藏书超过50万册的图书馆；电子信息系统的主机房及其控制室、记录介质库；特殊贵重或火灾危险性大的机器、仪表、仪器设备室，贵重物品库房；设置机械排烟防烟系统、雨淋或预作用自动喷水灭火系统、固定消防水炮灭火系统、气体灭火系统等需与火灾自动报警系统联锁动作的场所或部位；不少于200张床位的医院门诊楼、病房楼和手术部（手术室）等，均应设置火灾自动报警系统。

（5）消防应急照明和疏散指示标志

1）医院内建筑的下列部位应设置消防应急照明：封闭楼梯间、防烟楼梯间及其前室、消防电梯间的前室或合用前室、避难通道、避难层（间）；多功能厅和建筑面积大于200m^{2}的门诊大厅、餐厅等人员密集的场所；建筑面积大于100m^{2}的地下或半地下公共活动场所；公共建筑内的疏散通道。

2）医院内建筑应沿疏散通道和在安全出口、人员密集场所的疏散门的正上方设置照明疏散指示标志。

（6）防火门监测系统

防火门是医院建筑中一种较基础的消防安全设施。防火门监测系统可以实时监测防火门的开闭状态，通常医院都安装有此系统。例如，在管理常闭式防火门时，一旦出现异常情况，系统可以实时报警并记录相关数据，后台管理人员则及时予以处理。随着技术的更新升级，部分监测系统还具备远程控制的功能，可以对防火门进行远程开关操作。

（7）消防电源监测系统

消防电源监测系统是根据《消防设备电源监控系统》（GB 28184—2011）研制开发的。该系统由消防设备电源状态监控器，电源总线，通信总线和其连接的电流信号传感器、电压信号传感器、电流/电压信号传感器、中级模块箱等设备组成，通过传感器对消防设备的主电源和备用电源进行实时监测，从而判断电源设备是否发生过压、欠压、短路等故障，以便及时修正。

（8）灭火器

灭火器是最常见的消防器材之一，存放于医院各个角落。不同种类的灭火器其内装填的成分也不同，可以扑救不同类型的火灾。按照移动方式，灭火器可分为手提式和推车式；按照驱动灭火剂的动力来源，灭火器可分为储气瓶式、储压式、化学反应式；按照充装的灭火剂，则又可以分为干粉、二氧化碳、泡沫、水基等灭火器。下面简单介绍几种灭火器的用途。①干粉灭火器：主要用于扑救石油、有机溶剂等易燃液体、可燃气体和电气设备的初期火灾；②二氧化碳灭火器：主要用于扑救贵重设备、档案资料、仪器仪表、600V以下电气设备及油类的初期火灾；③泡沫灭火器：主要用于木材、棉布等固体物质燃烧引起的火灾，也可以扑救汽油、柴油等液体火灾，但不能扑救水溶性的可燃、易燃液体火灾和带电火灾；④水基灭火器：主要用于扑救36kV以下的电气火灾。

2.消防设施维护管理的内容

消防设施维护管理由医院或者医院委托的物业管理单位依法自行管理或者委托具有相应资质的消防技术服务机构进行管理。消防设施维护管理的内容包括值班、巡查、检测、维修、保养、建档等。

3.消防设施维护管理的要求

为确保医院消防设施正常运行，医院或者医院委托的物业管理单位需要明确消防设施维护管理的归口管理部门、管理人员及其工作职责，制定消防设施值班、巡查、检测、维修、保养、建档等管理制度。

（1）维护管理人员从业资格要求

消防设施操作管理以及值班、巡查、检测、维修、保养的从业人员需要具备符合下列规定的从业资格：

1）消防设施检测、维修、保养等消防技术服务机构的项目经理、技术人员，需经注册消防工程师考试合格，并持有相应职业资格证书。

2）消防设施操作、值班、巡查人员，经消防行业特有工种职业技能鉴定合格，持有初级技能（含，下同）以上等级的职业资格证书，能够熟练操作消防设施。

3）消防设施检测保养人员，经消防行业特有工种职业技能鉴定合格，持有高级技能以上等级的职业资格证书。

4）消防设施维修人员，经消防行业特有工种职业技能鉴定合格，持有技师以上等级的职业资格证书。

（2）维护管理装备要求

用于消防设施巡查、检测、维修、保养的测量用仪器、仪表、量具以及泄压阀、安全阀等，依法需要计量检定的，医院或者医院委托的物业管理单位按照有关规定进行定期校验，并具有有效证明文件。

（3）维护管理工作要求

医院或者医院委托的物业管理单位按照下列要求组织实施消防设施维护管理：

1）明确维护管理职责。医院应明确消防维修、保养职能部门和人员。如委托物业管理单位、消防技术服务机构等实施统一管理，应与有维修、保养能力的物业管理单位、消防技术服务机构签订消防设施维修保养合同，落实消防设施维护管理职责，确保管理区域内的消防设施正常运行。

2）制定维护管理规程。医院消防设施投入使用后，应制定使用管理制度并落实巡查、检测、维修、保养等各项维护管理制度和技术规程，及时发现问题，适时维修保养，确保消防设施处于正常工作状态，并且完好、有效。

3）消防设施标识化管理。消防设施的电源控制柜、水源以及灭火剂等的控制阀门处于正常运行位置，具有明显的开闭状态标识；需要保持常开或者常闭的阀门，采取铅封、标识等限位措施，保证其处于正常位置；具有信号反馈功能的阀门，其状态信号能够按照预定程序及时反馈至消防控制室；消防设施及其相关设备电气控制柜具有控制方式转换装置的，除现场具有控制方式及其转换标识外，其控制信号能够及时反馈至消防控制室。

4）巡查消除故障。值班、巡查、检测时发现消防设施故障的，按照医院规定程序，及时组织修复；单位不具备维修、保养能力的，按照合同约定报修；消防设施因故障维修等需要暂时停用的，经医院消防安全责任人批准，报消防部门备案，采取消防安全措施后，方可停用检修。

5）健全设施管理档案。定期整理消防设施维护管理技术资料，按照规定期限和程序保存、销毁相关文件档案。

6）远程监控管理。城市消防远程监控系统联网的医院，按照规定协议向城市监控中心发送医院消防设施运行状态、消防安全管理等信息。

4. 消防设施维护管理各环节工作要求

医院消防设施维护管理各个环节的工作均关系到消防设施是否完好有效、能否正常发挥作用，医院或者医院委托的物业管理单位要根据各个环节工作的特点，组织实施维护管理。

（1）值班

医院或者医院委托的物业管理单位应根据工作、经营特点，制定值班制度。在消防控制室、具有消防配电功能的配电室、消防水泵房、防烟排烟机房等重要设备用房，合理安排符合从业资格条件的专业人员对消防设施实施值守、监控，负责消防设施的操作控制，确保火灾情况下能够按照操作技术规程，及时、正确地操作医院消防设施。医院制定灭火和应急疏散预案、组织预案演练时，要将消防设施操作内容纳入其中，并对操作过程中发现的问题及时予以纠正、处理。

（2）巡查

巡查是指医院或者医院委托的物业管理单位对建筑消防设施直观属性的检查。根据《建筑消防设施的维护管理》（GB 25201—2010）的规定，消防设施巡查的内容主要包括消防设施设置场所（防护区域）的环境状况，消防设施及其组件、材料等的外观，消防设施运行状态，消防水源状况及固定灭火设施灭火剂的储存量等。

1）巡查要求

医院或者医院委托的物业管理单位按照下列要求组织巡查：明确各类消防设施的巡查频次、内容和部位；巡查时，正确填写《建筑消防设施巡查记录表》；巡查发现故障或者存在问题的，按照规定程序进行处置，消除故障或问题。

2）巡查频次

医院或者医院委托的物业管理单位按照下列频次组织巡查：门诊、急诊工作期间，每 2 小时组织 1 次综合巡查；其间，将部分或者全部消防设施巡查纳入综合巡查内容，并保证每日至少对全部建筑消防设施巡查一遍；医院每日至少对消防设施巡查 1 次。

3）检测

根据《建筑消防设施的维护管理》（GB 25201—2010）的规定，消防设施检测主要是指对国家标准规定的各类消防设施的功能性要求进行的检查、测试。医院消防设施每年至少检测1次。遇重大节日或者重大活动，根据要求安排消防设施检测。设有自动消防设施的医院，自消防设施投入运行后的每年年底，将年度检测记录报当地消防部门备案。

检测对象包括全部消防设施系统设备、组件等。消防设施检测按照竣工验收技术检测方法和要求组织实施。在检测过程中，如实填写《建筑消防设施检测记录表》中的相关内容。

4）维修

对在值班、巡查、检测、灭火演练中发现的消防设施存在的问题和故障，相关人员按照规定填写《建筑消防设施故障维修记录表》，向医院或者医院委托的物业管理单位消防安全管理人报告；消防安全管理人对相关人员上报的消防设施存在的问题和故障，要立即通知维修人员或者委托具有相应资质的消防设施维修保养单位进行维修。

维修期间，医院或者医院委托的物业管理单位要采取确保消防安全的有效措施；故障排除后，消防安全管理人组织相关人员进行相应的功能试验，检查确认，并将检查确认合格的消防设施恢复至正常工作状态，同时将维修情况在《建筑消防设施故障维修记录表》中全面、准确记录。

5）保养

医院或者医院委托的物业管理单位根据建筑规模、消防设施使用周期等，制订消防设施保养计划，载明消防设施的名称、保养内容和周期；储备一定数量的消防设施易损件或者与有关消防产品生产厂家、供应商签订相关合同，以保证维修保养供应。

维护保养消防设施时，维护保养单位相关技术人员要如实填写《建筑消防设施维护保养记录表》，并进行相应的功能试验。

6）档案建立与管理

消防设施档案是医院消防设施施工质量、维护管理的历史记录，具有延续性和可追溯性，是消防设施施工调试、操作使用、维护管理等状况的真实记录。

医院消防设施档案至少包含下列内容：

· 消防设施基本情况，主要包括消防设施的验收文件和产品、系统使用说明书，系统调试记录，消防设施平面布置图和系统图等原始技术资料。

· 消防设施动态管理情况，主要包括消防设施的值班记录、巡查记录、检测记录、故障维修记录、维护保养计划表及维护保养记录、自动消防控制室值班人员基本情况档案及培训记录等。

· 消防设施施工安装、竣工验收以及验收技术检测等原始技术资料长期保存；《消防控制室值班记录表》和《建筑消防设施巡查记录表》的存档时间不少于1年；《建筑消防设施检测记录表》《建筑消防设施故障维修记录表》《建筑消防设施维护保养计划表》《建筑消防设施维护保养记录表》的存档时间不少于5年。

（四）安全疏散设施管理

安全疏散是建筑防火设计的一项重要内容，对确保火灾中人员的生命安全具有重要作用。为了在医院发生火灾时能够迅速、安全地疏散人员和抢救物资，减少人员伤亡，降低火灾损失，加强医院安全疏散设施管理，确保疏散通道畅通、疏散设施完好有效具有十分重要的意义。

1. 医院安全疏散规定

（1）疏散宽度

安全出口的宽度设计不足，人员会在出口前滞留，延长疏散时间，影响安全疏散。

1）医院楼梯宽度参照《建筑设计防火规范》（2018年版）（GB 50016—2014），除本规范另有规定外，公共建筑内疏散门和安全出口的净宽度不应小于0.90m，疏散走道和疏散楼梯的净宽度不应小于1.10m。高层公共建筑内楼梯间的首层疏散门、首层疏散外门、疏散走道和疏散楼梯的最小净宽度应符合表2.1的规定。

表2.1 高层公共建筑内楼梯间门宽度标准

单位：m

建筑类别	楼梯间的首层疏散门、首层疏散外门	走道		疏散楼梯
		单面布房	双面布房	
高层医疗建筑	1.30	1.40	1.50	1.30
其他高层公共建筑	1.20	1.30	1.40	1.20

2）《综合医院建筑设计规范》（GB 51039—2014）中楼梯的设置应符合下

列要求：楼梯的位置应同时符合防火、疏散和功能分区的要求；主楼梯宽度不应小于 1.65m，踏步宽度不应小于 0.28m，高度不应大于 0.16m。

3）医院的门诊楼、病房楼为人员密集场所，根据《建筑设计防火规范》（2018 年版）（GB 50016—2014）的规定，人员密集的公共场所、观众厅的疏散门不应设置门槛，其净宽度不应小于 1.40m，且紧靠门口内外各 1.40m 范围内不应设置踏步。

4）医院的室外疏散通道的净宽度不应小于 3.00m，并应直接通向宽敞地带。

（2）疏散距离

综合性医院的疏散距离位于两个安全出口的疏散门至最近安全出口的直线距离单、多层不大于 35m，高层病房部分不大于 24m，高层其他部分不大于 30m；位于袋形走道两侧或尽端的疏散门至最近安全出口的直线距离单、多层不大于 20m，高层病房部分不大于 12m，高层其他部分不大于 15m。建筑内全部设置自动喷水灭火系统时，其安全疏散距离可按表 2.2 的规定增加 25%。

参照《建筑设计防火规范》（2018 版）（GB 50016—2014），公共建筑的安全疏散距离应符合下列规定：直通疏散走道的房间疏散门至最近安全出口的直线距离不应大于表 2.2 的规定。

表 2.2　公共建筑的安全疏散距离标准

单位：m

<table>
<tr><td rowspan="3">医疗建筑</td><td colspan="2">单、多层</td><td>20</td><td>15</td><td>10</td></tr>
<tr><td rowspan="2">高层</td><td>病房部分</td><td>12</td><td>—</td><td>—</td></tr>
<tr><td>其他部分</td><td>15</td><td>—</td><td>—</td></tr>
</table>

注：①建筑内开向敞开式外廊的房间疏散门至最近安全出口的直线距离可按本表的规定增加 5m。②直通疏散走道的房间疏散门至最近敞开楼梯间的直线距离，当房间位于两个楼梯间之间时，应按本表的规定减少 5m；当房间位于袋形走道两侧或尽端时，应按本表的规定减少 2m。③建筑内全部设置自动喷水灭火系统时，其安全疏散距离可按本表的规定增加 25%。

（3）安全出口

根据《建筑设计防火规范》（GB 50016—2014）规定：建筑面积不大于 200m^2 且人数不超过 50 人的单层医疗建筑或多层医疗建筑的首层可设置 1 个安全出口；其他多高层医疗建筑内每个防火分区或一个防火分区的每个楼层，其安全出口的数量应经计算确定，且不应少于2个。医疗建筑内除位于走道尽端的房间外，建筑面积不大于75m^2的房间可设置1个疏散门。位于走道尽端的房间或建筑面积大于75m^2的房间的疏散门数量应经计算确定，且不应少于2个。

对于护理单元，《综合医院建筑设计规范》（GB 51039—2014）中安全出口的设置应符合下列要求：①每个护理单元应有2个不同方向的安全出口；②尽端式护理单元，或“自成一区”的治疗用房，其最远一个房间门至外部安全出口的距离和房间内最远一点至房间门的距离，如均未超过《建筑设计防火规范》（GB 50016—2014）规定时，可设1个安全出口。

2. 医院安全疏散管理制度

（1）应明确消防安全疏散设施的责任部门及责任人。

（2）保持疏散通道、安全出口畅通，严禁占用疏散通道，以及在安全出口或疏散通道安装栅栏等影响疏散的障碍物。

（3）应按规范设置符合国家规定的消防安全疏散指示标志和应急照明设施。应在各楼层明显位置粘贴疏散指示图，图中包含疏散路线、安全出口、人员所在位置等基本说明。

（4）应保持防火门、消防安全疏散指示标志、应急照明、机械排烟送风、火灾事故广播等设施处于正常状态，并定期组织检查、测试、维护和保养。

（5）严禁在工作期间将安全出口上锁或遮挡。

（6）严禁在工作期间将安全疏散指示标志关闭、遮挡或覆盖。

（7）应保持封闭楼梯间、防烟楼梯间的门完好，门上应有正确启闭状态的标识，并保证其正常使用。

（8）需要经常保持开启状态的防火门，应确保火灾发生时能自动关闭；应保持自动和手动关闭的装置完好、有效。

（9）安全出口、疏散门不得设置门槛和其他影响疏散的障碍物，且其1.4m范围内不设置台阶。

（10）日常需要控制人员出入或设有门禁系统的疏散门，应有火灾发生时人员疏散畅通的可靠措施。

（11）窗口、阳台等部位不应设置影响逃生和灭火救援的栅栏，如必须设置，应从内部易于开启。

（12）对发现的问题要当场进行整改，当场整改有困难的，下发限期整改通知书，责令相关部门/科室限期整改，确保安全疏散设施处于良好的工作状态。

（13）消防工作归口职能部门对安全疏散设施进行监督、管理，并做好检查记录。

（五）电气防火管理

电气火灾是各类事故中发生频率仅次于明火火灾的第二大火患。在一些医院，使用电热壶、电暖器、空调等电气、电子设备越来越多，加之人员流动性大，人员成分复杂，稍有不慎，就会发生电气火灾，往往后果不堪设想。做好医院电气防火工作，除了各级领导重视、健全防火制度和义务消防组织、对所有医务人员普及电气防火知识外，另一重要工作就是在配电线路、用电设备安装、使用、维修过程中树立防火意识，做好有关电气防火的技术性基础工作。

1. 电气火灾发生的原因

电气火灾发生的原因十分复杂，主要与电气线路故障、电气设备故障以及电加热器具使用不当等因素有关。电气线路、电气设备发生故障，既可能是产品在设计、生产、制造环节产生的缺陷，也可能与其敷设、施工安装及投入使用后的维护管理相关，由此引发的电气线路接触不良、超负荷、短路、电气设备过热等是电气火灾发生的直接原因。

2. 电气火灾的危害

医院内部配电线路和用电设备遍布院内各个部门单位和各个房间角落。电气火灾发生时，可产生正常工作发热量千倍以上的热量，在极短时间内引起周围易燃物质着火，火势顺着配电线路快速蔓延，导致着火面积迅速扩大、损失猛增。电气线路和设备一旦发生火灾，因带电会给扑救工作带来极大困难，而且会对扑救人员的生命安全造成严重威胁。此外，医院一旦发生火灾，还会造成严重的社会影响和经济损失，危害极大。

3. 电气火灾的预防

（1）配电线路、电气设备安装前和安装中的预防工作

1）根据配电线路所接元件性质、大小正确选用符合国家技术标准的各类供电设备材料。供配电总干线的额定载流量应大于用电设备额定电流之和，各

分支线的额定载流量应大于该分支线上用电设备的额定电流，线路上电压降应保证配供电线路末端供电电压在国家规定的允许范围内。

2）正确选用插销、开关、熔断器、接触器、继电器等各类电气设备，既不能降低选用要求标准，埋下火灾隐患或影响正常工作，也不能随意提高选用要求标准，造成经济上的浪费。

3）严格安装工艺。安装工艺不良会造成线路及用电设备的连接处接触电阻增大，电流通过时连接处产生局部过热，局部过热又进一步导致连接处氧化加剧，造成接触电阻进一步增大。如此恶性循环，易导致以上各连接处过热而引起周围易燃物品发生火灾。

4）正确接线。确保所有用电设备的配线接法正确，按国家标准插座右边接相（火）线，左边接零（地）线，正中上方接保护零（地）线，插头上保护零（地）线一定要和用电设备的金属外壳相连接。

（2）电气设备使用时的预防工作

1）遵守有关操作、安全规程规定，不超载使用。

2）发现设备异常，如有冒烟、焦味、振动大等现象，要立即切断电源。

3）操作人员离开使用地点，一定要停止使用设备并且切断电源。不允许停止使用的电气设备至少有两人操作，并做好交接工作。

4）禁止在无人监督状态下使用电加热、电取暖设备，工作人员离开现场一定要切断电源。

5）电气设备应装有保护报警设施，一旦发生短路或超温，及时报警并切断电源。

6）在电加热、电取暖设备附近应备有相应的消防器材，工作人员应掌握其使用方法。

7）治疗中产生热量的仪器设备，如高、中频治疗仪，远红外线治疗仪，电磁波治疗仪等须有专人负责，且不得在仪器设备使用时擅离岗位。

（3）配电线路、电气设备保养、维护时的预防工作

1）定期对配电线路、电气设备进行巡回检查，发现问题及时处理，防患于未然。

2）定期对配电线路、电气设备的绝缘状况进行检查，做好记录，发现绝缘较上次有明显降低，要查明原因并处理。

3）定期对各连接处（点）进行检查、紧固，以防长期松动造成过热着火，

特别是铜铝接头、铝线连接处等重要连接点，要增加检查次数。

4）定期对各转动部分进行检查加油。

5）不得随意取消或改变设备保护方式。

6）不得随意改变、加大保险容量，不得用铁丝、铜丝或其他导电材料代替保险丝。

7）定期清除线路周围堆集的物品，对设备进行去灰除垢清扫，保证设备通风、冷却良好。

4. 电气火灾的扑救

配电线路、电气设备一旦发生火灾，最优方案是立即切断电源并对失火线路、设备进行灭火。

（1）切断电源时要注意遵守电业操作规程与电业安全规程，由有电工操作合格证的人员切断电源。

（2）切断电源的最佳部位是离着火点最近的配电室内相应油开关、负荷开关。禁止带负荷用断开隔离开关（刀闸）的方式进行断电。

（3）着火点离配电室较远，电话又无法联系时，如情况紧急，要用绝缘工具或戴绝缘手套拉开最近闸刀开关实施断电。操作时要站在闸刀侧面，用单手去拉，面部不得正对闸刀。

（4）严禁直接拔保险丝进行断电，特别是直流回路，禁止拔保险丝切断电源。

（5）低电压配电线路发生火灾时，在做好防短路、防触电措施，选择最佳的切断位置后，在有人监护的情况下，使用绝缘工具，穿戴绝缘鞋、手套，方可剪线路来强行断电。

（6）确认断电后，可使用灭火器材对着火点进行扑灭。需要注意的是，对于所有电气设备，尽可能不用沙子、水、泥土等材料灭火，以减少损失。此外，也可使用二氧化碳、四氟化碳灭火器灭火。灭火时操作方法要正确，应站在火源上风口，手持橡皮制喇叭筒，对准火源逐步推进喷射，防止直接喷射到周围人身上而发生冻伤、窒息事故。不得选用装有金属喇叭喷筒的二氧化碳灭火器，以防触电。

（7）充油电气设备着火时应立即切断电源再灭火，除可使用以上灭火器灭火外，备有事故储油池的，必要时设法将油放入池内。对于地面上的油火，不能直接对火喷射，因为油火漂浮在水面会使火情蔓延，所以只能用干砂来灭地面上的油火。

（8）当火势很大，自备消防器材难以扑灭时，应立即通知消防部门，不可延误时机。

（六）用气安全管理

医院在生产、作业、经营过程中会经常使用可燃气体，如用气焊焊接和切割，使用乙炔作为焊接燃气；食堂、餐厅使用液化气和天然气作为生活燃料能源。燃气燃料的使用在支持医院各项工作正常开展的同时，也存在安全隐患，极易发生燃气火灾。

1.燃气火灾发生的原因

（1）燃气管道老化破裂

燃气设施、管道腐蚀破损，软管老化脱落，或灶具开关未关闭等会造成燃气泄漏，泄漏的燃气在室内与空气混合达到爆炸极限，一旦遇到明火、触动电源开关或使用电话机等，就会发生燃爆，造成人员伤亡和财产损失。

（2）储罐充装气体过量

超量灌装的液化石油气钢瓶遇撞击遇热会膨胀爆炸。液化石油气从钢瓶内喷射而出，遇明火会发生燃烧爆炸。

（3）炉具安装使用不当

厨房燃气器具在密闭空间工作，若安装不当、通风不畅和盲目拆卸修理等，则会造成密闭空间内二氧化碳过量积聚，人体缺氧发生窒息，或缺氧造成燃气不完全燃烧，产生一氧化碳而致人中毒。

（4）残液存储处理不当

将可燃液体残液违规倾倒或不按规定存储乙炔气瓶、氧气瓶、液化石油气瓶等，会造成可燃气体在局部大量聚集，一旦遇明火，就会发生燃气爆炸事故。

（5）燃气使用不当造成泄漏

用气时离人、汤水溢出浇灭炉火或风将炉火吹灭，致使燃气从灶眼泄出，当泄漏的燃气在密闭空间内达到一定的浓度时，会导致人员一氧化碳中毒或缺氧窒息，当达到爆炸极限时，遇明火就会发生燃气爆炸事故。

（6）生产作业不慎

在使用气焊焊接和切割时，会飞迸出大量火星和熔渣，若未采取有效的防火隔离措施，会引燃周围可燃物而发生火灾。

2.燃气火灾的特点

燃气火灾一旦发生，其发展速度往往飞快，燃烧面积迅速扩大，温度不断升高，并且燃气火灾的破坏力强，易造成重大人员伤亡和财产损失，而对扑救技术的要求高，往往扑救十分困难。因此，掌握燃气火灾的特点是有效扑救的先决条件，如果不全面了解燃气的性质特点、燃烧情况及燃气火灾发生的突变性，就难以正确实施灭火战术措施，取得灭火的主动权。

（1）先爆炸、后燃烧、燃烧面积扩大迅速

由于燃气在生产、贮存、输配和使用过程中都存在一定的压力，因此燃气贮罐、管道等各种设备一旦破裂或操作失误，就会导致燃气泄漏，泄漏的燃气很快与空气混合，当达到一定浓度时，遇到明火即会发生爆炸。随后，火焰回到燃气渗漏处，在一定时间内形成稳定性燃烧。爆炸所产生的高温、高压一方面易引燃周围的可燃性物质，形成新火源，扩大燃烧面积；同时易造成周围的建筑物、设备倒塌、损坏，可燃物露于表面，增加了孔洞和缝隙，空气进入孔洞和缝隙后会加剧燃烧，改变对流方向，形成新的蔓延途径，增加火场的复杂性。

（2）燃烧热值大、温度高、扑救困难

燃气主要含有碳、氢两种元素，燃烧时的热值大、温度高。燃气在空气中燃烧时的温度可达1000℃，爆炸时的温度在2000～3000℃。通常燃气贮存于高压容器内，发生火灾时，受一定压力的作用，火焰向前喷射的距离较长，火势猛烈且温度高，扑救人员难以接近，导致扑救非常困难。

（3）易出现复爆现象

燃气火灾发生复爆主要有两种情况：一是在扑灭气体火焰后，没有及时关闭阀门断气，或阀门损坏，又未采取清除燃气措施的情况下，泄漏的燃气遇明火发生第二次爆炸；二是由于着火处的温度太高，剧烈的辐射热易引起邻近燃气设备爆炸，致使火势扩大，造成重大损失。

（4）燃烧中回火爆炸，造成伤亡

燃气正常燃烧时，混合气体离开火孔的速度与燃烧的速度相适应，从而在火孔口形成一个稳定的火焰。如果混合气体离开火孔的速度小于燃烧速度，火焰高温不断降低，最后会缩入火孔进入设备，造成回火。在扑救燃气火灾时出现回火主要有两种情况：一是燃气正常燃烧时，在没有消灭火焰和采取措施的情况下，先关闭阀门，此时燃烧速度大于气流速度，易形成回火；二是由于长时间的外喷燃烧，燃气逐渐减少，储存燃气的容器内压力降低，当容器内压力小于大气压时，也易形成回火。在燃气火灾的扑救中，一旦发生回火，大量空气进入燃气设备，极易发生爆炸，不仅会损坏周围设备、建筑物，而且会造成重大的伤亡事故。

3.用气安全管理制度

（1）燃气使用管理制度

1）燃气设施的主管部门和使用部门要加强对燃气设施和燃气使用的管理，确定一名院领导负责安全工作，同时建立防火安全责任制，并将责任制落实到人。燃气使用部门必须指定一名安全管理人员，具体负责燃气的日常安全检查。

2）燃气场所的管理人员、使用人员必须熟知燃气性质、火灾危险性、防火措施及操作方法，掌握防火、灭火知识，经专业培训并考核合格。燃气场所使用人员要加强个人燃气防火安全教育，严格按照燃气设施操作规程使用燃气，熟悉燃气事故应急处置方案，能正确使用消防器材扑灭初燃火灾。

3）燃气事故报警时要说清着火单位、地点、路线。不得使用泡沫灭火器和水灭带电火。使用二氧化碳灭火器时要防止冻伤。

4）严禁使用过期未检测的液化气钢瓶。严禁暴晒或用热水、明火等加热液化气钢瓶，以及私自处理液化气钢瓶残液。

5）严禁将液化气钢瓶存放于卧室、潮湿处、地下室和半地下室，不得与易燃易爆物品一起存放。钢瓶必须直立放置，不得卧放或倒放。

6）严格遵守操作规程使用燃气，如果灶具连续两次未点着火，那么应停止点火 2 分钟以上，待泄漏的气体散去再尝试点火，切勿打开排风扇，以防遇到火花发生爆炸。使用燃具时，要保持室内空气流通，不得紧闭门窗。灶具摆放的位置应尽量避开风口。

7）蒸箱、燃气灶、茶炉等燃气用具使用中，操作人员不得离开现场，以防外溢物或风吹造成熄火漏气。发现燃气泄漏要迅速切断气源总开关，开启门窗加强空气流通，并及时向有关部门报告。下班前关闭总阀门，锁好门窗后方可离开。

8）对于燃气设施，每天都要进行漏气检查，每周用肥皂液等对接头处进行检漏；使用的软管到更换的时间，或发现老化、龟裂、烤焦、鼠虫齿咬痕迹、变硬开裂，都要立即更换；软管不得靠近炉面，以免被火焰烧烤；软管不得穿越墙体、门窗，不得压、折软管，以免造成堵塞，影响连续供气；软管与燃具、减压阀的接口处必须用卡箍紧固，防止脱落漏气；软管的长度应控制在1.2～2.0m。

9）液化石油气钢瓶减压器正常使用期限为5年，加压器密封圈正常使用期限为3年，燃气橡胶软管使用期限为2年，上述燃气设施到期应立即更换并记录。

10）定期检查燃气灶具等设施，及时消除安全隐患，并记录于防火档案中。

11）在燃气设施周围及使用场所严禁存放易燃易爆物品、可燃杂物，且严禁作为休息间、工作间、仓库使用；严禁吸烟、乱扔烟头和火柴棒；严禁其他明火作业；禁止安装临时用电设备；禁止将电线缠绕于燃气管道上；禁止将有腐蚀性的物质靠近燃气管道；禁止将燃气管道作为负重支架或者电气设备的接地线。

12）燃气设施的安装、迁移和拆除必须由具有相应资质的单位负责实施，严禁私自拆卸、安装。燃气使用场所安装电气设备必须在断气情况下，并按照国家相关规范安装。在有燃气设施的场所及附近施工要严格办理消防报批手续，在安全措施到位的情况下，按照国家相关规范安装或施工。

13）燃气使用部门要定期进行安全检查，并将检查情况记录于本部门防火档案中。

（2）乙炔气瓶贮存制度

1）乙炔气瓶应贮存于耐火等级二级以上的储存间内，储存量不得超过20瓶。储存间内严禁任何管线穿过。

2）严禁使用超出检测期的气瓶。

3）装卸气瓶时应注意轻装轻卸，严禁抛、滑、滚、碰。

4）乙炔气瓶内气体严禁用尽，必须保持不低于随温度变化而规定的剩余压力。

5）储存间与明火或散发火花地点的距离不得小于 15m，且不得设在地下室或半地下室。

6）储存间应保持良好的通风，避免阳光直射，气温不得超过 40℃，温度过高时应有降温措施。

7）储存间附近应设有消火栓、干粉或二氧化碳灭火器（严禁使用四氯化碳灭火器）。

8）乙炔气瓶储存时一般要保持直立，并有防止倾倒的措施。严禁与氯气瓶、氧气瓶及易燃物品同间储存。

9）瓶阀冻结时严禁用火烘烤，必要时可用 40℃以下的温水解冻。

10）储存间应有专人管理，且在醒目位置设置“乙炔危险”“严禁烟火”等警示标志。

（3）氧气瓶贮存制度

1）氧气瓶储存处周围 10m 内禁止堆放易燃易爆物品，并禁止动用明火。

2）同一储存间严禁存放其他可燃气瓶和油脂类物品，与乙炔气瓶的距离不得小于 5m。

3）氧气瓶应码放整齐，直立放置时要有护栏和支架，以防倾倒。

4）搬运氧气瓶时，应用专门的抬架或小推车，不得肩背手扛，禁止直接使用钢绳、链条、电磁吸盘等吊运氧气瓶。

5）使用氧气瓶时，应缓慢拧开气瓶阀，防止高压氧流作用而引起静电火花。

6）氧气瓶内应留有余气，以保持瓶内正压，防止可燃气体进入瓶内。

7）不得使用超过检验期限的氧气瓶。氧气瓶应定期进行技术检验，每 3 年一次。

8）当气瓶阀或减压器发生冻结时，只能用热水或蒸汽进行解冻，禁止用火烘烤。

9）气瓶阀不得沾有油脂，不得用沾有油脂的工具、手套或油污工作服等接触阀门或减压器等。

10）储存间应有专人管理，且在醒目位置设置“严禁烟火”警示标志。

（4）焊割规章制度

1）焊工（气割工）须经主管部门培训且考核合格，掌握相关操作技能和安全知识，并取得操作证方可上岗作业。

2）上班前要穿好工作服，戴上安全帽和防护手套，高空作业时还必须系好安全带。

3）重点要害部位和重要场所，或明文规定未经许可不得进行焊（割）的地方，未经相关安全技术部门的批准，不得进行气焊和气割。

4）不了解工作场地情况（该处能否动用明火）时，不得进行气焊和气割。

5）不了解焊、割物体的使用状况和构造时，不得进行气焊和气割。

6）焊、割场地附近有易燃物（如刨花、席棚、油棉纱）、易爆物和易燃气体等，未予清场或进行覆盖、隔离时，不得进行焊、割。

7）用可燃材料（如稻壳、软木、锯木屑等）作为保温层、隔热或隔音设备的部位，未采取切实、可靠的安全措施时，不得进行焊、割。

8）盛装过易燃液体、气体的容器（如油桶、油罐、油箱、燃气柜等）未经彻底清洗，并消除火灾、爆炸等危险因素时，不得进行切割和焊补。

9）有压力的管道或容器设备（如压缩空气罐、高压气瓶、高压管道、带气锅炉），不得进行焊接和切割；焊接和切割带电的设备时必须先切断电源。

10）禁火区（如易燃易爆化工生产车间、化学危险化学品仓库附近）一律不得焊、割。

11）在一定距离内，有与焊、割明火作业相抵触的工种（如用轻油擦洗、喷漆、罐装汽油、丙酮、乙醚，以及排出大量易燃气体的工种等）时，不得进行焊接与切割。

12）下班前一定要检查所有易燃易爆的设备、器具，在确保不会发生事故的情况下，才能离开工作岗位。

（5）气焊操作规程

1）作业场地周围要清除易燃易爆物品，或进行覆盖、隔离。

2）必须在易燃易爆气体或液体扩散区作业时，应经有关部门检试许可后方可作业。

3）氧气瓶、氧气表及焊割工具上禁止沾染油污；严禁铜、银、汞等及其制品与乙炔接触，必须使用铜合金器具时，合金含铜量应低于70%。

4）氧气瓶压力表在安装前应先仔细核对型号、规格，检查指示指针是否归于零位。仪表在正常使用情况下应定期检查。仪表在测量稳定压力时，不应超过仪表测量上限值的3/4；在测量小波动压力时，不应超过仪表测量上限值的2/3；最低压力在两种情况下都不低于上限值的1/3。

5）氧气瓶应有防震胶圈，旋紧安全帽，避免碰撞和剧烈震动，并防止暴晒。冻结时应用热水加热，不得用火烘烤。

6）焊炬使用前应检查其射吸性能，然后进行漏气检查，最后进行点火检验。点火时先给乙炔，点燃后立即给氧气并调节火焰；停火时，应先关乙炔后关氧气。

7）气割前应将工件面清理干净。在水泥地面作业时应垫高工件，以防锈皮和水泥爆溅伤人；停火时，应先关闭切割氧流，接着关闭乙炔，最后关闭预热氧流。

8）点火时，焊枪口不得对人，正在燃烧的焊枪不得放在工件或地面上。气割点火试验时如火焰突然熄灭，则说明割嘴没有装好，应松开割嘴进行检查。

9）发生回火时，应迅速关闭乙炔，随后立即关闭氧气，以使倒吸的火焰在焊炬内尽快熄灭。

10）不得手持连接胶管的焊枪爬梯、登高；氧气与乙炔胶管不得相互混用，或以不合格的其他类型的胶管代替。

11）铅焊时，作业场地应保持通风良好；作业人员皮肤外露部分应涂护肤油脂，作业完毕应洗漱。

12）作业完毕应拧紧调节手轮并挂在适当位置，或卸下焊枪和胶管；关闭氧气阀与乙炔阀，拧上安全罩。检查作业场地，确认无着火风险后方可离开。

4.燃气火灾的扑救

根据燃气火灾的特点，视情况采取不同的方法和灭火剂进行扑救。必须坚持“先控制、后消灭”的战术原则，按照“疏散救人，划定区域，有序处置，确保安全”的程序，灵活、机动、适时扑灭火灾。

（1）切断气源是扑灭燃气火焰的先决条件

盲目地扑灭燃气火焰，特别在未能关阀堵漏、切断气源的情况下，是一种十分危险的做法，也是第二次爆炸燃烧的祸根。扑灭燃气火焰的条件是：在具备切断气流和周围无任何火源，以及对周围金属结构充分冷却后无复燃条件下，才能扑灭火焰，并充分做好堵漏准备。对于燃气火灾，在室外或空气流通好、空间大和周围空间无明火的情况下，可以先灭火，再采取断气措施；灭火后仍需采取安全警戒措施，使继续泄漏的燃气自然扩散消除；在较小的空间范围内，应以冷却为主，如必须扑灭，应划出警戒区，断绝周围火种，疏散无关人员；同时，应设法通风排除积于上方的燃气或用雾状水流、高倍数泡沫予以驱散，在条件许可的情况下可灌输二氧化碳、氮气、水蒸气，以破坏爆炸性混合气体形成和燃烧的条件。

（2）加强冷却，防止爆炸

燃气火灾发生后，必须抓住主要矛盾，首先对受到高温和辐射热威胁较严重的各种容器设备、管道进行射水冷却，能疏散的要及时搬移，以防止引起爆炸、伤人或给火场带来更复杂的局面；同时，应对着火设备进行不间断的射水冷却，确保灭火顺利。

（3）清理火场，控制火势，防止蔓延

燃气泄漏发生火灾可能引起周围和邻近建筑物燃烧，此时应控制火势蔓延，扑灭周围火灾，断绝火种，清理其他可燃物。喷射口处可能被塌落的障碍物覆盖，将气柱分成数束火焰，一方面扩大燃烧面积，影响灭火，另一方面也影响灭火剂的使用效能。因此，必须尽快开展清理工作，在水枪的掩护下，清除火焰喷射口处的障碍物，将数股火焰归为一束进行扑救。

（4）确定灭火冷却重点

燃气泄漏发生燃烧后，受火势烘烤，燃气罐体易发生爆炸，冷却着火罐和邻近罐或设备管线，防止发生爆炸是火场工作的重点。着火罐和受烘烤的邻近罐是火场的主攻方向，指挥部要集中力量，合理布置，待机消灭火灾。

（5）保证充足不间断的供水

除用干粉、氮气等灭火剂扑救燃气火灾外，火场灭火、冷却、堵漏等都需要大量的水，因此指挥部要将供水作为灭火的关键工作，指定专人负责，切勿出现供水中断的情况，否则后果不堪设想。指挥部应在前方冷却灭火的同时，全面组织后方供水；要充分利用水源，必要时可调用洒水车，保证火场用水量。

（七）院内建设工程消防安全管理

1. 建设工程的火灾危险性

“建设工程”，顾名思义，即在建的、未完工的建筑现场。施工现场的火灾危险性与企事业单位有所不同，由于处于施工期间，室内消火栓系统、自动喷水灭火系统、火灾自动报警系统均未投入使用，且施工现场存有大量施工材料，施工人员众多，一定程度上增加了施工现场的火灾危险性。

（1）易燃可燃材料多

由于施工要求，施工现场很难避免不存放木材、油毡纸、沥青、汽油、松香水等可燃材料。这些材料一部分存放在条件较差的临建库房内，另一部分为了施工方便，就会露天堆放在施工现场。此外，施工现场还经常会遗留废刨花、锯末、油毡纸头等易燃、可燃的施工尾料，如不能及时清理，易引发火灾。目前普遍使用的橡塑保温材料以丁腈橡胶、聚氯乙烯为主要原料，这些材料均为可燃材料，在施工环节存在较大的火灾危险性。

（2）动火作业多

施工现场会有很多电气焊、防水、切割等动火作业，这些动火作业使施工现场具备燃烧发生的另一个必备条件——火源。动火作业稍有不慎，火星极易引燃施工现场的可燃物，引发火灾。另外，施工现场一旦缺乏统筹管理或失管、漏管，形成立体交叉动火作业，甚至违章动火作业，也易引发火灾。

（3）临时用房多

为了施工需要，施工现场往往搭设大量的作业棚、仓库、宿舍、办公室、厨房等临时用房，考虑到简易快捷和节省成本，多数临时用房会使用耐火性能较差的金属夹芯板房（俗称“彩钢板房”），有些施工现场甚至还会使用可燃材料搭设临时用房。同时，因为施工现场面积相对狭小，上述临时用房往往相互连接，缺乏应有的防火间距，一旦一处起火，很容易蔓延。

（4）临时用电隐患大

施工现场需要使用大量机械设备，并且部分施工现场还需要解决施工人员的饮食、住宿等。施工现场的生产、生活用电均为临时用电，若电气线路设计不合理或任意铺设，易造成线路超负荷，或出现接触不良、短路等电气故障而引发火灾。

（5）临时人员管理难

由于建筑施工的工艺特点，各工序之间往往相互交叉、流水作业。一方面，施工人员常处于分散、流动状态，各作业工种之间相互交接，易遗留火灾隐患；另一方面，施工现场外来人员较多，施工人员的素质参差不齐，经常出入工地，擅自启动机械、乱扔烟蒂等情况时有发生，给施工现场安全管理带来诸多隐患，往往会因遗留的火种未被及时发现而引发火灾。

2. 在建工程施工现场常见的火灾成因

在建工程常见的火灾成因主要包括以下几个方面。

（1）焊接、切割作业引发的火灾

1）焊接、切割作业产生的金属火花飞溅引燃周围可燃物。

2）焊接、切割作业产生的高温因热传导引燃其他房间或部位的可燃物。

3）焊接导线与电焊机、焊钳连接接头处理不当，松动打火。

4）焊接导线（焊把线）选择不当，截面过小，使用过程中超负荷致使绝缘损坏，造成短路打火。

5）焊接导线受压、磨损造成短路，或铺设不当、接触高温物体或打卷使用造成涡流，过热失去绝缘，导致短路打火。

6）电焊回路线（搭铁线或接零线）使用、铺设不当或乱搭乱接，在焊接作业时产生电火花或接头过热，引燃易燃、可燃物。

7）电焊回路线与电气设备或电网零线相连，电焊时通过的电流过大，会烧断保护零线或电网零线。

（2）电气故障引发的火灾

施工现场临时用电线路和乱拉乱接导致用电线路出现超负荷、接触不良或短路等电气故障，进而引发火灾；临时用电线路或用电设备防护不当，造成机械损坏、受到雨水侵蚀等，导致电气线路或电气设备出现故障，进而引发火灾。

（3）用火不慎、遗留火种

施工人员使用生活设施如烹饪、取暖、照明设备等不慎，或乱扔烟蒂等引燃周围可燃物而发生火灾。

3. 在建工程施工现场消防安全管理基本要求

（1）安全生产层级责任制

根据我国现行法律法规的规定，在建工程施工现场的消防安全管理应由施工单位负责。施工现场实行施工总承包的，由总承包单位负责。总承包单位应对施工现场防火实施统一管理，并对施工现场总平面布局、现场防火、临时消防设施、防火管理等进行总体规划、统筹安排，确保施工现场防火管理落实到位。分包单位应向总承包单位负责，并服从总承包单位的管理，同时承担法律法规规定的消防责任和义务。监理单位应对施工现场的消防安全管理实施监理。

施工单位应根据建设项目规模、现场消防安全管理的重点，在施工现场建立消防安全管理组织机构及志愿消防组织，并确定消防安全责任人和消防安全管理人，同时落实相关人员的消防安全管理责任。

（2）消防安全管理制度

施工单位应针对施工现场可能导致火灾发生的施工作业及其他活动制定消防安全管理制度。消防安全管理制度的主要内容包括：消防安全教育与培训制度；可燃及易燃易爆危险化学品管理制度；用火、用电、用气管理制度；消防安全检查制度；应急预案演练制度。

（3）防火技术方案

施工单位应编制施工现场防火技术方案，并根据现场情况变化及时修改、完善方案。防火技术方案主要包括以下内容。

1）施工现场重大火灾危险源辨识。

2）施工现场防火技术措施，即施工人员在具有火灾危险的场所进行施工作业或实施具有火灾危险的工序时，在“人、机、料、法、环”等方面应采取的防火技术措施。

3）临时消防设施、临时疏散设施配备，并具体明确以下相关内容：明确配置灭火器的场所、选配灭火器的类型和数量及最小灭火级别；确定消防水源，临时消防给水管网的管径、敷设线路、给水工作压力，以及消防水池、水泵、消火栓等设施的位置、规格、数量等；明确设置应急照明的场所和应急照明灯具的类型、数量、安装位置等；在建工程永久性消防设施临时投入使用的安排及说明；明确安全疏散的线路（位置）、疏散设施搭设的方法及要求等。

4）临时消防设施和消防警示标识布置图。

（4）灭火及应急疏散预案

施工单位应编制施工现场灭火及应急疏散预案，并根据预案定期开展灭火及应急疏散演练。灭火及应急疏散预案的主要内容包括：应急灭火处置机构及各级人员应急处置职责；报警、接警处置的程序和通信联络的方式；扑救初起火灾的程序和措施；应急疏散及救援的程序和措施。

（5）消防安全教育和培训

施工人员进场前，施工现场的消防安全管理人员应对施工人员进行消防安全教育和培训。消防安全教育和培训应包括以下内容：施工现场消防安全管理制度、防火技术方案、灭火及应急疏散预案的主要内容；施工现场临时消防设施的性能及使用、维护方法；扑灭初起火灾及自救逃生的知识和技能；报火警、接警的程序和方法。

（6）消防安全技术交底

施工作业前，施工现场的施工管理人员应向作业人员进行消防安全技术交底。消防安全技术交底是安全技术交底的一部分，可与安全技术交底一并进行，也可单独进行。消防安全技术交底的对象是在具有火灾危险场所作业的人员或实施具有火灾危险工序的人员。交底应针对具有火灾危险的具体作业场所或工序，向作业人员传授如何预防火灾、扑灭初起火灾、自救逃生等方面的知识、技能。消防安全技术交底的主要内容包括：施工过程中可能发生火灾的部位或环节；施工过程中应采取的防火措施及配备的临时消防设施；初起火灾的扑救方法及注意事项；自救逃生方法及路线。

（7）消防安全检查

施工过程中，施工现场的消防安全负责人应定期组织消防安全管理人员对施工现场的消防安全进行检查。检查内容可根据当时当地的气候条件、社会环境和生产任务适当调整。例如，工程开工前，施工单位应对现场消防安全管理制度、防火技术方案、灭火及应急疏散预案、消防安全教育与培训、消防设施的设置与配备情况进行检查；施工过程中，施工单位按规定每月组织一次检查。此外，施工单位应在每年“五一”、“十一”、春节等重要节日或冬季风干物燥的特殊时段到来之际，根据实际情况组织相应的专项检查或季节性检查。

消防安全检查的主要内容包括：可燃物及易燃易爆危险化学品的管理是否落实；动火作业的防火措施是否落实；用火、用电、用气是否存在违章操作，电、气焊及保温防水施工是否按操作规程执行；临时消防设施是否完好有效；临时消防车道是否畅通及临时疏散设施是否完好、有效。

（8）消防安全管理档案

施工单位应保存施工现场消防安全管理的相关文件和记录，并建立现场消防安全管理档案。施工现场消防安全管理档案包括以下文件和记录：施工单位组建施工现场防火安全管理机构及聘任现场防火管理人员的文件；施工现场防火安全管理制度及其审批记录；施工现场防火安全管理方案及其审批记录；施工现场防火应急预案及其审批记录；施工现场防火安全教育和培训记录；施工现场防火安全技术交底记录；施工现场消防设备、设施、器材验收记录；施工现场消防设备、设施、器材台账及其更换、增减记录；施工现场灭火和应急疏散演练记录；施工现场防火安全检查记录（含防火巡查记录、定期检查记录、专项检查记录、季节性检查记录，以及防火安全问题或隐患整改通知单、问题或隐患整改回复单、问题或隐患整改复查记录）；施工现场火灾事故记录及火灾事故调查报告；施工现场防火工作考评和奖惩记录。

4. 可燃材料及易燃易爆危险化学品管理

在建工程所用保温、防水、装饰、防火、防腐材料的燃烧性能等级、耐火极限应符合设计要求，这既是满足建设工程施工质量验收标准的要求，也是降低施工现场火灾风险的基本条件。

可燃材料及易燃易爆危险化学品应按计划限量进场。进场后，可燃材料宜存放于库房内，如露天存放，应分类成垛堆放，垛高不得超过2m，单垛体积不得超过$50m^3$，垛与垛之间的最小间距不得小于2m，且采用不燃或难燃材料覆盖；易燃易爆危险化学品应分类专库储存，库房内保持通风良好，并设置禁火标志。

室内使用油漆及其有机溶剂、乙二胺、冷底子油或其他可燃材料、易燃易爆危险化学品的物资作业时，应保持通风良好。作业场所严禁明火，并避免产生静电。

施工产生的可燃、易燃建筑垃圾或余料应及时清理。

5. 施工现场用火、用电及用气管理

施工现场用火、用电及用气的相关管理要求如下。

（1）动火作业管理

动火作业是指在施工现场进行明火、爆破、焊接、气割，或采用酒精炉、煤油炉、喷灯、砂轮、电钻等工具进行可能产生火焰、火花和炽热表面的临时性作业。

为保证施工现场安全，动火作业应符合下列要求：

1）施工现场动火作业前，应由动火作业人员提出动火作业申请。动火作业申请至少应包含动火作业的人员、内容、部位或场所、时间、作业环境及灭火救援措施等内容。

2）《动火作业许可证》的签发人收到动火作业申请后，应前往现场查验，在确认动火作业的防火措施落实后方可签发《动火作业许可证》。

3）动火操作人员应按照相关规定具备相应资质，并持证上岗。

4）焊接、切割、烘烤或加热等动火作业前，应对作业现场的可燃物进行清理；对于作业现场及其附近无法移走的可燃物，应采用不燃材料予以覆盖或隔离。

5）宜将动火作业安排在使用可燃建筑材料的施工作业前。确需在使用可燃建筑材料的施工作业后进行动火作业的，应采取可靠的防火措施。

6）严禁在裸露的可燃材料上直接进行动火作业。

7）实施焊接、切割、烘烤或加热等动火作业，应配备灭火器材，并设动火监护人进行现场监护。每个动火作业点均应设置一个监护人。

8）有五级（含五级）以上风力时，应停止焊接、切割等室外动火作业。

9）动火作业后，应对现场进行检查，确认无火灾危险后，动火操作人员方可离开。

（2）用电管理

施工现场用电应符合下列要求：

1）施工现场供用电设施的设计、施工、运行、维护应符合《建设工程施工现场供用电安全规范》（GB 50194—2014）的要求。

2）电气线路应具有相应的绝缘强度和机械强度，严禁使用绝缘老化或失去绝缘性能的电气线路，且严禁在电气线路上悬挂物品。破损、烧焦的插座、插头应及时更换。

3）电气设备特别是易产生高热的设备应与可燃、易燃易爆和腐蚀性物品保持一定的安全距离。

4）有爆炸危险的场所，按危险场所等级选用相应的电气设备。

5）配电屏上每个电气回路应设置漏电保护器、过载保护器，距配电屏 2m 范围内不得堆放可燃物，5m 范围内不得设置可能产生较多易燃易爆气体、粉尘的作业区。

6）可燃材料库房内不得使用高热灯具，易燃易爆危险化学品库房内应使用防爆灯具。

7）普通灯具与易燃物之间的距离不宜小于 300mm；聚光灯、碘钨灯等高热灯具与易燃物之间的距离不宜小于 500mm。

8）电气设备不得超负荷运行或带故障使用。

9）禁止擅自改装现场供用电设施；现场供用电设施的改装应经具有相应资

质的电气工程师批准，并由具有相应资质的电工实施。

10）应定期对电气设备和线路的运行及维护情况进行检查。

（3）用气管理

施工现场常用的瓶装氧气、乙炔、液化气等气体，一旦储装气体的气瓶及其附件不合格，或违规储装、运输、存放、使用气体，极易导致火灾、爆炸等。因此，施工现场用气应符合下列要求。

1）确保储装气体的气瓶及其附件合格、完好和有效；严禁使用减压器及其他附件缺损的氧气瓶；严禁使用乙炔专用减压器、回火防止器及其他附件缺损的乙炔瓶。

2）气瓶运输、存放、使用时应符合下列规定：气瓶应保持直立状态，并采取防倾倒措施，乙炔瓶严禁横躺卧放；严禁碰撞、敲打、抛掷、滚动气瓶；气瓶应远离火源，距火源距离不得小于10m，并采取避免高温和防止暴晒的措施；燃气储装瓶罐应设置防静电装置；气瓶应分类储存，库房内保持通风良好；空瓶和实瓶同库存放时应分开放置，且两者间距不得小于1.5m。

3）气瓶使用时，应符合下列规定：使用前，应检查气瓶及其附件的完好性，检查连接气路的气密性，并采取避免气体泄漏的措施；严禁使用已老化的橡皮气管；氧气瓶与乙炔气瓶的工作间距不得小于5m，气瓶与明火作业点之间的距离不得小于10m。

4）冬季使用气瓶时，如气瓶的瓶阀、减压器等发生冻结，严禁用火烘烤或用铁器敲击瓶阀，禁止猛拧减压器的调节螺丝。

5）氧气瓶内剩余气体的压力不得小于0.1MPa。

6）气瓶使用后应及时归库。

6. 其他施工管理

施工现场应设置防火标识，同时做好临时消防设施的维护管理。

（1）设置防火标识

应在施工现场临时防火部位或区域的醒目位置设置防火警示标识。

（2）做好临时消防设施维护管理

1）施工现场的临时消防设施受外部环境、交叉作业的影响，易出现失效、损坏或丢失等情况，施工单位应做好施工现场临时消防设施的日常维护工作。对于已失效、损坏或丢失的消防设施，应及时更换、修复或补充。

2）临时消防车道、临时疏散通道、安全出口应保持畅通，不得遮挡、挪动疏散指示标识，不得挪用消防设施。

3）施工现场完工前，不得拆除临时消防设施及临时疏散设施，并且确保其处于有效状态。

（八）防火巡查与检查

国家制定的消防相关法律法规和消防技术标准，最终都要在每个具体的单位落实。提升医院的消防安全管理水平是实现医院“安全自查、隐患自除、责任自负”，有效控制火灾危害和减少火灾发生的重要途径。医院应按照以下内容、方法和频次开展防火巡查、检查，排查并消除火灾隐患。

1.防火巡查检查的内容

医院防火巡查的主要内容包括：用火、用电、用气等情况；安全出口、疏散通道、安全疏散指示标志、应急照明等情况；常闭式防火门关闭状态、防火卷帘使用情况、消防设施器材以及消防安全标志等情况；消防安全重点部位的人员在岗情况及其他消防安全情况等。巡查重点如下：

（1）用火、用电、用油、用气等有无违章情况。

（2）安全出口、消防通道是否畅通，安全疏散指示标识、应急照明系统是否完好。

（3）消防报警、灭火系统和其他消防设施器材，以及消防安全标识是否完好、有效，常闭式防火门是否关闭，防火卷帘下是否堆放物品。

（4）消防控制室、住院区、门（急）诊、手术室、病理科、检验科、实验室、高压氧舱、库房、供氧站、胶片室、锅炉房、发电机房、配电房、厨房、地下空间、停车场、宿舍等重点部位的人员是否在岗履职。

（5）医疗机构内施工场所消防安全情况。

2.防火巡查检查的方法和频次

（1）医院实行逐级防火检查制度和火灾隐患整改责任制。医院定期组织开展防火巡查、检查，及时发现并消除火灾隐患；消防安全责任人对火灾隐患整改负总责，消防安全管理人和消防安全管理部门具体负责组织火灾隐患整改工作。消防安全管理人、有关部门/科室应当认真履行火灾隐患整改职责。

（2）医院消防安全责任人、消防安全管理人对医院落实消防安全制度和消防安全管理措施、消防安全操作规程等情况进行检查；每月和重要节假日、重大活动前至少组织 1 次防火检查和消防设施联动运行测试；医院各部门/科室负责人对本部门/科室消防安全制度、消防安全管理措施、消防安全操作规程等落实情况每周至少开展 1 次检查。

（3）医院按照相关规定对消防安全重点部位每日至少进行 1 次防火巡查，住院区及门诊区白天至少巡查 2 次，住院区及急诊区夜间至少巡查 2 次，其他场所每日防火巡查不少于 1 次，对发现的问题应当场处理或及时上报。

（4）医院在运行期间需要实施电焊、气焊等明火作业的，按照相关规定履行审批手续，落实防护措施。动火期间，需要动火施工的区域与使用、营业区之间要做好防火分隔。在进行电焊、气焊等明火作业前，应清除易燃、可燃物，配置灭火器材，落实现场监护人和安全措施，确认无火灾、爆炸危险后方可动火施工。

（5）职工应履行本岗位消防安全职责，遵守消防安全制度和消防安全操作规程，熟悉本岗位火灾危险性，掌握火灾防范措施，进行防火检查，及时发现本岗位的火灾隐患。职工班前、班后防火检查应包括下列内容：用火、用电有无违章情况；安全出口、疏散通道是否畅通，有无堵塞、锁闭情况；消防器材、消防安全标志是否完好；场所有无遗留火种。

3. 火灾隐患的整改

医院对存在的火灾隐患应当及时予以消除。对于不能当场消除的火灾隐患，根据医院的管理分工，及时将存在的火灾隐患向医院的消防安全责任人或者消防安全管理人报告，提出整改方案。消防安全责任人或者消防安全管理人组织相关人员确定整改的措施、期限以及负责整改的部门、人员，并落实整改经费。在火灾隐患消除前，医院应采取并落实防范措施，以保障消防安全。对于不能确保消防安全，随时可能引发火灾，或者一旦发生火灾，将严重危及人身安全的危险部位，应及时停产停业整改。

火灾隐患整改完毕，负责整改的部门或者人员将整改情况记录并报送医院消防安全责任人或者消防安全管理人，经确认签字后存档备查。对于涉及城市规划布局而不能自身解决的重大隐患，以及医院确无能力解决的重大火灾隐患，医院应提出解决方案并及时向上级主管部门或者相关部门报告。对于当地消防部门责令限期整改的火灾隐患，医院要在规定的期限内整改，并书写火灾隐患整改复函，报送消防部门。

第五节　危险化学品管理

随着我国卫生健康事业的快速发展，各级医院的科研以及临床水平也得到了很大提升，高质量的医学研究成果不断涌现，而在此过程中，危险化学品是不可或缺的临床、科研用品。危险化学品具有腐蚀性、毒害性以及易燃易爆、助燃等特性，对人体、环境以及设备都有一定的危害性。因此，医院作为一个人口聚集较多的场所，对危险化学品的安全管理尤为重要。以下对医院危险化学品的安全管理进行了探究，以促进医院管理水平的整体提升。

一、危险化学品管理概述

（一）危险化学品定义

危险化学品（简称危化品）是指具有毒害、腐蚀、爆炸、燃烧、助燃等性质，对人体、设施、环境具有危害的剧毒化学品和其他化学品。

（二）危险化学品范围

《危险化学品目录》（2015 版）共涉及 2828 类属条目，未在目录中列明的条目，符合相应条件的，也属于危险化学品。

（三）危险化学品事故警示分析

危险化学品事故一般分为火灾事故、爆炸事故、中毒和窒息事故、灼烧事故、泄漏事故和其他危险化学品事故。

每一起危险化学品事故的发生必然由多种因素共同引起，是各类危险因素（如环境中不稳定因素、人的不安全和违规行为及管理不到位等）相互作用的结果。因此，医院危险化学品安全管理重点要抓好储存、使用及废弃等环节，认真分析已发生的危险化学品事故，吸取经验教训，避免事故发生。

储存环节发生事故的比例超过危险化学品总事故的一半，此环节也是危险化学品使用单位重点管理的一部分。大型综合性医院因其临床和科研特殊性，通常储备有一定量的危险化学品，如一定浓度的乙醇、过氧化氢等医疗耗材。如果储存过程中出现管理漏洞，将会引发各类事故，造成严重后果。如某单位仓库内混存有氧化剂与还原剂，两者在存放过程中接触发生发热燃烧，最终导致爆炸爆燃。不同危险化学品具有不同属性，相互之间如发生化学反应，通常伴有发光、发热、变色、生成沉淀物等。因此，为了防止在储存环节产生不稳定因素，危险化学品安全管理人员应当熟知所管辖的危险化学品的性质，按照其不同属性分类少量存放，并按照规章制度定期巡查。

使用环节发生事故的比例占危险化学品总事故的四分之一，但相对于其他环节，使用环节发生的事故主要与操作人员存在直接联系，且此类事件更易导致人员伤亡。例如，某实验室实验员在进行垃圾渗滤液污水处理实验时发生爆炸。调查发现，实验员在使用搅拌机搅拌镁粉和磷酸的过程中，料斗内产生的氢气被搅拌机转轴处的金属摩擦、碰撞产生的火花点燃爆炸，继而引发镁粉粉尘云爆炸，爆炸引起周边镁粉和其他可燃物燃烧，造成严重事故。又如，某实验室发生甲醛泄漏事故，原因是操作人员中途离开2～3分钟，导致保存在反应釜中的甲醛泄漏。这两起事故均是由实验操作人员安全意识淡化、思想意识麻痹导致的。

医院作为危险化学品使用单位，一定要做到领导负责制，建设完善的组织管理架构，制定标准的规章制度，落实危险化学品安全管理人员和使用人员培训准入制度。只有熟悉危险化学品的性质，并按照其理化性质严格管理，才能避免各类事故的发生。制定危险化学品事故应急预案，事故发生后要及时启动预案，将事故危害程度降至最低，最大限度减少人员伤亡和财产损失。

二、危险化学品分类和用途

（一）危险化学品品种

危险化学品的品种依据化学品分类和标签国家标准，可从物理危险、健康危害和环境危害进行分类。

1. 物理危险

物理危险分为爆炸物、易燃气体、气溶胶（又称气雾剂）、氧化性气体、加压气体、易燃液体、易燃固体、自反应物质和混合物、自燃液体、自燃固体、自热物质和混合物、遇水放出易燃气体的物质和混合物、氧化性液体、氧化性固体、有机过氧化物及金属腐蚀物。

2. 健康危害

健康危害分为急性毒性、皮肤腐蚀/刺激、严重眼损伤/眼刺激、呼吸道或皮肤致敏、生殖细胞致突变性、致癌性、生殖毒性、特异性靶器官毒性–一次接触、特异性靶器官毒性–反复接触及吸入危害。

3. 环境危害

环境危害分为危害水生环境–急性危害、危害臭氧层。

（二）医院常见危险化学品的特性

危险化学品的化学性质和属性决定了其危害程度，以下对医院常见危险化学品的特性进行详细介绍，以便在日常管理过程中及时发现和消除隐患，避免事故发生。

1. 乙　醇

乙醇在常温常压下是一种易燃、易挥发的无色透明液体，低毒性，纯液体不可直接饮用；具有特殊香味，并略带刺激；微甘，并伴有刺激的辛辣味；易燃，其蒸汽能与空气形成爆炸性混合物，能与水以任意比互溶。

乙醇的用途很广，医院常使用不同体积分数的乙醇，具体用途如下：

99.5%（体积分数）以上的乙醇溶液称为无水乙醇。除部分科研实验外，医院主要用于病理组织的脱水。

95%的乙醇溶液用于擦拭紫外线灯、配制检验试剂或对部分医疗器械进行消毒。

70%～75%的乙醇溶液用于消毒。过高浓度的乙醇会在细菌表面形成一层保护膜，阻止乙醇进入细菌体内，难以彻底杀死细菌。乙醇浓度过低，虽乙醇可进入细菌，但不能将其体内的蛋白质凝固，同样也不能将细菌彻底杀死。其中，75%的乙醇溶液消毒效果最好。

40%～50%的乙醇溶液可预防压疮。长期卧床患者的背、腰、臀部长期受压可引发压疮，如按摩时将少许40%～50%的乙醇溶液倒入手中，均匀地按摩患者受压部位，可以促进局部血液循环，防止压疮形成。

25%～50%的乙醇溶液可用于物理退热。使用乙醇为高热患者擦身，可以达到降温的目的。用乙醇擦拭皮肤，能使患者的皮肤血管扩张，增加皮肤散热；乙醇蒸发吸热，可以使患者体表温度降低。

2. 二甲苯

二甲苯是一种有机化合物，常温下为无色透明液体，闪点<30℃，属易燃

液体。

3.乙　酸

乙酸是一种有机一元酸，为食醋的主要成分。纯无水乙酸（冰醋酸）是一种无色的吸湿性固体，凝固点为16.6℃，凝固后为无色晶体；其水溶液呈中弱酸性且腐蚀性强，蒸汽对眼和鼻有刺激性。

乙酸在医院可用作酸度调节剂、酸化剂、腌渍剂、增味剂、香料等。此外，乙酸也是一种很好的抗微生物剂，其可使pH降低至低于微生物最适生长所需的水平。

4.甲　酸

甲酸是一种有机物，俗称蚁酸，是最简单的羧酸。甲酸是无色且有刺激性气味的液体。甲酸为弱电解质，熔点8.6℃，沸点100.8℃。甲酸酸性很强，有腐蚀性，能刺激皮肤起泡。

甲酸是一种有机化工原料，也用作消毒剂和防腐剂。甲酸是基本的有机化工原料之一，广泛用于农药、皮革、染料、医药和橡胶等行业。在医院，甲酸主要用于科研实验。

5.盐　酸

盐酸属于一元无机强酸，工业用途广泛。盐酸的性状为无色透明的液体，有强烈的刺鼻气味，具有较强的腐蚀性。浓盐酸（质量分数约为37%）具有极强的挥发性，因此盛有浓盐酸的容器打开后氯化氢气体会挥发，与空气中的水蒸气结合产生盐酸小液滴，使瓶口上方出现酸雾。盐酸是胃酸的主要成分，它能够促进食物消化，抵御微生物感染。

盐酸的另一大主要用途是制备有机化合物。此外，盐酸也广泛用于制药行业。盐酸可以用于调节溶液的pH，因此广泛应用于实验室。

6.过氧乙酸

在医药行业，过氧乙酸被用作饮用水、食品以及预防传染病的消毒剂。在有机工业，过氧乙酸被用作制造环氧丙烷、甘油、己内酰胺的氧化剂和环氧化剂。分析化学中，过氧乙酸被用作化学试剂。此外，过氧乙酸还可用作防腐剂等。

过氧乙酸是一种绿色生态杀菌剂，在环境中没有任何残留。过氧乙酸与冷却水中一些常用的阻垢缓蚀剂有很好的相容性。过氧乙酸杀菌能力强，既可用作循环冷却水和油田回注水处理的杀菌剂，也可用于传染病的消毒、饮用水消毒、织物消毒和食品工业等。过氧乙酸是一种非常有推广前途的杀菌剂，其性能优于戊二醛和异噻唑啉酮。

过氧乙酸是一种强氧化剂，具有很强的氧化性，遇有机物放出新生态氧而发挥氧化作用，常与次氯酸钠（又称84消毒液）、漂白粉等被作为医疗或生活消毒药物使用。过氧乙酸是一种高效、速效、低毒、广谱杀菌剂，对细菌繁殖体、芽孢、病毒、霉菌均有杀灭作用。此外，由于过氧乙酸在空气中具有较强的挥发性，对空气的杀菌、消毒效果良好。医院内镜相关医疗设备的杀菌、消毒主要采用过氧乙酸。

（三）医院常见危险化学品的分布和用途

医院在临床、科研等工作中广泛使用品类繁多的危险化学品、精麻药品及放射性元素，由于这些物品本身对人体或环境具有危害性，因此多称为“有害物质”。其中，医疗工作中少数危险化学品使用量较大，且在医院内分布广泛。例如，乙醇、过氧化氢等化学试剂多用于医疗消毒，因此广泛存在于医院处置室、手术室和病房等区域，因此应在防爆柜内单独储存，做好使用登记。又如，虽然酸碱类、苯类危险化学品使用量相对较少，但危害性大，分布较为集中，多用于临床和科研实验室，因此应在专用柜内分类储存，使用过程中按照最小量领取，避免发生安全事故。

三、危险化学品管理要素

（一）管理组织架构

医院危险化学品涉及部门多、环节复杂，往往无法做到统一管理，因此应设置危险化学品安全统筹管理部门，全面统筹医院危险化学品从采购、使用、存储和废弃物处理等全流程管理。各职能部门和使用部门在危险化学品统筹管理部门的领导下，做好医院安全管理工作。

危险化学品统筹管理部门应明确采购、使用、出入库、存储和废弃物处理等环节主管部门的责任分工，各部门按照具体要求进行管理。

危险化学品使用部门负责人系本部门危险化学品安全管理工作第一责任人，负责本部门使用人员和管理人员实验规范的日常监管，保证危险化学品安全储存和使用。部门负责人有责任协助各主管部门做好危险化学品安全管理工作。各使用部门需指定专人具体负责本部门危险化学品的日常安全管理工作。

（二）采购和发放

根据危险化学品使用部门不同，临床和科研主管部门分别建设信息化采购平台，用于危险化学品的日常申请、审批、采购。最后由主管部门根据申请需求向具有相关资质的单位采购危险化学品并发放给申请部门。

使用部门根据本部门工作的实际需要，通过采购平台填报购买计划和申报单，包括危险化学品的品类、数量、用途等。采购部门负责办理危险化学品的购买、许可等手续，向具有危险化学品生产许可证或经营许可证的单位采购危险化学品。纳入法规管控的易制毒、易制爆化学品，应按照公安部门要求，提交相应的材料后统一购买。

所有采购的危险化学品应具备符合规范的安全技术说明书及安全标签；化学品安全技术说明书应妥善保管，并保证使用部门能方便获得。

危险化学品领用应设有专人负责，并根据实际需要最低数量发放；发放时应填写危险化学品领用记录单，按品种、规格记录购入、发放、退回日期，单位及经手人，数量以及结存数量和存放地点，并在采购平台上记录。危险化学品申报单、发放单等手续材料应当由采购部门建立相应的档案，并妥善保存。

（三）储存和使用

医院应建设危险化学品储存场所，包括专用仓库、专用储存室、气瓶间和专柜。危险化学品储存场所不应设置在地下或半地下建、构筑物内。危险化学品储存场所内不应设置职工宿舍和休息室。危险化学品储存场所应由专人负责管理。储存场所内应张贴安全责任人、应急电话、急救室电话等信息。

在危险化学品储存管理中，应根据危险化学品的物理和化学属性进行分类存放，需要特殊储存条件的，应按照相关要求储存。使用管理中，使用部门应落实双人双锁制度，设有库管员负责建立危险化学品台账，并制作危险化学品出入库登记本，使用人员和库管员双人登记，危险化学品未用完的应及时收回。

1. 危险化学品的储存技术与方法

（1）需要低温储存的易燃易爆化学品应存放于专用的防爆型冰箱内。

（2）腐蚀性化学品宜单独放在耐腐蚀材料制成的储存柜或容器内。

（3）其他危险化学品应储存在专用的通风型储存柜内。储存柜应有进风口和排风口，且直通到室外。

（4）不应在危险化学品储存场所内堆放除危化品外的可燃性物品。

（5）气瓶应按气体特性进行分类并分区存放，可燃性、氧化性气体应分室存放。气瓶存放时应直立并固定，盖上瓶帽，套好防震圈。空瓶与实瓶应分区存放，并有分区标志。

（6）按照《消防法》规定，危险化学品储存场所应摆放灭火器材和设施，定期检测、检查，并做好防火工作。

（7）毒麻精放药品应储存在专用保险柜内，并设置专用视频监控设备，防止被盗。

（8）危险化学品储存柜应避免阳光直晒及靠近暖气等热源，保持通风良好，不宜贴邻实验台设置，也不应放置于地下室。

（9）各类危险化学品不应与相禁忌的化学品混放。

2. 危险化学品的储存限量

每个储存间内存放的除压缩气体和液化气体外的危险化学品总量不应超过100L或100kg，其中易燃易爆性化学品的存放总量不应超过50L或50kg，且单一包装容器不应大于20L或20kg。

每间实验室内存放的氧气和可燃气体不应超过1瓶或5天的用量。

实验室内与仪器设备配套使用的气体钢瓶应控制在最小需求量；备用气瓶、空瓶不应存放在实验室内。

3. 危险化学废物的回收和处理

根据《国家危险废物名录》的定义，危险废物为具有下列情形之一的固体废物（包括液态废物）：具有腐蚀性、毒性、易燃性、反应性或者感染性等一种或者几种危险特性的；不排除具有危险特性，可能对环境或者人体健康造成有害影响，需要按照危险废物进行管理的。

目前，医院危险化学废物包括废弃的危险化学品及使用危险化学品过程中产生的废液、固体废弃物等。医院应建设危险化学废物暂存柜或暂存间，并由主管部门与有回收资质的单位签订合同进行处理，各部门不得私自处理。

回收部门应制定严格的危险化学品回收手续，制作危险化学废物回收申请单，其内容应当包含但不限于品名、规格、成分、数量、使用部门和回收日期等。各使用部门按照危险化学废物种类进行分类收集，设立临时存放点单独存放、专人看管，并设置危险化学废物警示标识。根据危险化学废物实际产出情况，及时向回收部门提出申请，填写危险化学废物回收申请单进行回收。

回收部门根据危险化学废物申请单，安排专门回收人员到使用部门进行回收，并运送至危险化学废物暂存处。当暂存处存储量接近三分之二总容量时，通知与医院签订合同的具有回收资质的单位进行处理，避免危险化学废物的存贮周期过长。危险化学废物回收记录应妥善保存。

4. 人员培训

医院实验室严格执行人员准入制度。实验室人员涉及医学生、科研人员和管理人员，所有人员上岗前均需完成相关培训课程，并由所属主管部门进行考核，考核通过并取得培训合格证书后方可进入实验室。

实验室安全培训大纲、考核题库及考核办法由实验室主管部门负责统一编制。实验室主管部门应做好考核档案管理，以便备查。

安全监管部门在日常安全检查中应对实验室相关人员进行督导检查，发现不符合上岗条件的人员，通报所属管理部门，并重新对其进行培训、考核。

四、危化品事故应急预案

危化品事故应急预案一般包括危险化学品应急领导小组、医院危险化学品分类、危险化学品安全事件处理流程、应急设施等，各家医院可根据自身实际情况进行调整制定。

危险化学品溢出应急处置首先需要明确溢出物名称，可根据容器上的标签，明确为何种危险化学品溢出。若标签无法辨认，则按未知危化品溢出处理，并评估工作区域污染情况。同时要限制溢出，不要试图阻止泄漏。应将泄漏限制在特定的安全范围内，防止扩散，避免暴露。如果对溢出物的性质不清楚，应查询物质安全数据表（Material Safety Date Sheet，MSDS）中有关溢出的处理流程。如有人员伤害，应及时开展救治。

（一）泄　漏

若发生小量泄漏，要及时帮助受污染或受伤人员疏散到泄漏区域外，避免造成进一步的伤害。同时，根据MSDS采取应急措施，使用适当材料处理泄漏。

若发生大量泄漏，要及时帮助受污染或受伤人员，疏散撤离现场。同时报警求助，报告泄漏情况，包括溢出地点（楼号、楼层、房间号）、溢出化学物质（如果不知道，就告知“未知化学物质”）、泄漏量及其他相关信息。

医院相关部门应立即汇报至保卫部门，保卫部门调派安保人员赴现场警戒，限制人员进入泄漏区域。保卫部门、临床药学部门、检验科室负责人接到电话后，组织专家及相关职能部门负责人到现场评估，采取应急措施，并将情况汇报至危险化学品应急领导小组组长。危险化学品应急领导小组组长根据现场情况启动应急预案，拨打当地环保部门报警电话。如果泄漏对人员生命安全造成威胁，应由危险化学品应急领导小组发布指令，疏散污染区域及周边人员。在所有人员撤离污染区域后，封闭该区域，并做好警示标识，防止人员误入。

（二）遗失、被盗抢、被破坏

危化品管理人员确认危化品遗失、被盗抢、被破坏后，拨打院内监控中心/消防控制室电话，报告危化品遗失、被盗抢、被破坏的时间、地点、名称、数量、危险性等信息。

保卫部门接到报警后，根据遗失、被盗抢、被破坏危化品的规模及危险性，请求分管院领导启动危化品事故应急预案并成立应急指挥中心，同时将相关情况汇报至公安部门。危险化学品应急领导小组组长通知党政综合办公室主任启动应急预案，由党政综合办公室通知危险化学品应急领导小组成员前往应急指挥中心。危险化学品应急领导小组成员将情况反映至各自负责的部门并协助排查，保卫部门负责医院公共区域的排查，并将各自排查结果汇报至应急指挥中心。如找到遗失、被盗抢、被破坏物品，应及时通知应急指挥中心。

（三）急救处置

化学灼伤的处理：任何化学品（不论水溶性如何），当溅落在皮肤上时，应立即用大量水冲洗，并用肥皂清洗。当溅落在皮肤上的化学品属强酸或强碱时，应立即用大量冷水清洗。如大量化学品喷洒到全身，应立即除去衣物并冲水浴。

腐蚀物品溅泼的处理：腐蚀物品溅泼在人身上时，应立即用自来水冲洗；如溅泼在工作台面或地面上，应及时冲洗台面或地面，执行者应佩戴个人防护用品。

化学品进入眼睛的处理：使用洗眼装置冲洗眼睛，冲水时要将双眼张开，一边冲水一边转动眼球至少15分钟，尽早将药品清洗出来，以降低眼睛受伤程度，并及时送眼科处理。

吸入有毒蒸汽的处理：实验中如吸入有毒蒸汽，可能导致头昏目眩，甚至昏倒。此时应迅速离开实验室，到室外空气流通处休息。对于昏倒的患者，应迅速将患者抬到室外空气流通处，解开纽扣等衣物束缚，平躺，并拨打医院急救电话，对患者开展救治。

五、危化品信息化管理

（一）建立标准严格的危险化学品字典档案

面对品种繁多、性质复杂的危险化学品，医院必须建立详细的字典档案，对每种物品进行规范化的分类与编码，详细记录危险化学品的名称、规格型号、包装规格、性质（毒性、腐蚀性、易燃易爆性等）、存储要求、运输要求、领用要求、废弃物排放要求、供应商、生产厂家、使用手册、注意事项等，仓库管理员和科研人员可通过关键字快速检索。

（二）建立信息化采购系统平台，规范危险化学品出入库管理

危险化学品的申请、采购和发放以信息系统为依托实施管理。供应商送货前需要按照医院要求配备危险化学品，临床及科研人员按需通过信息系统向主管部门申领，管理部门按照申请数量采购。此外，实验室配备危险化学品储存柜，用于存放未使用完的危险化学品，由实验人员做好登记，需要时可再次取出，既方便使用又保障安全。

第六节　应急管理

随着经济、社会的持续发展和国际形势的不断变化，医院安全也面临复杂多变的危机与挑战，突发公共卫生事件、火灾爆炸、医疗纠纷冲突、自然灾害、恐怖袭击等各种形式的突发危机事件时刻对医院安全构成威胁。科学把握新时代应急管理工作新形势，建立前瞻和高效的应急管理体系，以应对和防范

各类安全风险，对保障医院安全、维护社会稳定具有十分重要的意义。

一、应急管理概述

医院安全应急管理是指医院在面对安全突发事件时，建立有效的应急反应机制，采取一系列必要措施，通过事前预防、事发应对、事中处置和事后恢复，降低突发事件的发生概率，控制、减轻和消除突发事件引起的灾害和损失，保障公众人身、财产安全，确保医院各项业务工作正常开展的管理行为。

医院作为人员密集场所，面临着很多潜在突发事件的威胁和挑战。加快医院应急管理体系建设，尤其是提高医院对突发事件的预警和控制能力，不断提升应急反应速度，是确保医疗活动正常开展的重要任务，也是现代医院安全保卫工作的重要内容。医院在日常安全管理工作中，应当构建高效的应急管理体系，采取强有力的保障措施和完善的预警机制应对各类突发事件，以提高应急管理的水平和能力，切实保障医院医、教、研工作正常、有序开展。

二、应急管理的流程

医院安全应急管理是对安全突发事件的全过程管理。根据医院突发事件发展阶段，应急管理流程可分为防范与准备、响应与处置、善后管理三个阶段。

（一）防范与准备

应急预案是安全突发事件处置的指导性文件，医院应当根据风险评估情况，针对不同种类的突发事件采用相应的应急预案，以快速、有效处置突发事件，最大限度降低损失。定期开展学习培训与演练，确保突发事件发生时相关人员能熟练、有效采取应对措施。预测预警和风险识别的准确性直接影响应急处置流程的效率。在日常防范准备工作中，需提前规划应急物资的储备和调度方案，为突发事件处置提供支撑。

（二）响应与处置

应急处置是突发事件应急管理流程的主体内容，包括人员、物资的调配和应急处置措施等。应急处置工作开始后，医院首先应成立应急总指挥组来统一指挥所有应急处置活动，并视情况建立现场指挥中心，在事发现场根据应急预案中的应急处置措施来统一指挥救援处置工作。在应急处置过程中，要确保通信畅通，指挥组与其他职能部门要及时沟通、协调，共同配合调用人力、物资向事发地集中。若事发地为人群密集区，则需尽快制定人员疏散方案并规划疏散路线，指挥现场人群向安全区域转移。应急处置措施实施后，根据现场实况对事件发展态势进行评估，判断事件发展是否得到控制。如果现场状况已经得到控制，就转向善后管理流程；如果情况未能得到控制，就需要重新评估事件态势，升级应急响应级别，及时调整应急预案，采取更多的有效措施来进一步处置，在无法控制的情况下，可寻求相关部门的援助。

（三）善后管理

善后管理是医院突发事件应急管理的最终环节，主要包括对本次事件整体情况的分析、研判和建档、归档工作，为以后的应急管理工作提供处置经验。突发事件得到彻底控制或解决后，需将现场情况反馈至应急指挥中心，便于指挥中心掌握情况。在事后阶段，要开展人员安置、物资归置等善后处理工作，对突发事件的起因进行调查，记录事发原因，并对突发事件发展的整个过程进行总结，形成事件调查报告，建立事件档案，同时对整个应急管理流程进行总结，为以后的应急管理工作或应急演练积累经验。要重点关注突发事件引起的网络舆情，包括民众对事件的认知、事件对医院形象的影响等，对舆情进行分析，对事件进行汇总与整理，加强与民众的沟通，及时向社会和公众公布事件的真实信息，确保新闻的一致性与权威性，及时处置小道消息与谣言，正确引导舆论走向。

三、应急管理体系建设

（一）医院应急管理组织架构

医院应急管理组织架构通常分为两级架构，包括应急领导小组（Ⅰ级）与工作小组（Ⅱ级），如图 2.3 所示。

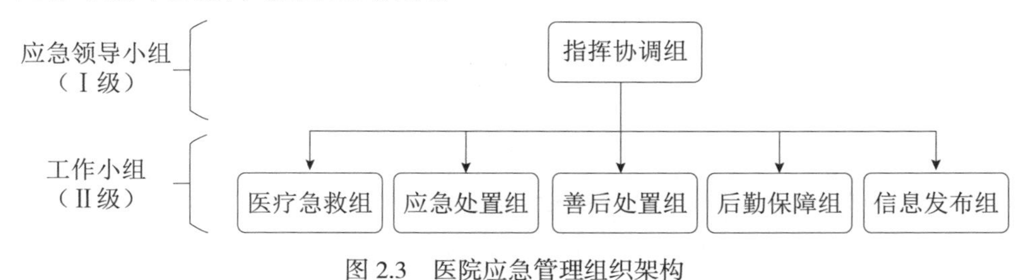

图 2.3　医院应急管理组织架构

1. 应急领导小组（Ⅰ级）

应急领导小组主要由医院党政领导班子成员及各职能部门负责人组成。一般由医院党委书记、院长担任组长，分管安全保卫工作的副院长担任副组长，党委办公室、院长办公室、安全保卫、医务、护理、宣传、急诊、设备、总务（运维）、人力资源、财务等职能部门负责人为小组成员。应急领导小组通常作为指挥协调组发挥作用，负责现场统一指挥及重大事项决策。

2. 工作小组（Ⅱ级）

各职能部门根据应急分工建立各工作小组（Ⅱ级），包括应急处置组、医疗急救组、后勤保障组、信息发布组与善后处置组。

（1）应急处置组负责医院安全突发事件的现场应急处置，通常包含保卫部门、事发部门等。一般根据不同的事件类型，应急处置组成员可发生变化。

（2）医疗急救组负责现场伤员救治、协调伤员优先入院救治等。成员通常包含急诊、医务、护理等部门人员。

（3）后勤保障组负责应急物资保障、能源供给保障等。成员通常包含保卫、设备、总务（运维）等部门人员。

（4）信息发布组负责代表医院统一对事件的处理信息进行上报或公开，并对舆论进行控制与引导。成员通常包含党委办公室、院长办公室、宣传、保卫等部门人员。

（5）善后处置组负责事件处置结束后的现场清理、信息收集、伤员救治、人员慰问、工伤申报等。成员通常包含党委办公室、院长办公室、宣传、保卫、总务（运维）等部门人员。

（二）应急管理的“一案三制”

“一案三制”体系是具有中国特色的应急管理体系，“一案”为突发公共事件应急预案体系，“三制”为应急管理体制、运行机制和法制。“一案”与“三制”相互依存，共同发展。医院应急管理的基本框架也应按照“一案三制”体系构建。

医院应急管理的“一案”指医院安全保卫工作中的各项应急预案，即根据发生或可能发生的突发事件，事先研究制定应对计划和方案。医院在国家和地方政府总体预案的指导下，制定适合医院实际情况的专项预案，如治安类工作应急预案、消防类工作应急预案及其他安全事件类应急预案等，每一类应急预案又可根据实际情况进行细分。

医院应急管理的“三制”指医院应急工作的管理体制、运行机制和法制。首先，医院要建立健全应急管理体制，主要建立集中统一、坚强有力的组织指挥机构，发挥医院的组织优势，形成强大的全院动员体系；建立健全以医院党委为主、各部门协调配合的领导责任制；建立健全应急处置的专业队伍和全员队伍。其次，医院要建立健全应急运行机制，主要建立监测预警机制、信息报告机制、应急决策和协调机制、分级负责和响应机制、公众沟通与动员机制、资源配置机制、奖惩机制等。最后，要完善应急法治，医院应按照相关法律法规建立健全突发事件应急预案，依法开展应急处置工作，将法治精神贯穿于应急管理工作的全过程。

1.应急管理“一案”

（1）应急预案的编制

完善的应急预案能够充分指导医院应急管理工作的开展。要构建适用于医院自身实际管理需求的应急预案，首先需要对医院面临的安全风险进行总体识别，对医院自身面临的安全风险进行分析，以保证医院安全应急管理的效果。

1）理论基础

灾害脆弱性分析（Hazard Vulnerability Analysis, HVA）是一种针对医院安全管理实际，以曾经发生的或者可能发生的安全风险为切入点，从事件发生概率、后果严重程度、应急准备程度等方面对危险事件进行综合评估的数学分析方法。其核心目的是有效识别风险，并对风险进行排序，以辅助安全管理人员进行有效决策。

2）模型工具

模型工具包括灾害风险矩阵评价表、医院灾害风险量化矩阵、风险应对脆弱度量化矩阵、Kaiser模型等，可根据实际管理需求与操作难易度进行选择。

3）分析步骤

医院成立灾害脆弱性分析工作小组，参考国家相关法律法规、文献资料、行业规范、专家及资深从业者相关意见，构建医院灾害脆弱性分析问卷。问卷通常包含自然灾害、人类活动、技术、设备、物资等维度，并采用李克特量表等对指标进行量化。若要添加指标或修改量表，则需进行信效度分析，以确保问卷的有效性。

问卷构建完成后，为确保问卷调查的全面性与客观性，需要对医院党政领导班子、中高层干部、基层管理人员、一线工作人员等各层级人员开展问卷调查，总体人数建议不少于200人。

数据收集完成后，采用相应的模型工具对医院安全风险及应对状况进行评估，从而确定并筛选医院安全风险脆弱点，并制作风险量化矩阵、风险应对脆弱度量化矩阵等。最后根据风险排序，结合医院管理实际，制定对应的应对措施及预案。

4）医院常见的安全风险

医院常见的安全风险分类见表2.3。

表2.3　医院常见的安全风险

风险类别	具体危险事件
自然灾害类	破坏性地震
	火灾
	极端天气
	暴雨/洪涝
	风灾
	干旱
	泥石流
	重度污染天气
技术、设备与物资类	医院信息系统故障/瘫痪
	医院信息系统受到网络攻击（含医疗数据信息丢失等）
	通信故障（网络、电话、呼叫系统等发生故障）
	电梯意外事故（如坠梯、锁闭等）
	供电故障（电力短缺或中断，波及关键区域或全院范围）
	供氧故障（医用氧气供应短缺或中断）
	负压故障（中央负压故障）
	供水故障（供水短缺或中断，波及关键区域或全院范围）
	燃气供应故障（燃气短缺或中断，波及关键区域）
	在建建筑工程重大安全危害事件（如倒塌、破损、坠物等）
	中央空调故障

续表

风险类别	具体危险事件
技术、设备与物资类	中央运输/交通运输工具缺乏或故障
	消防火灾自动报警系统故障
	下水道堵塞或渗漏
	医疗废弃物流失、泄漏、扩散等意外事件
	放射性事故（放射性药品丢失或设施安全危害事件）
	水污染
	食物污染
人类活动类	爆炸事件（医院安全事故导致）
	群体发生不明原因的疾病
	院内发生群体踩踏伤害事件
	暴力伤医事件（含全院所有工作人员）
	医疗不良事件
	职业暴露事件
	患者院内伤害
	恐怖袭击
	医学生、实习生或进修生等发生意外事件
	社会不良舆情事件
其他类	突发公共事件/紧急医学救援
	科研实验室安全事件
	放射性物质安全事件
	生物实验室安全事件（如菌株丢失等）

（2）应急预案的基本框架

基于风险识别与灾害脆弱性分析的结果，参考国务院办公厅印发的《省（区、市）人民政府突发公共事件总体应急预案框架指南》相关要求，医院应急预案应分为总体预案和对应事件分支预案，整体框架一般包含以下内容。

1　总则

1.1　目的

1.2　工作原则

（要求明确具体。如以人为本，依法规范、职责明确，统一领导、分级负责等原则。）

1.3　编制依据

1.4　适用范围

2　组织机构与职责

2.1　应急组织机构与职责

（明确医院应急领导小组及各工作小组或部门/科室的职责、权限。）

3　应急处置

3.1　应急处置程序

（明确应急启动、抢险救助、现场监控、人员疏散、安全防护、社会动员、损失评估、现场应急结束等程序和要求，明确应急处置程序中各相关单位、责任人、组织方式、人员调遣、物资使用调用等要求。）

3.2　信息共享和处理

（明确事件信息上报及对外发布、舆情引导等工作的相关部门/科室、责任人、组织方式等。）

4　善后处置

4.1　现场善后

（明确人员医疗救助、心理疏导、物质补偿、事故后恢复、污染物收集、现场清理与处理等程序和要求。）

4.2　调查和总结

（明确突发事件事后调查的相关部门和人员。）

5　保障措施

5.1　通信保障

5.2　队伍保障

5.3　物资保障等

（制定物资调拨方案。根据实际情况和需要，明确具体的应急物资储备。）

6　宣传、培训和演习

6.1　宣传与培训

（明确各级人员应急处置常规性培训等要求。）

6.2　演习

（明确演习的人员、内容、范围、场所、频次、组织、评估和总结等。）

以上模板仅呈现了较为通用的内容，医院可根据自身实际管理需求，在编制应急预案时增加更多有针对性的内容。

（3）应急预案的培训与演练

医院作为公共场所，其人员结构十分复杂，不同的人应对突发事件的能力也参差不齐。只有通过宣传、培训、演练等方式全面提升医院各类人员的安全意识、危险感知及预判能力、应急处置能力，才能有效应对突发事件，不断提升医院应急管理水平。

除医护人员及行政、科研、后勤工作人员外，医院还有很多自救能力较差的患者及陪护人员，而很多应急响应行动又与上述人员息息相关。因此，医院需对不同的对象制作有针对性的宣传材料，并利用多元化的方式开展安全宣传，不仅要让全院职工应知应会，而且要让患者及陪护人员等其他非医院工作人员也积极参与其中，做到人人知晓、人人参与，这样才能有效应对各类突发事件。

应急预案培训是医院安全管理的重要组成部分，是对预防和应对各类突发事件的一种研判分析和实操演练。医院应定期开展培训，通过不断的模拟演练，使医院全体职工熟悉并掌握突发事件应急处理流程，准确履行各自的职责，确保在事故发生时第一时间启动应急机制，最大限度减少事故造成的损失，进一步增强风险防范意识，提高全员在紧急情况下的快速反应和有效处置能力。

应急预案演练是检验预案是否具备科学性、合理性、可行性和有效性的有效途径之一，医院每年应根据相关法律法规要求，组织全院各部门/科室开展应急预案演练。各部门/科室演练前须研究制定应急演练策划方案，结合实际确定演练方式，对开展应急演练过程中的相关要点提出具体要求，作为指导开展应急演练的工作指南。演练结束后，还应对演练情况和应急预案进行评估，总结经验，及时对应急预案进行修订完善。

2. 应急管理“三制”

为保障应急管理的及时有效性，基于国家“一案三制”的基本要求，医院应建立相应的安全管理配套制度、机制、预案等。

（1）医院总体应急管理制度，通常作为总领性质的制度，对医院整体的应急架构、分工职责、工作内容等做出规范。

（2）应急队伍日常管理制度，主要用于规范应急队伍的日常管理，可针对不同的应急队伍进行单独设置，如治安处突队伍、义务消防队、微型消防站等。

（3）应急物资管理制度，主要用于规范应急物资的管理，包含物资目录管理、库存管理、效期管理等。

（4）应急处置培训、教育与演练制度，主要用于规范对医院职工、应急队伍的培训、教育与演练，通常包含培训内容、形式、周期设置等。

（5）档案管理制度，主要对各类应急突发事件全生命周期的信息记录进行规范化管理，以确保应急处置结束后的后期复盘与总结的顺利进行。

（6）考核与奖惩制度，主要针对应急队伍的日常管理、应急处置进行绩效考核，并给予奖惩，以确保工作人员在应急工作中的执行效率与效果。

（7）突发事件预警与监测机制，主要用于及时发现突发事件，便于在初期阶段给予适当的处置。

（8）突发事件信息上报机制，主要用于规范突发事件发生时的信息上报流程，以避免信息不对称影响指挥决策。

（9）各类突发事件应急预案。根据医院实际面临的安全突发事件种类，应急预案通常针对火灾、洪涝、地震、暴力伤医、反恐防暴等方面独立设置，共同构成医院整体的应急预案体系。

以上仅列举了具有代表性的配套制度、机制与预案，医院可根据实际管理及自身薄弱环节，建立更具针对性及特色的管理制度、机制与预案，以满足自身管理的需求。

四、应急防范与准备

医院应急防范与准备指医院采取一系列必要措施，建立必要的应对制度、机制、预案，以预防突发事件发生，提升医院应急能力，保障医院安全。应急防范与准备是医院应急管理的基础工作和起始阶段，两者意义重大、缺一不可。医院既要坚持预防为主，努力将各类突发事件化解于萌芽状态，也要认识到危机无处不在，只有做好各项准备工作，才能更有效地应对各类突发事件。

（一）应急防范与准备工作的要点

医院应急防范与准备工作包含以下重点内容。

一是构建完善应急管理架构和管理制度，以应急联动机制、科学风险评估、超前规划设计等为主要管理方法来降低危机发生的概率。医院应使用风险评估工具对可能存在的危机进行全面评估，根据面临的风险情况，进行超前的规划设计，提前采取预防措施。针对面临的风险，使用灾害脆弱性分析工具，对风险进行科学评估，提前规划预防措施，以期达到最好的管理效果。

二是做好预案编制与管理，明确各类突发事件的防范措施和处置程序。医院应制定针对各类突发事件的应急预案，完善危机预警机制。医院需要根据灾害脆弱性分析评估报告，选取排序靠前的高中风险事件，将其纳入医院应急管理年度计划中并制定相应的应急预案。由于医院面临的风险会随着外部环境和内在因素的变化而不断变化，应急预案也需要实时跟进、及时调整。

三是经常性开展宣传、培训与演练，提升全员安全意识与应急处置能力。通过不断地培训、演练，使每位职工都掌握处理突发事件的正确方法，提升职工的安全风险意识和突发事件应对能力，促进各部门间的协调配合，降低突发事件对医院造成的不良影响。

四是强化人、财、物等方面的保障，增强医院应急保障能力。医院对安全工作应提前研判，全盘谋划，提前落实各项应急保障工作。根据职责分工、预案要求，各部门需切实做好应对突发事件的通信、物资、应急人员、交通运输、医疗卫生等方面的保障，以保证应急工作顺利开展。

1. 应急人员保障

医院需针对不同事件建立相应的应急队伍，如义务消防队、微型消防站、应急医疗队等。定期梳理应急队伍的人员名单、联系方式，建立应急人员动态数据库，定期组织应急人员进行理论与实际操作培训，提升应急人员的应急救援能力。

2. 应急物资保障

明确应急物资的实际储备情况，建立应急物资动态数据库，制定并不断完善物资调拨方案，及时补全应急物资。

3. 通信与信息保障

医院应配备必要的报警与现场联络工具，定期对应急指挥机构、应急队伍、应急保障机构的通信联络方式进行更新，保证在紧急情况下，参加应急工作的部门、人员信息畅通。

4. 能源保障

确保在应急状态下供水、供电、供气等公用设施的安全和正常运行，保证医院基本的用水、用电、用气。

5. 交通运输保障

制定突发事件发生期间的一系列措施，如交通管制、车辆调度等，以保证人员、应急物资的正常运送。

6. 医疗救援保障

建立医疗保障动态数据库，明确医疗救治的资源分布，制定医疗卫生队伍和医疗设备、药品、防疫物资的调度方案。

（二）应急预案的编制与管理

应急预案是指针对可能的突发公共事件，为保证迅速、有序、有效地开展应急与救援行动、降低人员伤亡和经济损失而预先制定的有关计划或方案。它是医院提高应急突发事件处置能力，保障医院正常运行，确保医院财产及医务人员人身安全的有效工具。

1. 应急预案的编制

医院应根据突发事件类型组建专业队伍，通过开展风险与应急能力分析，按照针对性、科学性、操作性、合规性、实用性、可预见性和完整性的原则对应急预案进行编制。

（1）基本内容

就基本内容而言，医院的应急预案通常包括总则和附则两大块。

1）总则：主要对应急预案的编制目的、工作原则、编制依据和适用范围等予以说明。

· 应急组织机构及职责：建立由医院党政领导和各相关责任部门负责人以及专业技术人员组成的应急组织机构，根据应急任务需要，划分工作小组，如警戒组、通信组、救援组、处置组、保障组等；明确事故发生、报警、响应、结束、善后处置等环节的相关责任部门及其职责。

· 预警和预防机制：主要对信息监测与报告、预警预防行动、预警级别及发布等方面的机制和要点予以说明。

· 应急响应：主要包括分级响应程序（一般根据事件类型和级别分别启动相应预案，建议设立三个级别的响应、处置机制），信息共享和处理，通信，指挥和协调，紧急处置，应急人员、医务人员、患者及陪护人员的安全防护，事故调查分析、检测与后果评估，舆情管理，应急结束等要素。

· 后期处置：主要包括善后处置、事故调查报告和经验教训总结及改进建议等。

· 保障措施：对通信与信息保障、应急支援与装备保障、技术储备与保障、宣传培训和演练、监督检查等内容予以说明。

2）附则：对相关术语和定义、预案管理与更新、奖励与惩罚、制定与解释部门、预案生效时间等内容予以说明。

（2）评价与发布

为保证应急预案的科学性、合理性以及与实际情况相符合，应急预案起草完成后，医院应组织专业评审组进行认真评价。应急预案的评价包括多个方面，如对应急预案内容的全面性、逻辑严密性、操作可行性和合法合规性等进行定性或定量评价。应急预案经评审通过和批准后，按医院程序进行正式发布和备案。

2. 应急预案的管理

应急预案管理是一个动态的过程，必须通过宣传、培训、演练、修订等环节不断对应急预案进行完善。

（1）预案宣传

医院作为公共场所，进出口多，人流量大，应急预案的宣传显得尤为重要。通过宣传教育，进一步帮助公众了解突发事件发生时如何应对，从而增强安全意识。医院可以通过门诊大屏、病区通道、行政楼宣传栏、新媒体等媒介定期宣传应急知识，促进公众了解应急设施设备、突发事件处置流程、撤离路线等重要信息，从而进一步提升应急处置能力，维护医院安全。

（2）预案培训

医院应急管理队伍建设其中一项重要工作就是应急预案培训，它是提高医院应急管理工作人员应对突发事件整体素质和业务能力的重要途径之一。医院每年应通过编发培训材料、举办培训班等方式组织全院各部门/科室开展应急预案培训，应急组织机构各相关责任部门也应组织其职责范围内的业务培训。

同时，可将医院应急预案培训纳入全院教育培训考核体系，督促预案培训落到实处。

（3）预案演练

医院每年应根据相关法律法规和其他文件要求，组织全院各部门/科室开展应急预案演练。在演练前，可进行桌面推演，明确各部门/科室分工，并说明注意事项，提高演练效率。演练结束后，及时进行评价分析，总结经验，修订完善应急预案。

（4）预案修订

应急预案的修订与应急预案的编制同等重要，只有及时对应急预案可能存在的不足进行再次修改和完善，才能更直接有效地应对各类突发事件。一般出现以下情况时，医院应当对应急预案进行修订：一是发现可能存在新的风险或者该应急预案已过时，不符合当前医院应对突发事件的实际情况；二是从其他突发事件或应急演练中获得了新的经验教训；三是应急组织机构、应急程序、重要人员等发生变动；四是相关法律法规修改，或者出台新的法律法规。医院应结合实际情况，至少每2年对应急预案进行一次修订，应急预案修订后，应当及时公布。

（三）信息监测与预警

信息监测与预警指通过观察、捕捉、预测可能引起突发事件的各种因素和突发事件发生前的各种征兆，根据监测的信息和风险评估结果，以及突发事件的危害程度、紧急程度和发展态势，确定相应预警级别、发布相关信息、采取相关措施来应对突发事件的过程。在医院应急管理的过程中，信息监测与预警对是否能及时获取突发事件重要信息、及时采取有效应对措施起着至关重要的作用。

结合医院突发事件的特殊性，信息监测与预警需要注意的关键要点包含以下四个方面。

（1）危险要素的排查和监测需有一定的技术基础和科学规划。现代信息技术的快速发展为突发事件的危险要素的排查和监测提供了基础条件，通过对危险要素进行实时跟踪监测，将监测得到的数据和信息及时传递给医院应急工作人员，作为风险评估的依据。危险要素的排查和监测是应急管理的基础性工作，只有建立完善的监测网络，合理划分监测区域，明确监测内容，科学配备所需设施设备和专（兼）职人员，才能进一步提高危险要素排查和监测的成效。

（2）风险评估应具备良好的风险分析能力。突发事件的风险高低主要由突发事件的危险要素和脆弱性两个因素共同决定。应急管理人员根据获得的危险要素信息，结合医院突发事件应急系统的脆弱性来分析、评估风险等级。若风险评估认定突发事件发生的可能性和危害性较大或高于某阈值，则发出预警信息。

（3）警报发布与传播应当简明、清楚、有效。如果风险判断正确，但未能及时、有效、准确地传递给相关人员，那么监测预警便失去了意义。

（4）如果突发事件发展态势出现变化，医院应适当调整预警级别，并重新发布预警。若能证明不会发生突发事件或者突发事件危险已解除，应立刻宣布警报解除，并取消已经采取的有关措施。

（四）应急资源储备与调度

应急资源是医院应急管理体系正常运转的重要保障，主要内容包括人力资源、资金资源、物资资源和技术资源等。

1. 应急资源的储备

（1）人力资源

人是医院应对各类突发事件的执行主体，人力资源的数量、能力素质、知识结构以及科学合理配置对及时、有效应对各类突发事件有着重要的作用。要结合医院突发事件的特殊性，建立一支一专多能的专业化应急响应队伍，包括管理决策型人才和专业技术型人才（含医疗卫生人才）；健全专业应急队伍的管理体制，不断加强人力资源储备，做到集中领导、统一指挥、协调配合、救援有序。

（2）资金资源

资金保障是医院应急管理的重要条件之一，应将应急管理资金纳入全院预算整体考虑、优先安排，从制度上加大对应急管理的支持，包括：增加应急资金的预算；预留处置突发事件的专项资金；根据突发事件的影响程度，急事急办，及时拨付处置突发事件的资金，并划拨专项资金用于后续的善后与恢复工作。

（3）物资资源

物资资源储备应从以下几个方面着手：①结合医院应急响应与处置全过程，分析梳理出应急工作所需的物资目录。②对应急有关物资的核心指标、用途、功能进行专业评估，明确物资应急标准。③加强应急物资实物储备，做好应急物资紧急采购和进口，如防洪防汛应急物资应包括防洪沙袋、雨衣、雨靴、防汛照明灯、斧头、电工钳（或断线钳）、发电机等；火灾应急物资应包括防火服、手电筒、防烟面罩、警戒带、消防斧、荧光马甲等；反恐防暴物资应包括盾牌、防刺服、防刺手套、防暴棍、腰叉等。在应急响应期间，即使存在交通线路中断的情况，也要想办法确保应急物资及时到位。

此外，医院还应及时对应急资源进行适度调整、更新、补充、保养、维护等。

2. 应急资源的调度

应急资源调度分为非紧急调度和紧急调度。非紧急调度是指与突发事件响应无直接关系的应急保障资源调度，属于正常应急保障资源的维持、更新、补充，其调度方式与一般资源调度类似；紧急调度是指与突发事件响应直接相关的应急保障资源调度。突发事件响应时的紧急调度是医院根据突发事件的发展态势以及应急响应工作的需要实时进行的，操作难度相对较大，需要医院各相关部门密切配合，共同协作来完成；尤其针对一些紧急类资源，如疫苗、药品、专用物资、急需设备和器材等，必须保障调度的及时性和便捷性。

依据应急资源的特点，结合前沿的科学技术进行合理调度，可以提高应急保障资源的调度效率，减少调度环节造成的资源消耗。如通过物联网技术将呼吸机统一联网，可以实时掌握全院呼吸机的使用情况，及时对未使用的呼吸机进行科学合理分配。

五、应急响应与处置

医院应急响应与处置指对突发事件等采取一系列紧急措施或行动，进行有效应对处置。一般而言，应急突发事件造成的破坏与影响主要取决于两个因素：一是灾害源破坏力的大小，灾害源具有越强的破坏力，那么突发事件带来的损失、社会影响也越大；二是承载体的脆弱性，包括突发事件的应急响应与处置、人员的自救逃生行为等。通常情况下，医院应急响应与处置能力越强，脆弱性越低，突发事件造成的经济损失、社会影响则越小，反之亦然。因此，强化医院应急响应与处置便成为医院应急管理的核心内容。

（一）医院突发事件应急响应的特点

1. 以高效决策为指导

医院突发事件具有复杂性、不确定性两个特点，如何及时进行处置，有效控制事件的发展，科学、有效地打好应急指挥战役，最大限度减少突发事件带来的损失，关键在于高效决策。

突发事件的决策指挥不同于日常指挥，决策贻误或失误都可能造成无法挽回的后果。决策者不仅需要具备沉着冷静的情绪控制能力、极其突出的组织协调能力，还需具备丰富的应急管理经验、灵活应变的决策决断能力。决策通常需遵循以下基本原则，以确保决策的高效性、正确性。

（1）总指挥全权负责制

为确保指挥统一，整体作战，避免相互干扰，所有决策、指令均由总指挥进行下发。切实做到横向配合顺畅、纵向令行禁止，切忌各自为政、令出多头。

（2）以人为本

突发事件发生后，应尽最大努力，采取一系列有效措施挽救人员生命，这是突发事件管理最重要的决策目标，也是最高原则。

（3）掌握全面信息

信息错误或不全会引发错误决策甚至更为严重的后果，信息是决策的重要依据，因此指挥关口需前置，尽量保证信息及时汇聚，保持现场零距离。

（4）快速决断

突发事件常常发展迅速、来势猛烈，总指挥需敢于担责，在听取指挥部各个成员的建议后，快速反应，果断采取有效措施，避免贻误最佳决策时机。

（5）发挥专家组的决策支持作用

面对医院某些突发事件，未正确决策，极有可能引发次生灾害；某些意外事故错误处置，很可能衍生出二次伤害；切忌瞎指挥、蛮干，必须有专家组提供相关决策支持。

（6）有效保障

首先，应急预案需及时置于现场；其次，需建立多种形式的通信保障系统（如网络平台、对讲系统平台等），保证现场处置人员与指挥部之间通信顺畅；最后，需安排专人进行现场秩序维护，防止出现意外、混乱的局面。

（7）及时上报与请求支援

当应急事件发展态势超出医院决策指挥部的应急能力时，需向上级部门及时、全面地报告事件情况，请求上级部门、相关专业机构进行外援，切忌盲目硬撑而扩大影响。

2. 多部门协调联动

协调联动，即在应急管理过程中，有效构建医院内部部门之间的治理网络，通过良好、有效的沟通交流，整合资源，协调处置突发事件的模式。协调联动工作对应急管理来说十分重要，其能有效增强参与体的协调合作，保障医院各类应急管理活动井然有序、顺利开展。

医院突发事件的应对通常需要多个部门，甚至全院所有部门协作配合，各部门之间协调合作，能有效形成应对突发事件的合力，而部门分割、各自为战，会成为联合应急行为的巨大障碍，影响甚至严重影响突发事件处置的时效性。医院内部协调联动，通常需要注意以下几点：

（1）厘清部门职责内容，划清部门责任边界。应急处置中，推诿扯皮常常发生，原因在于各职能部门职责不清、管理范围不明。各部门为了规避责任，往往会表示“这不属于部门职责范围”“此问题我们无能为力”等。所以在常态情况下，需对各部门的职责体系、职责内容、管辖范围及对象等进行系统梳理，同时根据突发事件种类、可能导致的后果，针对特定情形制定部门“职能矩阵”，以明确部门职责内容、管辖范围、管辖对象、任务及要求等。突发事件一旦发生，各部门需按照应急预案、“职能矩阵”的相关要求快速响应。

（2）充分发挥突发事件应急指挥部综合协调功能。医院发生突发事件后，需迅速进入应急状态，视情况成立应急指挥部与现场指挥部。应急指挥部结合突发事件现场实际情况及相关应急预案规定，及时调动应急小组赶赴现场，迅速开展先期处置；应急指挥部成立后，通常会视情况整合有关职能部门，成立救援处置组、保障支持组、安全保卫组、信息管控组等，协调联动各方资源。各部门或应急小组可决策、指挥职权范围内的事宜，若涉及部门或应急小组间的配合协作，则需进行上报，应急指挥部根据实际情况统筹安排。

（3）重视开展跨部门的联合培训与演练。在医院统一部署下，可围绕医院专项应急预案，定期组织开展联合培训与演练，使参训、参演的各部门人员熟悉了解应急预案，知晓岗位工作职责及工作要求，增进部门间横向沟通与联系，强化各部门人员间的交流，以利于在突发事件处置过程中更好地相互配合与合作。

3.以应急预案为支撑

针对突发事件应急处置，医院各部门要不断梳理完善应急处置制度，建立健全快速反应、高效处置机制，持续提升应急处置的能力。

（1）信息报告

突发事件发生后，要立即向医院指定部门上报，不得迟报、谎报、瞒报和漏报。报告的内容应包括事件发生的时间、地点、性质、发展趋势、影响范围及程度、已采取的控制措施等。此外，应急过程中也要及时续报有关情况，确保信息畅通。

（2）先期处置

突发事件发生后，需立即安排人员到达现场，组织有关人员采取措施进行先期处置，以及时、有效控制事态发展，并将处理的情况随时上报，主管领导视情况决定赶赴现场组织指挥工作。要密切关注、跟踪事件的发展趋势，做好综合协调和工作落实，及时传达领导的指示与要求。

（3）应急响应

按照分级、分类处置突发事件的原则，各部门根据突发事件的不同等级及时启动相应预案，做好应对工作；预案启动之后，领导、专家在接到信息后需迅速到位；对于初期未能有效控制的突发事件，应由相关应急指挥机构统一指挥或指导。

现场应急指挥机构负责现场应急处置工作，若突发事件需多个部门共同参与，则由该类突发事件的业务主管部门牵头，其他部门协助。

（4）应急结束

突发事件应急处置工作结束，或者相关危险因素消除后，现场应急指挥机构予以撤销。突发公共卫生应急事件结束需符合以下条件：突发公共卫生事件隐患或相关危险因素已消除，或末例感染病例发生后，经过最长潜伏期无新的病例出现，由医院突发公共卫生事件应急领导小组组织专家论证并向卫生行政部门报告，经批准后终结。

4. 以应急救援为保障

（1）应急救援的基本任务

医院应急救援的目标是通过采取有效应急救援行动，最大限度降低事故后果，包括人员伤亡、财产损失等。医院应急救援包括以下几个方面的内容：

1）立即对受伤人员进行营救，组织人员撤离，或采取一定措施保护危害区域人员。应急救援的首要任务是抢救受伤人员。在应急救援过程中，快速、有序地转运伤员与进行现场急救，能有效降低事故死亡率，减少事故导致的损失。此外，还需及时组织、指导群众采取自我保护措施，尽可能撤离危害区域或可能受到危害的区域。

2）迅速控制事态，对事故造成的危害（危害区域、危害性质、危害程度等）进行有效检测、监测。应急救援工作一项非常重要的任务是控制导致事故发生的危险源，只有及时有效控制危险源，才能进一步防止事故扩展，及时有效开展救援。

3）做好危害后果消除，及时进行现场恢复。针对会对空气、人体等造成的现实危害和可能危害，应迅速采取措施，如封闭、隔离、监测，防止对人、环境造成持续危害。同时，及时调整设施设备，将现场恢复至较为稳定的状态。

4）查明事故发生的原因，对危害程度进行评估。事故发生后，需对事故发生的原因、事故性质进行调查，评估事故的危害程度、危害范围，查明人员伤亡情况，对救援工作经验、教训进行深度总结。

（2）应急救援的要求

医院应急救援具有不确定性、突发性、复杂性，以及后果、影响易猝变、激化、放大等特点。为了尽可能降低事故严重度、缩小影响范围、减少经济损失，要求采取救援行动时，须做到迅速、准确、有效。

1）迅速，即建立医院相应应急响应机制，准确、高效地传递相关信息，迅速对应急设备、物资、应急力量等资源进行调配，建立起统一指挥、高效协调的指挥系统，及时开展应急救援行动。

2）准确，即建立相应的决策机制，能正确对事故的发展态势、发展趋势进行预测，获取事故的一系列信息，如性质、规模、现场环境等，以准确对应急救援行动进行决策。

3）高效，即应急救援行动的有效程度，这与应急准备的充分与否有很大关系，具体准备包括应急队伍的建设与训练、应急物资的配备与维护、应急预案的制定与落实、有效增援机制的建立等。医院日常应做好应急准备，以确保救援行动高效开展。

（二）医院重点突发事件的应急响应与处置

相关人员应熟练掌握应急处置预案流程，当发生突发事件时，第一时间按照流程迅速响应，及时、有序地开展报警、处置、疏散等相关工作。以医院火灾、涉医暴力事件、暴恐袭击、防汛抗台、地震、疫情防控等突发事件为例，各小组根据应急处置预案指导，各司其职，迅速采取应急响应和处置措施，最大限度控制与减少负面影响。

1. 火灾事故的应急响应与处置

（1）响应与处置流程

1）指挥协调组

应急领导小组成员在接到院长办公室或医院总值班报警后，应在第一时间赶赴火灾事故现场，并成立现场指挥协调组。由应急领导小组组长担任总指挥，统一指挥各应急小组开展抢险救援工作。

2）应急处置组

· 现场部门/科室：起火后，现场人员应立即采取措施进行火灾初期处置，同时通知部门/科室内其他人员。部门/科室领导或住院总值班接报后，应结合现场情况及时启动部门/科室应急预案，负责人员分组，安排报警、现场灭火、疏散、救援等工作。

报警组人员应立即使用电话、一键式报警器、火灾手动报警按钮等进行火灾报警。灭火组人员应立即使用灭火器或室内消火栓（断电情况下）组织灭火。疏散组人员应立即使用疏散引导柜物资，将患者、陪护人员疏散至楼梯间、安全出口、同层安全区域等。疏散时严禁乘坐电梯。

如现场火势得到有效控制，影响范围较小，可暂时不疏散未受火灾波及的区域；如现场产生大量烟气，应立即关闭或堵塞受烟气侵袭的门窗。手术室、

ICU的患者由医务人员连同手术床（或推床）、呼吸器等必备的医疗设备，向同层相对安全的区域疏散。

· 消防控制室：消防控制室接到火灾自动报警信号后，值班人员立即通知就近区域安保人员到现场查看是否属真实火警。如属误报警，立即对消防报警系统复位；如属故障报警，立即通知消防维保单位维修处置；如属真实火警，且现场人员无法立即控制火势，消防控制室值班人员立即按下消防主机“火警确认”键，根据实际情况启动相应区域消防联动系统（包括启动声光报警器、应急照明、疏散楼梯间正压送风系统和防排烟系统、电梯迫降首层停用并停止非消防用电等设施）。

根据现场反馈的火灾现场情况，消防控制室值班人员立即通过火灾紧急语音广播，引导着火层及相邻两层人员疏散。

· 保卫部门：保卫部门值班人员接警后，向现场人员确认无法立即控制火势时，立即启动火灾应急处置预案，并通知志愿消防队赶赴火灾现场。保卫部门值班人员根据火灾现场进行评估，拨打“119”火警电话报警，并安排专人等候、引导消防救援人员快速到达火灾现场。保卫部门值班人员向院长办公室或医院总值班，汇报完成后立即赶赴火灾现场，负责现场指挥灭火、疏散救援和维护现场秩序，并保护火灾现场。

疏散救援组负责协助疏散患者及陪护人员，现场如有人员受伤，应协助医疗急救组及时抢救伤员；如有人员受困，应协同医务人员立即进行救援。灭火组负责现场灭火，使用灭火器或室内消火栓进行灭火，控制火势；消防救援人员到场后协助灭火或支援疏散救援组。现场警戒组负责划定事故警戒范围、维护现场秩序和保护火灾现场，以免无关人员进入火灾现场。

3）医疗急救组

医疗急救组负责开展现场医疗急救工作，有序组织开展伤员救治工作。

4）后勤保障组

后勤保障组负责水、电、气（汽）等能源保障、通信及网络畅通、救援物资的调配与供应等。同时对现场进行综合评估，关闭相关区域的电源、氧气、燃气等，避免发生二次燃爆等次生灾害。

5）信息发布组

信息发布组负责汇总突发事件相关信息，并上报院领导和上级相关主管部门。宣传部门需及时启动线上、线下舆情监控，做好不良舆情的报送和处置工作，统一对外媒体口径，任何个人不得私自接受媒体的采访。

（2）火灾案例

2018年8月13日凌晨4：27，某医院突发火灾，起火的医疗大楼是9层楼建筑物，7楼冒出火烟。消防部门凌晨4：36收到警报，随后陆续派出76辆消防车、200多名消防员前往现场救火。凌晨5：15火势控制，5：27扑灭火势。截至8月17日，医院火灾已造成13人死亡。经事后调查，此次火灾发生的原因是床铺电源线起火。

从信息公告来看，此次火灾事故造成严重伤亡的原因可能有：①未第一时间报警。此次火灾事故为凌晨4：27发生，消防部门接到报警的时间为凌晨4：36，中间有9分钟的报警延迟延误了救援。②人员疏散过程中，病床不慎卡住了房门，门被卡死未能关上，导致毒烟和火焰迅速侵袭并引燃其他病房。③床下铺的海绵垫作为易燃物加速了燃烧，造成火势猛烈，难以扑灭。

此次火灾发生后，虽然医院迅速采取了应急处置，但由于以上问题的存在，未能有效控制人员伤亡与财产损失，值得反思。

2.涉医暴力事件的应急响应与处置

（1）响应与处置流程

1）指挥协调组

应急领导小组成员在接到院长办公室或医院总值班报警后，应在第一时间赶赴事件现场，并成立现场指挥协调组。由应急领导小组组长担任总指挥，统一指挥各应急小组开展应对工作。

2）应急处置组

· 现场部门/科室：对于非突发性的医疗纠纷，医务人员可通过电话、文件或网络通信等形式向保卫部门、院长办公室或医院总值班报警。对于突发性的暴力伤医、袭医事件，医务人员应通过电话或一键式报警器紧急通知保卫部门值班人员。

受到肇事人员暴力伤害的人员应立即采取躲避、大声呼救、迅速逃离、正当防卫等方式进行紧急避险与处置，尽可能避免与肇事人员发生正面冲突。在确保自身安全的前提下，现场人员应采取必要且安全的手段，合力制止肇事人员的伤害行为，同时尽可能记住肇事人员的体貌特征，便于安保人员和公安部门控制和追捕肇事者。

· 保卫部门：①对于非突发性医疗纠纷，保卫部门在接警后，应尽快与医务部门及涉事部门/科室取得联系，并保持全程密切联动，按照“六要素”（时间、地点、人物、事件起因、事件经过、事件结果）的要求收集信息，以尽可能全面地掌握事件及相关人员的概貌，便于对闹事行为进行分析研判及风险评估。在条件允许的情况下，保卫部门应视情况与患方主要闹事人员先行沟通，耐心与患方进行解释，防止矛盾激化，并了解患方的意图和诉求，尽力化解矛盾；劝说无效时，可请求公安部门提前介入掌握案情，或通过相关职能部门与患者户籍所在区域或常住地相关部门沟通协调，限制群体集结，防止患方采用不正当手段闹事行为的发生。②对于突发性的暴力伤医、袭医事件，保卫部门在接警后，应立即组织处突小组，携装备第一时间赶到事发现场，采取有效措施控制伤人者，避免伤害范围进一步扩大，并及时向公安部门报案。现场处置的安保人员分为处置组（主要保护现场医务人员的人身安全）和警戒组（主要做好围观群众隔离和患方的思想疏导），现场处置要确保医务人员、其他患者及家属的人身安全和公共财物安全，并协助涉事部门/科室或医务部门封存病历及实物；对于死亡的患者，应要求家属将遗体送往太平间。现场处置应做好证据（视频、音频等）的收集工作，摄制影像时，要注意隐蔽，防止矛盾激化；公安部门到达现场后，所有人员接受现场民警的统一指挥与调度。现场处置结束后，安保人员负责恢复正常医疗秩序，协助公安部门对施暴人员、财产损坏及人员伤亡情况进行调查，并对相关情况记录备案；对事态进行风险评估，确定是否安排专人对受害医务人员予以定点守护或加强巡逻。

3）医疗急救组

医疗急救组接到院长办公室或医院总值班通知后，负责开展现场受伤人员的医疗急救工作。

4）信息发布组

党委办公室、院长办公室将有关事件信息进行汇总，并上报院领导和上级相关主管部门。宣传部门启动线上、线下舆情监控，做好不良舆情的报送和处置工作，统一对外媒体口径，任何个人不得私自接受媒体的采访。

（2）涉医暴力事件案例

某大型三甲医院有一患者因病在院死亡，家属一时无法接受，拒绝将患者遗体移入太平间，并聚集30余人在医院采取非理性方式维权。保卫部门接到报警后，立即与医务部门及涉事部门/科室联动，收集事件详细信息，对事件风险进行综合分析，并第一时间启动应急处置预案。安保人员在保卫部门领导的统一指挥下，按照预案开展应急处置工作：①安排专人护送主治医生到达医疗纠纷接待室，与家属代表进行医患沟通。②根据患方到场人数，安排足够数量的安保人员到场做好应急准备，同时将执法记录仪、防暴盾牌等装备准备到位。③视情况安排若干安保人员着便装进入纠纷接待室，全程对医务人员贴身保护。④向属地公安部门报告，请求支援。⑤应急处置全程开启执法记录仪，完整收集现场视频证据。

在医疗纠纷沟通过程中，患者家属情绪突然失控，与医务人员发生冲突，并追出接待室欲对医务人员实施暴力侵害。安保人员立刻组成人墙，对医务人员与患方家属实施物理隔离，确保医务人员人身安全。经过安保人员的奋力保护以及现场民警的耐心调解和法制宣教，最终双方达成一致意见，家属决定通过正常途径依法解决问题。为防止患方事后再次出现纠缠医务人员的行为，保卫部门安排专人对当事医生进行为期1个月的定点安全守护，直至确认风险解除。

3. 暴恐袭击事件的应急响应与处置

（1）响应与处置流程

1）指挥协调组

应急领导小组成员在接到院长办公室或医院总值班报警后，应第一时间赶赴事件现场，并成立现场指挥协调组。由应急领导小组组长担任总指挥，统一指挥各应急小组开展应对工作。

2）应急处置组

· 现场部门/科室：发生暴恐袭击事件时，医务人员应在保证自身安全的情况下，通过电话及一键式报警器紧急通知保卫部门值班人员，条件允许的情况下，要明确说明暴恐袭击的位置、方式和人员情况。同时，现场人员应尽可能避免与暴恐分子发生正面冲突，在确保自身安全的前提下，尽量记住暴恐分子的体貌特征，便于安保人员和公安部门控制和追捕暴恐分子。

· 保卫部门：保卫部门接到暴恐袭击事件报警后，应立即启动应急处置预案。安保人员在部门领导的统一指挥下，到就近的装备配置点集结，统一携带反恐防暴装备（如灭火器、防烟面罩、盾牌、防暴棍、防刺背心、腰叉、脚叉、防爆毯等），第一时间赶到指定位置，控制现场，疏散人群尽快躲避，做好警戒隔离和安全防护。同时，保卫部门在事件发生后应立刻向公安部门报警，武装警察到达现场后，安保人员应协助其封锁医院通道、围捕暴恐分子。事件处置完成后，保卫部门负责对受伤职工、患者及家属进行清点和记录，收集、汇总、备案事件的详细资料，保存事发地监控等影像资料，配合公安部门调查取证。

3）医疗急救组

医疗急救组接到院长办公室或医院总值班通知后，负责开展现场受伤人员的医疗急救工作。

4）信息发布组

党委办公室、院长办公室将有关事件信息进行汇总，并上报院领导和上级相关主管部门。宣传部门启动线上、线下舆情监控，做好不良舆情的报送和处置工作，统一对外媒体口径，任何个人不得私自接受媒体的采访。

（2）注意事项

由于暴恐分子的武器一般与医院反恐防暴装备不在一个量级，保卫部门在反恐应急处置上更多的是配合公安部门武装力量对暴恐分子的扫清及抓捕工作；同时，尽最大努力疏散群众，减少无辜伤亡。

医院应不断加强人防、物防、技防建设，加强安保人员的日常体能训练，强化反恐防暴装备的存放位置、正确使用方法、人员配合等方面的培训，并定期开展模拟实战场景的应急处置演练；科学配置和管理反恐防暴装备，在人员密集场所配置装备柜，定期检查和更新过期或破损装备，确保装备的完整性和可用性。

同时，医院要建立与属地公安部门的联防联控巡逻机制，会同公安部门驻点医院进行定点武装巡逻，在重要敏感日期加强对可疑人员、车辆的安全检查力度，加强对暴恐势力的震慑力度，持续提高医院暴恐袭击事件的应急处置能力。

4.防汛抗台事件的应急响应与处置

（1）响应与处置流程

1）指挥协调组

应急领导小组成员在接到院长办公室或医院总值班报警后，应第一时间赶赴医院洪涝受灾现场，并成立现场指挥协调组。由应急领导小组组长担任总指挥，统一指挥各应急小组开展抢险救援工作。

2）应急处置组

· 现场部门/科室：各部门/科室当班领导或住院总值班人员作为现场指挥人员应立即启动部门/科室应急预案，职工应服从现场指挥人员的指挥；同时，采取必要的个人防护措施，按各自的分工，组织撤离或者采取措施保护灾害区域的患者、陪护人员及职工，减少损失，并向院长办公室或医院总值班报告。

灾情发生后要重点关注各楼地下室及一层防汛情况，及时向楼上转移患者及家属、各种贵重器械及药品。

· 保卫部门：及时使用沙袋等防汛物资封堵地下室通道，防止地下室被淹。若院内水势过大，防汛抢险可以破墙外泄积水，也可以临时挖掘沟渠排涝。同时负责全院消防、财产、人员安全等工作，做好全院安全防范部位巡视，协助各部门/科室医务人员疏散、转运伤者和患者等。

· 总务（运维）部门：及时启动排水泵，并清理疏通全院排水管道。加强地下室及一层设备间的保护，特别是配电间的保护。若设备出现故障，应及时启动备用设备，并立刻组织抢修。做好用电保护，地下室或楼层区域进水后，及时配合断开相应电源。

3）医疗急救组

医疗急救组接到现场救援人员、院长办公室或医院总值班通知后，负责开展现场医疗急救工作。

4）后勤保障组

后勤保障组接到院长办公室或医院总值班通知后，做好各项防汛应急物资储备，保障各项应急物资完好，具体物资应列表备查；负责全院水、电及锅炉房、配电室、大型医疗设备、各类库房等重点部位的保护工作。

5）信息发布组

党委办公室、院长办公室将有关事件信息进行汇总，并上报院领导和上级相关主管部门。宣传部门启动线上、线下舆情监控，做好不良舆情的报送和处置工作，统一对外媒体口径，任何个人不得私自接受媒体的采访。

（2）防汛抗台案例

2019 年，浙江省某医院遭遇超强台风“利奇马”，由于前期充分准备和及时科学应对，该医院扛住了“利奇马”的攻击，其成功的防汛抗台经验主要体现在以下几方面：①相关部门启动预警响应预案后，医院立刻启动了应急预案，确保了医院各部门/科室具有较为充足的应急反应时间。②在电力供应保障上，医院预备了五道供电线路保障，在台风暴雨袭来时，五条线路中的两条四组线路全部停掉，但专线一直保证供电，并未对医院的业务造成影响。③大水来临前对重点区域进行布防，特别是加强对地下室的保护。在沙袋不足的应急情况下，用剩下的2000kg大米加固加高防水墙，保障了整个车库和地下变电箱的安全。④迅速组织人员抢救位于一层的磁共振机、CT机等重要大型设备，做好隔水措施；同时，安排人员迅速转移急诊一楼人员，确保了人员安全。

该医院在整体防汛抗台过程中的充分准备及正确处置，值得学习借鉴。

5.地震事件的响应与处置

（1）响应与处置流程

1）指挥协调组

应急领导小组成员在接到院长办公室或医院总值班报警后，应第一时间赶赴医院地震受灾现场，并成立抗震救灾指挥组（指挥协调组）。由应急领导小组组长担任总指挥，统一指挥各应急小组开展抗震救灾工作。

2）应急处置组

· 现场部门/科室：发生地震后，在场部门/科室领导或住院总值班人员作为现场指挥人员应以立即启动部门/科室应急预案，负责人员分组，安排疏散、救援等工作。医务人员应使用疏散引导柜物资，引导患者、陪护人员从疏散楼梯间疏散至地面空旷区域，疏散时严禁乘坐电梯。手术室、ICU的患者由医务人员使用担架，连同简易呼吸器等必备的医疗设备，向地面空旷区域进行疏散。

· 保卫部门：①地震发生时，保卫部门应立即利用对讲机系统和消防广播系统建立应急通信平台，为指挥全院抗震救灾提供畅通的通信方式。安排安保人员协同医务人员有序疏散患者、群众，并维护安全秩序，提防踩踏事件的发生。安排专人对财务、现金进行巡查守护，对全院各大楼病房进行安全巡逻，防止医院财产、患者财物丢失。②地震相对稳定后，安排人员对全院重点部位开展消防安全巡查，并及时对电梯、监控系统等设备进行有效性检查，以保障相关设备的正常运作，满足后续抗震救灾工作的需求。安排安保人员对院内地面交通进行管控与疏导，为抗震救灾伤员开辟专用通道与区域。安排专人对抗震救灾物资进行安全守护，以保障后续救援工作的顺利进行。

3）医疗急救组

医疗急救组接到现场人员、院长办公室或医院总值班通知后，负责在安全区域开展现场医疗急救工作。

4）后勤保障组

后勤保障组接到院长办公室或医院总值班通知后，负责水、电、燃气、医用气体等能源保障、救援物资的调配与供应等。同时对现场进行综合评估，关闭必要区域的电源、燃气、氧气等，避免发生二次事故。

5）信息发布组

党委办公室、院长办公室将有关事件信息进行汇总，并上报院领导和上级相关主管部门。宣传部门启动线上、线下舆情监控，做好不良舆情的报送和处置工作，统一对外媒体口径，任何个人不得私自接受媒体的采访。

（2）抗震救灾案例

2008 年 5 月 12 日 14 时 28 分，四川省汶川县发生 8.0 级特大地震，其波及区域广，破坏力强，造成了极其严重的人员伤亡与财产损失。在通信中断、房屋设施设备受损的情况下，成都某大型三甲医院保卫部门感受到了巨大的工作压力。在这种情况下，保卫部门采取了以下措施，以保障医院抗震救灾工作的顺利推进。

1）地震发生时：①第一时间利用对讲机系统和消防广播系统建立应急通信平台，为全院抗震救灾提供畅通的通信方式。②安排全体安保人员坚守全院各片区工作岗位，组织人员疏散，维护正常秩序，保障各片区重点部位安全。③通过消防广播系统，向住院部各大楼人员通报地震信息，传达院领导对抗震救灾工作的安排。④利用电动警用车广播在地面人员聚集区域开展信息发布、工作部署和安抚工作，包含地震信息的实时通告、院领导后续指示等。⑤组织安保人员对医院配电房、锅炉房、制氧中心、膳食中心、核医学科、肿瘤放疗室、药库和财务收费处等重点要害部位进行治安消防安全检查。⑥组织安保人员对全院消防系统、治安监控设施、建筑物等进行安全巡查。

2）地震缓和后：①组织人员对电梯等垂直交通设施进行安全检查，确保其正常运行。同时在地面交通方面，组织人员进行交通管制与人员分流。②组织人员为地震伤员开辟专用区域和通道，建立急诊“单循环”生命通道，确保伤员抢救通道畅通无阻。③组织人员协助设备物资部对抗震救灾物资进行守护，以保障物资的顺利调配与供给。④做好队伍思想政治工作，保障队伍稳定和战斗力的整体发挥。特别是对家中有受灾情况的人员进行统计和安抚，后续上报医院统一进行援助。

“5·12”汶川大地震对该医院而言是前所未有的挑战，但基于前期较为充分的应急准备，以及震中震后相对妥善的处置，该医院在地震后很快就恢复了正常的医疗秩序，并承担了四川省抗震救灾应急医疗救援的重担，为社会贡献了自己的力量。

6.疫情防控事件的安保响应与处置

（1）响应与处置流程

1）指挥协调组

应急领导小组成员在接到相关部门防疫通知后，应第一时间赶赴医院，并成立疫情防控指挥协调组。由应急领导小组组长担任总指挥，统一指挥各应急小组开展疫情防控工作。由于疫情防控事件的特殊性，医院感染管理部门在决策中发挥着重要作用，因此指挥协调组成员应包括医院感染管理部门相关责任人。

2）应急处置组

· 保卫部门：①建立“三通道”管理。疫情发生后，按照指挥协调组指示，在急诊、门诊、住院部等主体建筑出入口严格施行“三通道”（患者通道入口、患者通道出口、医务人员专用通道出入口）管理。同时安排人员负责全院大楼主要出入口通道人员体温筛查。②楼宇出入管控。所有人员需佩戴口罩并凭证（胸牌、腕带、入院证、检查单、陪护证）进入楼宇，无证人员不得进入。同时还需严格执行“一患一陪”制度，即一名患者只能有一名陪护人员。③锁闭通道应急管理。基于疫情防控要求，通常会对医院通道实行锁闭管理，这与日常消防安全的相关规定存在一定冲突，但在特殊时期又十分必要，因此一定要保障突发事件发生时人员的应急疏散。具体可采取以下方式：首先，将通道钥匙分发给各安保岗位、相关部门、消防控制室，实现通道钥匙的“三方管理”，一组两备。其次，各安保岗位下班前由专人对锁闭通道进行检查和开锁测试，确保通道和门锁正常锁闭；若发现门锁损坏或无法开启，立即通知总务（运维）部门及时处理。最后，配备破拆工具（液压剪等），必要时可强行破拆，及时打开通道，组织人员疏散。④通道智慧化管控。楼宇大门口设置通道闸机（测温、识别健康二维码），楼层护理单元设置门禁权限设备（测温、识别权限），部分电梯前室安排安保人员管理，限制无权限人员进入电梯。根据医院具体情况，在住院部大门口、病房门禁管控岗配备电子陪护证扫描PDA（personal digital assistant，掌上电脑）终端机。⑤工作人员防护监管。根据医院感染管理部门制定的防护用具配置标准，为各区域安保人员配置防护用具。各班组每日由专人负责班组人员三次体温筛查，并对结果进行登记上报。针对疫情期间发生的异常情况，实行“日报告”“零报告”制度。⑥医警联动。在通道管控和人员体温筛查过程中，如遇发热患者，由安保人员带领到发热门诊就诊，如不配合，则需要报警，由公安部门处置。发热门诊和隔离病房中如有不配合的疑似、确诊人员，应第一时间报警，安保人员协助公安部门处置；如疑似、确诊人员强行离开发热门诊和隔离病房，应第一时间报警，由公安部门将人员追回；全面排查来自高风险地区的车辆，并及时向公安部门报备。

3）医疗急救组

医疗急救组按照指挥协调组指示，负责开展医院具体疫情防控及医疗救治工作。

4）后勤保障组

后勤保障组按照指挥协调组指示，负责水、电、气（汽）等能源保障、防疫物资的调配与供应等。其中，最重要的是防疫物资的供应与调配，由于疫情发生初期很大程度会发生防疫物资短缺、供不应求的情况，因此需要提前按照人员比例储备应急物资（医用口罩、面罩、防护服、护目镜、丁腈手套、消毒用品等），并制定物资的紧急采购与调配方案。

5）信息发布组

党委办公室、院长办公室将有关事件信息进行汇总，并上报院领导和上级相关主管部门。宣传部门启动线上、线下舆情监控，做好不良舆情的报送和处置工作，统一对外媒体口径，任何个人不得私自接受媒体的采访。

（2）疫情防控案例

2020年1月底春节之际，新冠疫情暴发。某大型三甲医院所有工作人员全部停止休假并返回岗位，冲锋在疫情防控的第一线。而保卫部门作为医院疫情防控的第一道防线，发挥着重要的作用。

虽然疫情初期信息缺乏，但随着对新冠病毒的认识不断加深，医院对院感方案进行了多次的修订优化。其中，保卫部门针对疫情防控开展了以下核心工作。

1）疫情发生后，按照医院要求，在全院急诊、门诊、住院、医技大楼严格施行“三通道”（患者通道入口、患者通道出口、医务人员专用通道出入口）管理。根据医院的统一安排，由安保人员和志愿者负责全院大楼主要出入口通道、电梯管控及人员体温筛查，护理部在住院部大楼入口处安排一名护士长负责特殊医疗情况的处置。

2）所有人员需佩戴口罩，凭证（胸牌、腕带、入院证、检查单、陪护证）进入，无证人员不得进入楼宇。同时，还需严格执行“一患一陪”制度。进入病区的所有人员均应进行体温监测，首次进入的人员还需询问其流行病学史和有无发热、咳嗽等症状，并做好记录。

3）保卫部门行政管理人员和一线值班管理人员划分责任片区，职责如下：①负责对岗位安保人员就通道管控要求进行宣传培训，并对防控要求的落实情况进行监督检查；②对大楼内部通道门锁和电梯的状况进行检查，确保通道正常开关以及电梯运行顺畅；③与安保人员、志愿者、临床医技科室医务人员共同管控大楼进出通道，做好对患者的解释、引导工作，保证通道秩序良好；④对秩序管控、纠纷等突发事件进行应急处置。

4）加强通道应急管理。首先，将所有通道锁及钥匙进行编号，分发给安保岗位、区域部门/科室以及消防控制室，实现“三方管理”。其次，各岗位下班前对每个锁闭的通道进行检查，确保通道和门锁正常锁闭，一旦发现门锁损坏或无法开启，立即通知维修处理。最后，消防控制室常备液压剪，必要时可强行破拆。

5）根据医院感染管理部门制定的防护用具配置标准，对各区域安保人员配置防护用具。保卫部门各班组每日由专人负责班组人员三次体温筛查，并对结果进行登记上报。发现异常情况，及时上报。同时，向安保人员宣传在岗就餐、手卫生、消毒、下班后防护、寝室管理等方面的要求。

6）保卫部门与外协单位签订《关于严格落实疫情防控工作要求的承诺书》，要求所有外协单位人员必须持绿色健康码方可上岗；医院外协单位驻院工作人员须由医院相关业务部门开具工作证明，持证方可进入院区作业。

7）在通道管控和人员体温筛查过程中，通过医警联动，及时排查发热患者，并进行有效溯源，形成全流程追踪，确保闭环管理。同时，对高风险地区的就诊人员及车辆进行全面排查，并将相关信息及时报属地公安部门。配合属地公安部门完成医院高风险地区职工信息统计，调查春节期间个人及家属动向和身体状况，积极开展全面排查工作。

虽然疫情来势汹汹，但在整体的有效防控下，该医院在疫情暴发阶段仍然保持了相对正常的运作，并承担了支援疫情高风险地区的任务，这与医院有效的应急管理是分不开的。

六、应急善后与恢复

应急善后与恢复是医院突发事件应急管理生命周期的最终环节，主要包含人员救助、现场恢复、信息发布与舆情控制、总结经验教训等工作。作为最终环节，应急善后与恢复需要考虑的内容十分广泛、复杂，且很容易出现遗漏，这对于医院应急管理而言具有挑战性，因此需要管理者给予足够的关注与支撑。

（一）人员救治

若事件造成人员受伤，应及时将伤员送往急诊科进行初期救治，并根据人员实际伤情转至相关科室救治。事件应急救援结束后，及时跟进伤员治疗情况，保证受伤人员得到有效救治。

同时，危机事件经常会导致恐惧、恐慌、抑郁、强迫症、易怒、过度警惕等不良心理反应。因此，在善后恢复阶段有必要组织心理干预和心理援助，协助事件相关职工、患者及家属尽快恢复至正常的心理状态。医院可以采取以下措施进行心理干预：①利用医院多平台宣传的形式，对大部分患者及家属、救援人员心理进行正向引导。②定期开展心理卫生讲座，提高相关人员的心理素质。③对特殊人员进行心理干预。例如，在疫情防控期间，心理卫生专家对一线医务人员进行心理干预，缓解其压力。

若事件造成人员伤亡，应积极主动与伤亡人员及其家属进行沟通和协商，在相关部门的协调下，依据国家有关规定给予人道主义救助或赔偿。

（二）现场恢复

应急救援结束后，由于事件区域还可能造成人员二次伤害，或要查明事件发生原因，保护现场证据，以及保险公司需确定损坏程度等，需对现场进行警戒封锁，防止无关人员入内。经过专业人员对现场进行评估，如事件现场仍存在一定的危险性，保护现场人员需佩戴相应的防护设备。

按照相关法律、法规要求，对事件应急过程中产生的污染物进行统一收集和全面彻底清理。对于普通废物，可按生活垃圾予以处理；对于危险化学废物，必须严格按照危险化学品相关处置要求进行处理。尽快清理事件区域，恢复医院正常运行。

各部门/科室对事件现场损坏的物资、设备进行统计，形成损失台账并上报，存在第三方维保公司的，应尽快联系其进行维修与维护。

基建运行部动力运行科负责对配电室、水泵房、水箱、锅炉房、液氧站、压缩空气站、负压站等医院动力设备区域进行检修，尽快恢复水、电、燃气、医用气体的正常供应。医学工程科对事件现场的医疗设备进行维修，确定损坏程度，对于不能及时修复的设备，应形成台账，统计上报。

（三）信息发布与舆情控制

应急事件发生后，根据《国家突发公共卫生事件应急预案》以及医院相关危机公关预案，按照上级行政部门的指示和授权，通过召开新闻发布会、电视、报刊等媒介，及时、准确、客观、全面地向社会公布。发布内容包括突发事件基本信息、医院应对措施等。通过新闻宣传和舆论引导，推动应急事件处置工作的顺利开展。加强正面宣传和舆论引导，引导群众正确认识和认可医院对突发事件的处理。

同时，医院宣传部应持续进行舆情监控，做好不良舆情的报送和处置工作，医院所有职工不得私自发布未经证实的消息或个人接受媒体的采访。

（四）总结经验教训

对突发事件开展事后调查，调查报告应包括事件发生单位概况、事件发生经过和救援情况、事件造成的人员伤亡和直接经济损失、事件发生的原因和事件性质、事件责任的认定以及对事件责任者的处理建议、事件防范和整改措施。

对照事件处置情况，讨论研究相关管理制度、机制、预案存在的不足之处，明确各职能部门的工作原则、工作范围、工作职责，完善相关工作制度、机制与预案，建立健全突发事件预警机制。

医院按照相关政策的要求，对参与应急处置的工作人员认真落实工资、薪金等福利措施，发放相应补贴，对于表现突出人员，还可考虑优先评优等；对于履职不到位及处置存在明显不当或过错，并造成不良影响及严重后果的人员，按医院缺陷管理相关制度追究相应责任。

第七节 交通管理

近年来，城市中小汽车保有量持续增长，城市道路交通面临巨大压力。在城市道路交通网中，以医院为中心向周边辐射形成的交通线路往往是交管部门重点关注的区域。交通拥堵已成为目前国内大型医院普遍存在的状况，严重影响患者就医体验和医院秩序。

根据某省卫生健康委公布的全省130家二级以上公立医院群众满意度第三方测评，超过14.5%的受访者对医院交通和停车问题不满。而交通问题在极端情况下还会引发重大公共安全事件，如医院发生火灾时，消防救援车因交通拥堵无法迅速进入院区灭火；救护车被堵在医院附近，导致急救患者死亡并引发群体性事件等，易造成重大损失和恶劣影响。

因此，考虑到医院整体安全水平及管理质量，交通管理日渐成为医院安全管理的重要组成部分。

一、医院交通管理内容

医院交通管理包括出入口管理，停车管理，专用通道（如急救、消防、污物转运等通道）管理，机动车库、非机动车库管理，停车收费管理等，涉及面广、要求高。

（一）出入口管理

作为医院的“第一道门”，严格规范管理出入口十分重要。医院出入口应设置专人专岗，并设置清晰醒目的标识系统，有效引导进出人员。出入口管理可以与医院的技防系统形成联动，对于监测到的“黑名单”用户，出入口不予放行。同时，在疫情暴发等特殊时期，出入口管理更显示其重要性。

（二）停车管理

随着社会的快速发展，大部分综合性医院具有“规模较大、楼宇众多、科室齐全、设备先进、医疗服务范围广”等特点，分工精细，需要患者来往多个科室综合检查就诊，因此医院内部各个楼宇之间的步行交通等十分频繁。在高峰时段，院内人流主要集中在门诊、急诊楼，进院车辆流向地面、地下停车场等。然而医院内部建筑密集，占用了较多的空间，导致车位匮乏，无法满足日益增长的需求。同时，由于医院停车位使用时间普遍较长，停车周转率较低，无法满足高峰时期的停车需求，院内会出现人车混行、车辆排队、交通秩序混乱等影响就医体验感的现象。

针对停车管理，医院可利用车牌识别系统、停车诱导系统、中央收费等技术，提高医院停车的效率。同时，合理利用价格杠杆，实施差别化收费，减少非就诊人员占用医院停车资源，提高停车资源周转率。此外，面向院内职工出台医院停车收费管理办法，进一步规范标准化管理。

（三）专用通道管理

由于救护车的特殊性，医院内部需设置专用的急救专用通道。同理，对消防通道、污物运输等通道均有一定的要求，需实施专项管理。

（四）非机动车管理

由于通勤路上较为拥堵，越来越多的职工选择非机动车出行，既绿色环保，又缓解了一定的拥堵压力。但是，随着院内非机动车的增多，其管理要求也随之变高。医院应明确设置非机动车停放区域，禁止在院内路面上随意停放，并合理划分充电区域，保证电动自行车等充电安全。

二、医院交通管理原则

加强医院及其周边交通以及医院内部停车场的管理，必须认识并遵循道路交通流所固有的客观规律以及医院特有的停车规律，遵循科学的原则，采取合理的措施，运用现代化的技术手段，不断提高交通管理的效率和质量，以获得最佳的社会经济、交通与环境效益。

在医院实际交通管理中，建议遵循以下原则。

（一）效率优先原则

在院内交通线路设计时，需要结合医院内外部的交通现状进行合理规划、充分论证，确保道路通行顺畅。部分线路可采用单向通行，确保通行效率。交通标志、道路标线、照明设施、护栏等需按交通规范设置。

由于来院就诊车流量大，很多医院的停车场车位无法满足停车要求而造成交通拥堵，提高车辆通行效率是缓解交通拥堵的一种有效方式。同时，在车辆进出高峰期安排人员引导管控，提高车辆进出速度，缓解拥堵。此外，还要加强与交警联动，规范道路交通秩序。

（二）人车分流原则

医院周边交通道路和各出入口常常人车交织，因此对医院内部道路交通进行合理的功能划分，使得各类车辆和行人各行其道，减少交叉，既可以保障医院周边交通的畅通，又可以减少交通事故的发生，保障职工和患者的安全。同时，为了进一步实现人车分离，可根据实地情况，增加明显的导向标识，使流线形成闭环。

（三）方便患者原则

医院停车位普遍紧缺，为满足患者的停车需求，可以引导职工绿色出行或者在外停车，将更多的车位让给患者。停车场内的标识标牌要醒目、完善，缴费系统要便捷，车场内要配足安保人员，及时帮助患者解决实际问题。

（四）规范管理原则

医院在管理院内交通相关方面需做到规范、有序。不仅要规范管理机动车，还要加强对非机动车的规范管理。非机动车统一停放在非机动车库，并划分充电区域，确保用电安全。外卖车辆、共享单车原则上不得进入院内，尽量减少地面等公共区域非机动车停放，为患者提供一个舒适、安全的医疗环境。

（五）智慧管理原则

智慧停车系统在交通管理中的应用越来越广泛，为城市交通管理带来了诸多便捷。医院可以充分借助“城市大脑”等大数据，以及车牌识别系统、电子缴费、剩余车位导视系统等技术手段提升车辆进出效率；并启用“先离场，后支付”“无感支付”等便民措施。

三、医院交通管理案例

（一）交通组织优化案例——以四川大学华西医院为例

四川大学华西医院是我国西部疑难危急重症诊疗的国家级中心，连续 10 年位列中国医院排行榜（复旦版）综合排名第二位。该医院医疗区占地 33 万平方米，业务用房 50 余万平方米，编制床位 4300 张，在职职工 8000 余人，日均人流量 8 万人次以上，日均来院车流量 8500 余辆。医院地下停车场竣工于2005年底，硬件、软件设施均已落后。医院现有车位2071个，每日满负荷停车3500余辆，医院周边可提供公共车位1200余个，仍有3000余个车位缺口。鉴于大型医院人流量、车流量较大，城市核心区医院周边道路交通组织情况复杂，高效、有序地组织大型医院周边交通的运行是治理拥堵的关键。

1. 城市核心区大型医院周边交通拥堵成因分析

（1）路网缺陷

城市核心区的大型医院往往位于交通主干道或者几条交通主干道之间，受周边交通道路车流行驶方向的限制，以及周边建筑群位置和人车交织的影响，车流速度整体较慢，当车流量达到一定量时很容易造成拥堵。以四川大学华西医院为例，该医院被四条城市主干道包围，周边交通本身拥堵，医院过境道路是一条南进北出的单向三车道，周边有几条岔路与其连通，更加剧了拥堵，整个区域形成了一个天然的口袋型流动停车场（图2.4）。

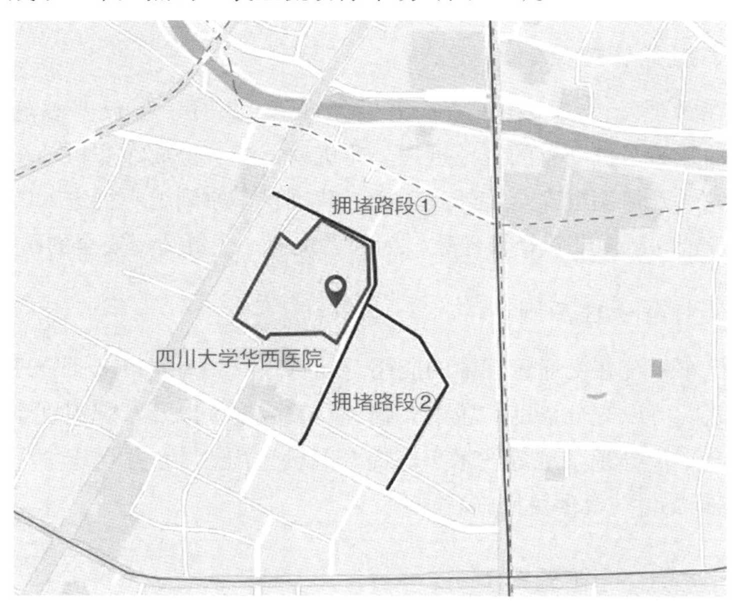

图2.4　四川大学华西医院地理位置示意

（2）运行障碍

医院具有交通聚集趋向性，由于患者身体状况的特殊性，乘坐私家车或者出租车、网约车者不在少数，天然增加了周边交通的压力。医院交通量在固定时间内相对稳定，其中早晚高峰以及雨雪天气是交通拥堵时段。此外，医院周边道路上还有众多通过型车辆，道路交通功能复合，部分车辆违章行驶、乱停乱放，随意在车流中穿行、上下客，以及共享单车的任意停放也加重了道路交通拥堵。

（3）配套不足

部分医院内部停车场受地形、位置等客观条件的制约，出入口数量少，场内车辆动线设计不合理，未对就诊车辆、职工车辆以及急救车辆的出入口进行分类设置；场内交通设施、系统设置不齐全，安装不规范，标识标牌缺失或外观污损，以及停车场人力配置不足、管理不善等，导致场内运行秩序较差，易造成交通拥堵。此外，医院周边公共交通发展滞后也是导致交通拥堵的重要因素，部分医院周边公交线路及站点数量有限，医院与地铁站的距离较远，市民乘坐公共交通到医院不方便；医院附近无大型停车场或距离较远、接驳不畅，停车资源未得到充分利用。

2. 交通组织优化工作实践

事实上，四川大学华西医院周边交通在工作日几乎全天拥堵，这种拥堵状况已长达20年。2018年，华西医院下决心解决交通拥堵难题，将交通组织优化工作列为年度重点工作，由负责医院交通管理的安全保卫部牵头开展相关工作。

（1）充分调研

医院及周边主要停车位情况：如图2.5所示，医院及周边主要停车区域包括院内停车场①②③⑩，合计车位2071个；周边大型停车场④，有1520个车位（未启用）；周边中小型停车场⑤⑥⑦⑧⑨，合计车位965个；周边占道停车区域⑪⑫⑬⑭，合计车位157个。以上区域共计4713个停车位。

医院内部停车场外来车辆白天8小时车位周转率约为2.5，即每个车位在白天8小时内可停2.5辆车；职工车辆白天8小时车位周转率约为1。

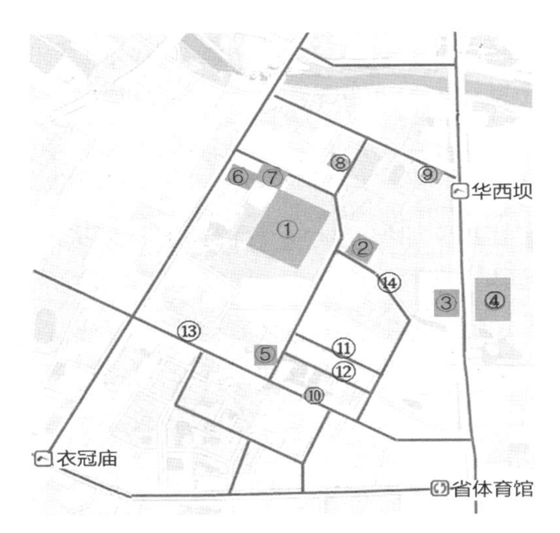

图 2.5 华西医院及周边主要停车区域分布情况

对医院周边车流数据进行统计，以月为单位，选取周一至周五的相关数据取平均值，得到表 2.4。

表 2.4 工作日白天各时段医院停车场车流入场情况

时段	车流情况
6：00—7：30	交通通畅，入场车流逐渐增多
7：30—8：30	开始拥堵，直至车场饱和
8：30—9：30	医院车场封场，来院车辆被分流至周边停车场
9：30—11：30	医院车场启用，周边持续拥堵，车流以 250 辆/时的速度缓慢进入医院停车场
11：30—13：00	拥堵减缓，车流以 340 辆/时的速度缓慢进入医院停车场
13：00—15：00	逐渐拥堵，车流以 270 辆/时的速度缓慢进入医院停车场
15：00—16：00	拥堵减缓，车流以 330 辆/时的速度缓慢进入医院停车场
16：00 以后	入场车流量逐渐减少，交通畅通

优化过程中，调研组对北京、上海、武汉、重庆等位于城市核心区的部分大型医院在应对交通拥堵问题时推出的停车位管控措施进行了调研，大致分为三类：第一类是院内停车位优先满足职工停车，倡导就医患者绿色出行，此类医院一般车位稀缺，周边公共交通较为发达；第二类是院内停车位优先满足患者停车，采用行政措施、价格、摇号、车位置换等手段调控职工停车，此类医院更加注重患者的就医体验；第三类采取较为平衡的方式，院内停车位优先满足职工停车，但会采取一些措施尽量控制职工停车数量。

（2）原因分析

通过对各个影响因素进行分析和综合比对，借助鱼骨图分析获得的结果见图 2.6。

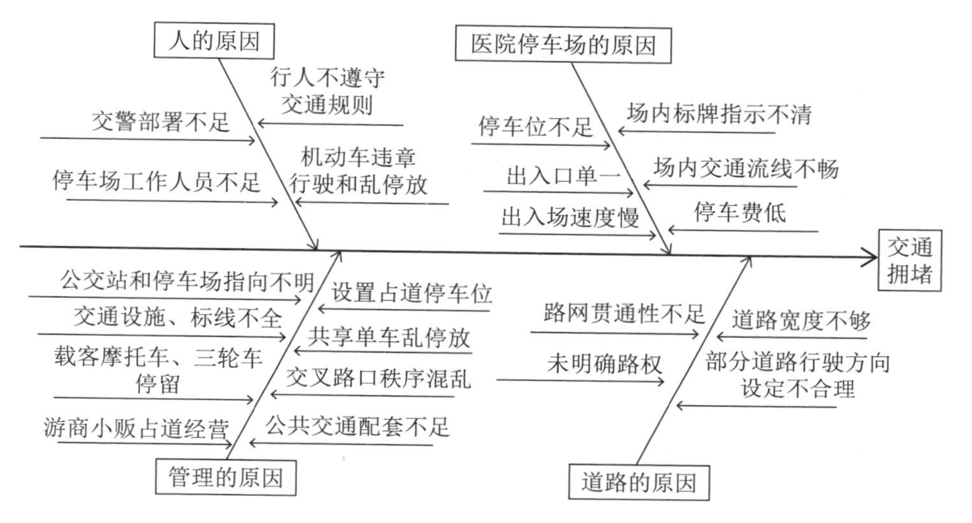

图 2.6 华西医院交通拥堵原因鱼骨图分析

3.解决措施

（1）医院内部停车场交通缓堵措施

针对医院停车场出入场速度慢的问题，医院停车场上线了车牌识别与线上缴费系统。该系统包括医院专属的停车场管理系统云平台，由车牌识别一体机、语音显示屏、道闸机、车辆管理系统软件等组成的车牌识别系统，以及微信程序和职工一卡通专属缴费系统。与传统的人工收费相比，线上缴费具有以下优点：支付便捷，停车体验提升；车辆进出场效率提升，一定程度上缓解了拥堵；具有脱机工作功能，避免丢卡、故障以及管理漏洞导致的财务流失；减少人工操作，降低廉洁风险；提升机动车场综合管理能力。

针对院内交通流线不畅的问题，重新规划了救护车、大巴车、作业车、公务车的行进线路及停放区域，完善了各类标识标牌；主要进出口和功能分区安装升降地桩，对进入院内地面的车辆进行严格管控，并限时管控作业车辆进入医疗区，院区秩序得到了明显改善（图 2.7）。此外，调整了停车场主要进出口的位置，特别设计了职工上班路线，实现职工车辆与就诊车辆的分流，满足了职工和患者的停车需求。

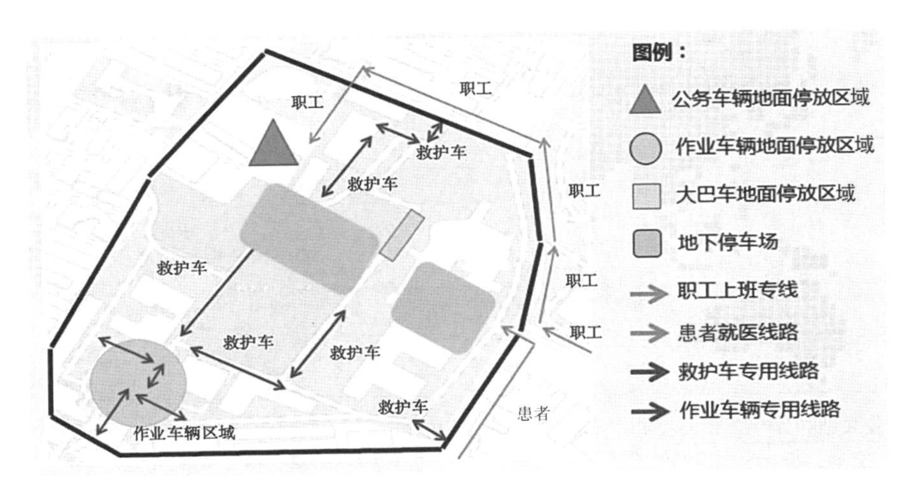

图 2.7　院内交通流线示意

车牌识别系统上线和交通流线变更后，医院对停车场的工作人员数量进行了重新核算，大幅减少收费岗位，适当增加巡逻岗位；另外，新增道路交通协管岗位，人员隶属医院但日常管理和培训交由交管部门，解决了交警和停车场工作人员不足的问题。

此外，长期以来，医院停车场收费执行成都市发展改革委关于公益性单位停车定价标准，即对外停车前 2 小时 4 元，之后每停 1 小时加 1 元；针对本院职工停车收费更便宜，每 12 小时 2 元。这与周边商用停车场、住宅停车场以及占道停车收费标准相比形成了明显的价格洼地，致使来院车辆会优先选择到医院停车场停车，一定程度上造成了医院内交通拥堵。在无法提高对外停车收费标准的前提下，医院将职工停车收费标准提高到与外来车辆一致，使得本院职工车辆数降低了 25%，在一定程度上缓解了院内交通拥堵。

（2）院外道路交通缓堵措施

针对公共交通配套不足的问题，交管部门以“公交治堵”为切入点，采取了一系列增加公共交通配套的措施。首先，对于通往医院的主干道电信路进行了路权分配，电信路有三条车道，将靠近左边一条车道设置为来院左转通道，中间的车道设置为左转和直行道，右边车道设置为公交车和救护车专用道，如此设置避免了私家车频繁变道的违章行为，同时保障了公交车和救护车的通行，到院主干道电信路行车秩序得到了较大改善。其次，交管部门对医院周边公交站点的位置进行了调整并更换公交站名，如电信路南站改为电信路华西医院站、簧门后街站改为簧门后街华西医院站等，新增了华西医院第二门诊部站等，如此更名增强了公交就医的指向性。再次，交管部门协调公交公司增开三条医院公交专线，加强与地铁、快速公交的接驳，完善全过程公交出行链。最后，撤除医院附近的占道停车位，设置就诊“即停即走”车位，发挥出租车、网约车对公交的补充作用。

针对停车位不足的问题，交管部门以“外引减压”破题，削减医院片区交通总量，从根本上缓解拥堵。医院 1km 外有一处未完全启用的大型商用停车场，因停车场出口距离医院较远，不方便就诊车辆停放。交管部门重新规划该停车场的出口，将医院和停车场的距离缩减到 400m，并在两者间开设 5 辆免费摆渡车，将 10 分钟的步行时间缩短至 2.5 分钟，打通了医院与周边大型停车场的连线，实现外围停车场与医院之间便捷转换，从侧面满足了医院的停车需求。

针对交通管理方面存在的问题，交管部门不断完善交通基础设施，在三岔路口重新设置行人过街斑马线，增加行人过街信号配时周期，完善慢行指路系统，确保行人“最短距离、最短时间”安全过街，改善人车相互影响的状况。同时，医院联合交警、城管对载客摩托车、三轮车和游商小贩加强管控，与共享单车公司建立拉运机制，及时清理路面大量滞留的共享单车，路面秩序得到进一步改善。交管部门还依托百度、高德地图智能规划出行、停车，实时共享医院周边停车信息，依托智能交通信息屏动态发布信息，精准引导群众出行就医。

4. 交通组织优化工作的效果及评价

交通组织优化工作实施后，医院内部停车秩序和院外交通拥堵状况得到明显改善，医院片区的停车需求大幅下降，道路服务水平大幅提升，高峰期拥堵持续时段明显减少。

数据显示，道路服务水平由实施前的F级“阻塞”，下降到高峰期的B级“稍有延误”和平峰期的A级“顺畅”；乘坐公交车到院的人数日均增加 1500 人次，公交车行驶速度从 1km/h 提高到 16km/h，高峰周转时间缩短 30%，配车数减少 15%，公共交通分担率提高 2%；片区的网约车在早晚高峰订单量分别提升 10% 和 15%。

此项工作受到医院及社会的广泛好评，央视及省内多家媒体进行了专题报道，全国道路交通组织优化工作组来院观摩，并给予了高度评价。

位于城市核心区域的大型医院受到区域位置、道路状况、停车位数量等客观条件的制约，相关部门可以从优化交通管理的角度来缓解交通拥堵。医院交通组织优化工作是一项民生工程，所有措施以改善交通拥堵、提升民众就医体验为最终目的，医院应该勇于担负社会责任，完善医院内部停车场建设与管理，不断提升车场综合管理水平。同时，借助政策东风，以全面的调研、合理的方案为政府提供科学决策依据。政府要充分发挥集中力量办大事的制度优势，加强院区周边交通干道管理，可以利用大数据对路网运行效果进行仿真推演，准确找到解决问题的切入口，完善路网功能和交通设施，辅之以城市公共交通的发展以及新兴停车资源的规划建设，系统性地解决医院周边交通拥堵难题，不断提升道路综合管理水平和公共交通服务水平，提升国家治理效能。

（二）疫情防控交通案例——以浙江大学医学院附属第一医院为例

新冠疫情暴发后，自收治第一例新冠病毒感染患者起，浙江大学医学院附属第一医院迅速启动新冠病毒感染救治预案，安全防控工作也随着疫情发展迅速谋划，协调部署，建立安保应急管控体系，做好现场控制，防止疫情扩散。通过控制区域划分警戒、交通流线规划调整、人员控制管理等措施，建立全方位的安全保障应急管控体系，保障环境与人员安全，降低交叉感染风险。

1. 区域分级管控

新冠病毒具有强传染性，因此要加强医院内部感控管理，需根据区域疾病传染风险程度划分风险等级，并采取分级管控措施。由医院感染管理、安全管理等方面的专家组成专家组，采用德尔菲法（Delphi Method），结合区域人员流动性大小、接触传染源的概率以及区域功能定位等因素开展风险评估，对医院内部各个区域划分风险等级，并采取分级管控措施（表 2.5）。

表 2.5　区域风险等级划分与管控措施

区域风险等级	区域分类	管控措施
高风险级	传染高风险区域	严格管控，除做好防护的工作人员与相关患者外，其他人员禁止出入
中风险级	传染中风险区域	加强管控，限制无关人员出入
低风险级	传染低风险区域	一般管控

（1）高风险管控区域

高风险管控区域为传染高风险区域，如新冠病毒感染确诊患者收治病区及专用检查室等新冠病毒携带者活动区域，因接触传染源概率高，危险性大，需实行严格管控隔离。该区域属严格管控区域，除做好防护的工作人员与相关患者外，禁止其他人员进入。高风险管控区域周界需设置隔离警戒提示，必要时设置硬隔离设施，出入口配置安保人员等管理人员，严格实行出入管控。

（2）中风险管控区域

中风险管控区域为传染中风险区域，如发热门诊、医学观察集中宿舍、相关实验室等。该区域存在较高的传染源接触风险，需保持相对隔离。工作区域需严格管理，限制无关人员出入。因人员流动性较大，疫情期间除设置醒目的警示标识外，建议设置警戒带进行明显的区域划分。有条件的可借助电子围栏与入侵报警系统实现区域人员越界报警，并防止无关人员误入。

（3）低风险管控区域

低风险管控区域为传染低风险区域，该区域传染风险相对较低，实行一般管控。在传染病暴发期间加大监管频率，并实时根据突发公共事件响应等级提升，升级相应的管控措施。

2. 交通流线设计

面对突发疫情，及时调整医院内部交通流线并合理规划十分重要。在对医院各个区域进行风险管控等级划分的基础上，对内部交通组织路线进行重新规划设计，以最大限度避免院内感染的发生。

（1）洁污分流原则

交通流线设置需遵循院感防控洁污分流原则，根据风险管控分区实现流线的相对分离，合理规划，防止发生交叉感染。建议开放不同入口作为清洁通道入口与污染通道入口，设置安保人员做好交通管控。区分车流、物流、人流通道，重点规划确诊及疑似患者运送路线，发热门诊、急诊进出通道与清洁通道实现分离。确诊患者转运、污物运送等需设置专用通道，以减少对其他区域的影响。

（2）医患分流原则

为避免交叉感染的发生，工作人员交通流线需与发热门诊、病区转运通道相分流。鉴于新冠病毒的强传染性，患者污染通道需保持严格的独立分区。通往发热门诊等中风险区域就诊的通道可使用警戒线实施临时隔离，保持与其他医疗区域人员的相对分离。通往高风险区域通道，如确诊患者和疑似患者转运路线，需保持完全独立专用，有条件的可使用安保巡逻车引导转运。

（3）就近无交叉原则

为降低高风险区域与中风险区域的人流与车流密度，减少人员停留以降低感染风险，在设计传染中、高风险等重点防控区域的交通流线时需遵循最短通行路线原则，避免绕行，并设置就近专用停车区域。路线规划时需尽量避免与低风险等其他区域路线交叉，确保与清洁通道分离无交叉点。重点防控区域车辆停放尽量采用露天停车场，保证空气流通，减少污染。

3. 交通流线实践

以浙江大学医学院附属第一医院之江院区为例，该院区设有发热门诊、患者转运及工作人员三条专用通道。发热门诊就诊人员由东门进入，在发热门诊楼下设置专用停车区域；患者转运和救护车辆由南门进入，由安保人员驾驶巡逻车引导转运，再由南门离开；医院工作人员由东门进出，车辆停入职工停车区域（图 2.8）。

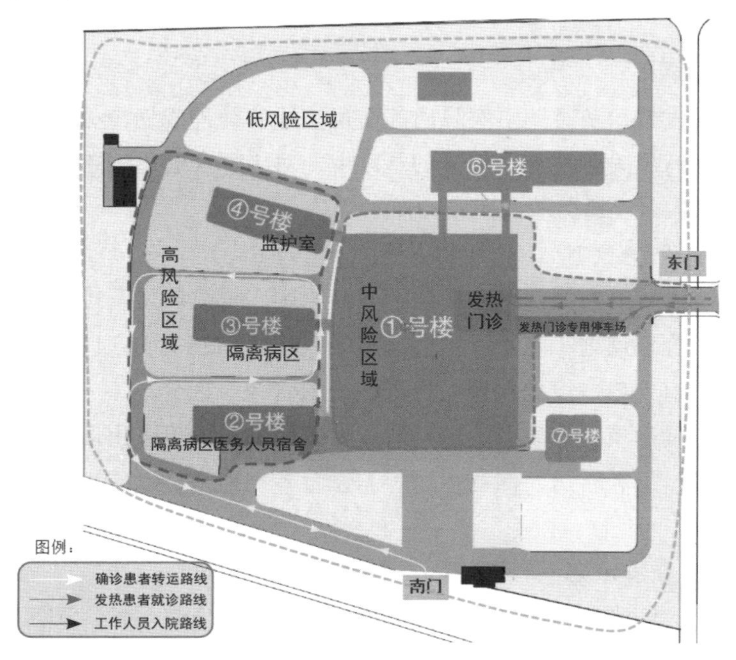

图 2.8　之江院区分级管控及交通规划示意

第八节　保卫档案管理

保卫档案是医院保卫部门组织开展各项保卫工作过程中直接形成的、具有保存价值的文件材料、图表、声像等不同形式的历史记录，它记录了各项保卫业务活动的发展过程、形势变化及经验教训，在指导保卫工作，促进医院发展等方面具有较高的利用价值。

保卫档案作为医院保卫部门各项工作的真实记录和有效凭证，不仅为保卫工作积累了经验，也为医院进一步完善管理机制提供了决策依据。深入了解和研究医院保卫档案，对分析了解医院建设发展历程和当前形势，吸取经验教训，确定安全工作重点，并建立长效工作机制，具有十分重要的意义。可以说，保卫档案对指导医院安全工作规范开展、促进医院高质量发展具有十分积极的作用。

一、保卫档案的特点

（一）多样性

医院保卫工作涉及治安、消防、安全、交通、户籍、危化品、社会安全综合管理等各个方面。保卫档案是保卫工作各类活动的记录综合，也是保卫部门对外服务的记录，它客观记录还原了各项保卫工作，全面展示了保卫部门工作的各个环节和步骤。

医院保卫档案以医院安全保卫管理过程中形成的资料为收集对象，内容多，类别广，档案记录尽显丰富性。从内容角度来看，保卫档案既包含政策及相关管理部门形成的文件和各类报告、总结、报表等文书档案，还包括各类业务档案，如案件调查档案、各类安全事故档案、专项安全工作记录、安全设施设备档案、隐患排查整改档案、安全培训演练记录，以及各类安全工作预案与流程等。从载体角度来看，保卫档案有纸质档案、实物载体以及多媒体载体等多种形式。其中，纸质档案是保卫档案的主要载体；实物载体包括证书、奖状、奖杯等；多媒体载体以影像、电子、数据资料以及音频资料为主。由此可见，保卫档案多样化特点突出，参考意义强。

（二）保密性

保卫档案是在安保管理过程中形成的，其整合了医院安全事业发展过程中的信息资源，涉及医院管理的各个方面，内容涵盖患者信息、案卷资料、重点要害部位、图文音像等多种信息，甚至涉及一些保密事件或机密性文件，因此具有很强的保密性。

保卫档案应设置专门的管理岗位，宜选择政治可靠、作风正派、责任心强的人员从事档案保卫管理工作，专人负责管理。医院保卫部门应健全保卫档案保密管理制度，明确各类档案的保密等级与范围，对相关档案资料的查阅、利用等均需严格按照保密制度执行，确保档案资料安全。

（三）专业性

保卫档案管理涵盖多个领域的知识与内容，尽显专业性特点。保卫档案管理需要以事件类型为基础，将专业性渗透于信息资源整理的全过程，主要内容包括预防举措、处理方式、应对方案等。要做好新时代的保卫档案管理工作，必须具有较强的安全专业基础及实践经验，具备较高的专业判断能力，以便全面梳理安全保卫工作流程，做好档案资料的归纳与分类管理，将档案资料整理成为具有可利用价值的宝贵材料。

二、医院保卫档案的分类

医院保卫档案是保卫部门开展医院治安综合治理、消防、人口信息管理、交通安全保障等工作中形成的原始记录。对保卫档案进行分类管理，能够梳理各类散在的保卫相关档案资料，对不同类的信息进行精准筛选，确保所有信息都得到有效且充分利用。保卫档案的主要类别包括治安管理档案，消防管理档案，交通管理档案，人口信息档案，医院重点部位、要害部门保卫档案，安全综合档案。

（一）治安管理档案

医院治安管理档案是医院保卫部门开展侦查调查、案件处理、纠纷处置、恐怖防范等业务活动时所产生的原始记录。它形式多样、内容丰富，是保卫档案的重点内容之一。治安管理档案内容涵盖面广，包括医院治安管理制度、流程与应急预案，重点要害部位清单及管理措施，院内发案的案情记录、侦查情况与监控录像，剧毒及放射等危险物品清单信息等。此外，还包括保卫部门在工作中积累的和有关单位发来的各类治安管理文书，如医院各项治安规章制度、年度综治计划、总结和责任书等。

（二）消防管理档案

医院消防管理档案全面反映了医院的消防职能活动。消防管理档案内容广泛，主要概括为四个方面：①医院的基本情况(医院总平面图、各病房位置、重点要害部位分布等)；②消防设施分布情况(火警火灾报警系统分布、消火栓和灭火器的分布、消防自动喷淋系统及烟感探测器分布等)；③消防管理基本情况(消防安全制度和各项预案、医院防火委员会的基本信息、医院消防负责人和各部门安全责任人的基本信息等)；④消防监督基本情况(上级消防主管部门下达的文件、医院火灾隐患排查及其整改记录、相关部门监督检查记录及整改通知等)。

（三）交通管理档案

医院交通管理档案可分为车辆信息档案和交通安全管理档案两部分。车辆信息档案包括医院公务车辆及职工车辆的车牌、型号等基本信息，以及驾驶者的基本情况等一系列静态信息。交通安全管理档案包括院内交通组织方案、交通事故处理情况、交通纠纷排解情况、车流量记录等动态信息。

（四）人口信息档案

医院人口信息档案是指在医院内工作、学习、就诊等所有人员的各种相关信息记录的总和，包括医院职工、医学生、实习生、进修生及外包单位人员的详细情况，集体户口人员的户籍基本资料，暂住人员的暂住信息，安保人员的上岗和无犯罪记录，就诊及住院患者的基本信息等。医院对所有的人口信息档案进行严格的保密管理，根据安全管理工作需要规范调用。

对重点人口信息要做到底数清、情况明，定期摸排梳理，信息采集准确。重点人口需严格加强动态管控，确保安全、稳定。

户籍档案主要指医院集体户口人员的相关户籍档案。集体户口即部分暂时还不具备办理家庭户条件的职工，因实际需要，其户籍关系挂靠在医院，属于医院集体户。其户籍档案记载的事项有职工的姓名、性别、出生日期、身份证号等相关信息。

（五）医院重点部位、要害部门保卫档案

医院重点部位、要害部门保卫档案是保卫工作的基础建设内容，直接为保卫重点部位、要害部门服务。重点部位、要害部门保卫档案指将确定重点部位、要害部门，制定和实施保卫措施过程中形成的文字材料集中整理建档，基本内容包括：重点部位、要害部门登记表；确定重点部位、要害部门的报告和审批材料；重点部位、要害部门人员花名册；重点部位、要害部门工作人员的审查登记表和审查材料；保卫工作主要情况以及重点部位、要害部门台账记录；要害周围情况的调整材料；其他与重点部位、要害部门安全保卫工作有关的材料。医院重点部位、要害部门必须建立保卫档案，由保卫部门负责建立和管理。确定或撤销重点部位、要害部门应履行审批手续，由保卫部门填写重点部位、要害部门审批表，报上级主管部门和公安部门备案。

（六）安全综合档案

医院安全工作中形成的各类其他综合档案可列入安全综合档案。医院安全综合档案包括保卫文书档案，以及医院各建筑建构分布及平面图，医院安防服务、安保服务和消防维保服务相关采购资料档案，安防及消防重要设施设备的调试安装、验收使用、保养维修等历史档案资料，这些都是极具应用价值的安全管理综合档案。

保卫文书档案种类繁杂、涉及范围广，是安全综合档案的重要组成部分。它记录了医院安全管理的方针政策和安全保卫工作的重大事件，上级主管部门下发的关于安全工作的指导性文件，以及医院在安全管理中形成的各类计划、总结、汇报、报表等，对医院安全管理工作的顺利开展具有重要的指导意义和参考价值。

三、现代医院档案管理要求

随着信息技术的飞速发展，档案管理工作面临着新的机遇和挑战。我们要加快档案工作的信息化进程，实现档案管理现代化，使保卫档案工作更科学、更具实用性，从而为医院高质量发展提供有效的资源。

（一）完善档案管理机制

对医院而言，一旦发生突发事件，需要积极制定档案工作应急机制，目的

是实现紧急状态下档案管理工作的有序开展，落实规范性原则。首先，要结合安全保卫事件类型，构建档案管理制度，目的是明确档案收集、整理以及归档的方法，准确界定范围，落实责任机制，保证科学管理。其次，针对安全管理事件类型，形成专题档案，以档案特殊性为基础，形成有效的档案整理分类手段，积极构建专题信息资源库。再次，对档案收集管理的规范与范围加以明确，将法律法规、技术应用、检测等资料都纳入其中，力求载体多元化。

（二）加强档案分类管理

对于保卫档案管理，在收集阶段力求范围最大化与内容广泛化，目的是维护档案的完整性。另外，鉴于档案类型的复杂性与多样化，还要做好分类处理。首先，针对档案实物，要做好登记与分类，以一物一卷为基础进行立卷，做好编号，明确数量，加盖印章，合理摆放与保管。其次，声像档案多涉及安全生产的会议、交流等，要对其进行价值分析，做好筛选，结合类型统一进行编号处理。另外，对于上级检查医院安全工作的声像资料，还需要合理进行内容区分，做好大事件照片资料归档，以时间为顺序。再次，收集的文书档案要进行系统分类，以时间为基准，划分期限。针对永久性资料，需要分清性质，主要涵盖应急机构的组建、参与人员、会议记录等。一般情况下，长期保存的档案多为有关设备采购、基建原始资料等文件，需要妥善保管。

（三）加大资源开发利用

对医院而言，保卫档案的开发与利用是根本，以便有效提升档案利用机制，更好服务于政策制定。医院要构建安全管理资料库，深入研究突发事件的应急预案实施、防治举措，以便提供更具指导性的经验。重视对类似事件进行对比分析，研究内在联系，寻找共性，为预警工作提供依据。除此之外，还要全面做好保卫档案编研工作，采取层次化加工方式，多方面进行梳理，力求为医院安全管理提供更加有力的信息支撑。

（四）推进信息化建设

为了适应新时代的发展，医院保卫档案管理也要引入信息技术，以信息化建设为方向，尤其要以 5G、大数据、物联网系统为基础，加快构建数字化电子档案，将信息化档案建设模式与标准落到实处。同时，要加快融入医院档案信息资源库建设，重视与相关部门开展合作，以信息整合为目标，实现保卫档案资源的丰富与完善。另外，还要发挥信息资源库的作用，善于总结安全保卫工作的特征与规律，大范围开展安全防范工作，构建隐患排除机制，更好地满足平安医院的需求。

医疗卫生领域的快速发展带动了医院各项事业的发展，安保作为医院发展的基石，保卫档案管理成为不容忽视的管理内容。因此，医院要准确掌握保卫档案的特点，正视档案管理的价值，形成有效的应对策略，发挥科学应急机构的作用，以信息化为导向，全面提高档案的管理效率，将开发与利用落到实处，为决策服务，切实强化平安医院建设。

第九节　安保队伍管理

医院安保队伍是医院保卫部门直接领导管理的一支专业安保队伍，肩负着维护医院治安安全、消防安全、综合治理、正常医疗秩序和保障医患人身安全的重任。此外，医院安保队伍也是协助公安部门等执法部门及时制止院内违法犯罪行为的重要力量。医院的安全保卫工作关乎医院的安全、稳定大局。

安保人员政治思想素质的高低、专业技能的强弱对创建平安医院有着直接的影响。除了依靠严格的管理和规章制度的约束外，决定安保人员素质和能力高低最重要的因素是思想认识和内因。针对医院日常运行管理中的常见问题、热点问题，管理者如何打造一支本领过硬、忠于职守、爱岗敬业、勇于担当、甘于奉献的安保团队，如何提升安保人员的责任感、使命感和归属感，如何高效而精准地落实医院各项安全保卫工作，更好地面对新形势下的各项挑战，这些都是目前医院保卫部门亟待研究解决的问题。

一、安保工作现状

（一）素质参差不齐

受各种主客观因素的影响，安保行业的门槛较低，安保从业人员年龄一般偏大，文化程度也不高，有部分安保员是从其他行业转岗而来。部分安保员对安保工作的性质、基本内容和要求不了解、不熟悉的情况比较普遍，对新知识、新技能的学习愿望不强烈，理解接受能力受限。

（二）专业人才缺乏

从人才培养来说，目前国内开设安全保卫相关专业的高等院校还较少，安全保卫学专业毕业生的就业以基层公安部门和行政单位为主，极小部分流向企事业单位安全保卫部门。同时，他们也很少会主动选择到医院工作，种种因素的叠加造成了医院安全保卫专业人才缺失。

随着医院的不断发展，其对保卫部门的要求也越来越高，更需要具备法律知识、治安消防技术等背景的管理者和职工。面对现状，促使医院在保卫工作中深入思考用人制度，不断探索吸引和培养跨界式人才的新机制，使安保队伍建设与时俱进。

（三）安保队伍不稳定

目前，从事医院安保工作的人员多为学历层次偏低、缺乏医院安保专业知识的人员，许多安保一线人员是劳务派遣员工、合同制员工，人员变动较频繁，责任心不强。许多医院把安保人员外包给物业公司、保安公司，以此来维持医院秩序，导致他们对医院的责任心和归属感不尽如人意。安保工作苦、累、难、险，工资、福利待遇偏低，导致安保人员招聘难、流动性大、工作热情不高、整体素质不高、服务意识和安全意识较低，对规章制度的执行缺乏自律性和纪律性。

面对大环境下的安全保卫工作现状，为共建和谐社会，社会和医院要共同面对、协同攻克。

二、管理团队建设

随着医院发展的速度越来越快，其对安保管理队伍的要求也越来越高。以往安保管理队伍更侧重于聘用公安干警、消防员等，现在则需要更多的综合管理人才。

（一）凝聚力

一个优秀的安保管理团队首先要具备强大的凝聚力。管理队伍中的成员之间要有吸引力和向心力，形成良好的内聚性。管理团队要与安保人员互相信任、帮助、支持、关爱、团结，形成一个有机的整体，发挥团队精神，才能起到事倍功半、提高工作效率的作用。

（二）专业性

大多数公立医院是集科、教、研于一体的综合大型医院，医院的快速发展意味着对管理人才的要求越来越高。保卫部门涉及的领域广泛，包括治安、消防、危化品、交通、内勤等，相应地就需要吸收安全工程、消防工程、化学工程等专业性较强的人才。同时，作为一个管理团队，还需要管理学、法学、计算机等专业人才。尊重人才，在选贤任能的基础上，构建适当的激励机制，这样才有利于建设一支一流的管理队伍。

（三）综合性

医院内的治安工作、消防工作、队伍管理等安全工作互相融通、密不可分。高质量的管理团队只有单一的专业性是远远不够的，还需要运用科学、高效的管理方法来提升工作的效能。一个优秀的安保工作者不仅需要极强的专业知识技能，还需要有出色的综合能力，包括一定的观察能力、实践能力、思维能力、整合能力及交流能力。

（四）交互性

在新形势下，医院保卫及综治工作除了不断改进和创新外，还应本着谦逊、好学的心态，积极借鉴同行的先进经验，走出去，请进来。全国医院众多，每家特色不尽相同，有些医院的安保工作在某些方面成绩斐然。当今社会发展飞速、瞬息万变，遇到安保工作中的难点和困惑，要主动到其他先进医院去学习、取经、交流、借鉴，通过比较更容易找到差距，弥补不足，迎头赶上。通过实地参观、学习，了解行业的最新动态和前沿技术，可以启迪今后医院安保工作的新思路，开拓视野，激发灵感，在未来工作发展方向上少走弯路。同时，获取信息也是生产力，加强学习和深入调研也是管理者的必修课。

三、安保队伍建设

（一）转变理念作风

在新形势下，医院安保队伍的思想教育工作是不可或缺的。加强医院安保人员的思想教育，转变安保理念，要从安保人员岗前培训开始，帮助他们树立积极进取、努力向上的工作目标和理想信念，使他们认识到自己的工作职责神圣而光荣。自 2009 年新医改正式启动以来，医疗模式由以往的以医院为中心、以疾病为中心、以医生为中心转变为以患者为中心。安保工作与临床工作其实是不可分割、紧密相连的，可以说从患者进入医院大门开始，其整个就医过程都有安保人员在提供服务。安保人员的言行举止、执勤方式、服务态度都直接影响着就诊人员的就医体验。所以，医院安全保卫工作是医院救助患者、维系健康体系中至关重要的环节之一。

保卫部门必须加强安保人员的职业道德教育、改变错误观点并积极采取举措。良好的服务来自于正确的观念，只有达成统一认识，树立了正确的人生观、道德观和价值观，工作中坚持一切以患者为中心的服务理念，才能为患者提供贴心的服务。安保人员在车辆管理、引导，进出口值守，各窗口、就诊点、检查检验科室维持秩序，为患者指路、引路，回答患者的各种询问时，遇到行动不便和需要帮助的群众，都应坚持以患者为中心的服务理念，主动提供耐心、周全的服务。

（二）开展培训教育

要加强安保人员的责任心教育。安保人员安全意识、安全素质和安全技能的提高需要采取灵活多样的教育形式，这样才能达到预期效果。在安全教育中，要克服照本宣科，以丰富多彩的形式激发安保人员主动参与的热情，尤其针对安保人员这个文化水平不高的群体，更要注意安全教育的方式，力求做到切实有效，使安保人员受到较好的安全教育。

针对安保人员的安全教育方式主要有以下几种。

1.讲课式

讲课式又称课堂式培训，即由培训老师直接向安保人员传授安全相关知识，这是最为传统并且组织起来最方便的一种培训方式。培训的内容和进度都可以由培训老师一手把控，组织和实施的难度较低。但由于这是一种单向的信息传递过程，所以极易造成听课的安保人员感到枯燥、难以投入等不佳的反应。为了增加安保人员的投入度，可以采用影视结合的方式，即在课堂上，除了老师的直接讲解外，还可以通过播放影视材料来进一步刺激安保人员的视听感觉，以此达到最好的学习效果。

2.座谈式

由老师发放课题或者案例，让安保人员通过座谈的形式，在轻松的环境中展开讨论，总结案例中的教训。这种培训方式的信息可以多向传递，安保人员之间通过彼此讨论达到思维的碰撞，可以增强教育培训的趣味性，调动安保人员的学习进取心。通过座谈式进行交流，除了培训本身需要掌握的知识和技能外，还能同步锻炼安保人员的协作能力、解决问题的能力以及演讲表达的能力。

3.演练式

演练式的培训是将理论和实践进行了结合，使安保人员在实践中得到锻炼，获得经验，更好地掌握安全技能。同时，通过演练可以及时发现问题，演练后老师要进行有针对性的点评和指正，帮助安保人员及时改进。

4.考核式

经常以小测验的形式，把安全管理规定、操作规程、应知应会等内容，以填空、选择、简答、判断等题型的方式发给安保人员，让他们答卷，同时将答题结果与保卫工作考核挂钩，这样能提高安保人员学习的积极性，并起到督促的作用。

5.观影式

影像教育直观，视听效果好，安保人员一般都比较乐于接受。要经常组织安保人员观看安全警示教育片，观看结束后让安保人员口述或书写观后收获，便于加深印象。

6.带教式

带教式的教育方式对新上岗的安保人员尤为适合，由老队员带着新队员进行言传身教，让新队员快速熟悉医院环境和掌握医院重点部位的安全措施，如针对一些火灾隐患，通过老队员的现场讲解，新队员可以快速领会。另外，在带教过程中针对新队员操作不当之处，老队员还可以及时发现并当场给予纠正和讲解。

安全理念的培育需要长期、经常地进行，但由于医院常年不间断开放，安保岗位时时刻刻不能离人的特点，决定了不可能经常性用大量的整块时间来开展安全教育培训活动。为了保持安全教育的常态化，做到警钟长鸣，可以在交接班队员相对集中的时候，由班队长进行一些简短的安全教育。

（三）加强实操训练

1. 消防能力建设

安保人员遍布各个角落，守卫巡逻的工作性质和方式决定了他们常成为火灾的最早发现者和扑救者，可以及时将火灾事故消灭在萌芽状态。因此，医院要重视安保人员消防理念的培育，促使安保人员具备消防基本素质，牢记消防工作的基本职责，掌握处置火灾的基本程序与组织人员疏散的技能，从而为医院的消防安全起到保驾护航的作用。

要加强安保人员消防能力的培训。要针对医院工作场所中消防工作的特点，加强消防基础理论知识及消防法律法规等内容的学习，重点掌握消防安全“四个能力”（检查消除火灾隐患能力、扑救初级火灾能力、组织疏散逃生能力、消防宣传教育能力）建设的技能。从建筑角度讲，应知道防火分隔物、防火间距、疏散通道等常识；在电气方面，应了解短路、过载、静电、雷电等火因是如何造成的，并学会检查线路是否安全、消除静电装置和避雷装置性能是否良好等。同时，安保人员要掌握基本的灭火技能，及时扑救初期火灾。安保人员特殊的工作性质决定了他们常是火灾的最早发现者，除了熟练掌握干粉、二氧化碳等灭火器和消防栓的使用方法外，还需学会根据起火物质的不同性质选择不同的灭火器具。对于电器火灾，应尽可能先切断电源再进行扑救，如在带电状态下进行扑救，则应使用电器绝缘性灭火剂。

2. 突发事件处置

要加强安保人员的治安防范基础知识培训。要做好医院安保管理工作，首先需要建立一支高素质的安保队伍。对这支队伍来说，要求他们政治觉悟高，时刻有为保护人民群众而献身的勇气。同时，对这支队伍来说，还要求他们有良好的专业素质，熟练掌握各项安保器材，并对医院各区域的情况十分熟悉。安保人员的身体素质要十分过硬，每天定时定点定量进行锻炼，在危急时刻能够挺身而出。此外，医院管理部门还应当对安保队伍进行政治理论教育，让安保队伍摆脱以往文化底蕴薄弱的印象。同时，医院应当培养安保人员的业务能力，让安保人员得到专业的业务知识训练。对于安保工作所需的治安安全管理知识，医院要对安保人员的学习予以支持。对于法律知识方面，安保人员要始终坚持学习，在面对紧急情况时，能保证安保人员的所作所为符合法律规定。

作为安保人员，应当不断提升自身素质，力争成为医院安保的一道屏障。

要加强安保人员的安全技能培训。根据突发事件应急处置预案，通过定期组织演练，不断提高和强化安保人员处置突发治安危险的实际应对能力，做到关键时刻能临危不乱、救己救人。第一，要熟练掌握监听、监视、监测等安全预警系统的使用方法。第二，要对重点部门的防盗门、窗、锁等物品进行定期检查，及时更新加固，消除防范漏洞，实现安全防范零死角。第三，要加强对医院流动人员和车辆的监管工作，及时发现出入的可疑人员，保障医用车辆安全、安稳、无隐患。此外，还要理顺与协调医生和患者、职工和外来人员等之间的利益需求和冲突，争取各方面的支持和配合，这是做好治安保卫工作的基础。

（四）量化绩效考核

制定有效的激励机制，充分调动职工的主观能动性。绩效考核是管理中的一个重要环节。它是考核主体对照工作目标和绩效标准，采用科学的考核方式，评定职工的工作任务完成情况、工作职责履行程度和实际表现，并将评定结果反馈给职工的过程。绩效考核是一个不断制订计划、执行、检查、处理的PDCA循环过程，体现在整个绩效管理环节，包括绩效目标设定、绩效要求达成、绩效实施修正、绩效改进、再设定目标的循环，这也是一个不断发现问题、改进问题的过程。对职工进行绩效考核也必须表现在薪酬上，否则绩效和薪酬就失去了激励的作用。同时，绩效考核的最终目的并不是单纯地进行利益分配，而是促进医院与职工的共同成长，通过考核发现问题、改进问题，最后实现提升工作能力、提高工作效率的目的。

要建立一支素质优良的安保队伍，就要转变陈旧的医院安保管理理念，由静态管理向动态管理转变，由管理型向服务型转变。制定月度绩效考核的目的是对被考评者工作表现、能力、态度、任务完成情况等方面进行客观的定量、定性评价，考核结果与每月的绩效奖金挂钩并兑现。此外，考核结果也是年终绩效奖金分配的主要依据，可以让职工明确工作要求、努力有方向，从被动执行变为主动工作，同时起到鼓励先进、鞭策落后、共同进步的作用。

某大型三甲医院月度绩效考核工作案例如下。

一、考评方式

1.制定一个基础考核评分系数，设定A、B、C、D（全勤风险岗一、全勤风险岗二、非全勤风险岗一、非全勤风险岗二。A级系数1，B级系数0.9，C级系数0.8，D级系数0.7）共计4个岗位类型，以实际工作表现结合工作年限为岗位等级设置标准，设置各岗位等级要求，制定岗位等级评分办法，按月考核；每位安保队员根据自身能力、特点和岗位要求，自愿选择相应岗位。

2.根据医院、保卫处及安保队伍各项规章制度制定绩效考核评分细则（表2.6）。

3.成立保卫处考核小组，每月末考核小组根据绩效考核评分细则内容，以保卫处干部及安保队班队长查岗记录、安保队集合训练点名册、日常工作记录、考勤记录作为扣加分依据，对安保队员的实际工作表现情况进行考核评分。

二、考评程序

1.在日常工作中，由各岗位负责人（班队长）对每位队员的工作表现及考勤进行记录，并将记录上报考核小组。

2.考核小组对岗位负责人提交的相关记录进行核实，并对当事人进行询问和说明。当事人确认后在安保队绩效考核记录本上签字。

3.每月末考核小组召开考评会，对绩效考核记录内容进行核实及评分，并将全体安保队员考评分数汇总，确认无误后交至医院经济管理办公室。

三、考核小组组长、副组长及成员（略）

四、考评要求

考核小组对每名安保队员的工作纪律、工作能力、工作态度、勤务、训练及内务等情况进行公正、客观的评分。要求避免掺入主观因素，实事求是，有理有据。

五、考评得分与绩效奖金的分配系数

1.每名安保队员设置基础分数100分。

2.考评得分每低于基础分1分，相应扣除绩效奖金总数的1%，按实际得分发放相应比例的绩效奖金。

3.考评得分超过基础分的给予奖励，每增加1分，增加绩效奖金总数的1%，依次累计。

六、考评结果与申诉

将考评结果作为绩效奖金变动的依据。考评结果可在安保队内进行查询，如认为考评结果与实际情况不符，可于5个工作日内向安保队申诉，安保队接到申诉后应组织复查核实，如申诉内容属实，应立即予以更正，并报考核小组审核。

七、补充说明

安保队编制内的外调人员绩效考核由所在部门负责，如监控中心、消防科、病案室。

表 2.6 安保队员绩效考核评分细则

序号	扣分细则
	工作纪律（20分）
1	上班迟到、早退、脱岗半小时以内扣1分/次，超过半小时扣5分/次，超过2小时扣10分。
2	未经批准私自换班的，视情节扣1～5分；有旷工行为的，扣10分/次。
3	未履行岗位职责，导致后果的，视情节扣2～10分/次。
4	重大活动加班任务中未到的，扣20分/次。
5	未做值班记录和进行正常交接班的，扣1分/次。
6	工作时风貌差，着装、装备不整齐的，扣1分/次。
7	保持通信畅通，对讲机或手机无法联系的，扣1分/次。
8	上班时间玩手机或做与工作无关的事情，扣1分/次。
9	上班时间睡觉的，扣10分/次，当月达到3次取消绩效。
	工作能力（30分）
1	出现重大失误被院领导和部门领导批评的，视情节扣5～15分/次。
2	遇有各类治安消防隐患，但未及时处理和上报的，扣5分/次。
3	遇有各类治安、医疗纠纷事件，但未及时处理和上报的，扣10分/次。
4	遇有各类重大突发事件，但未及时处理和上报的，扣15分/次。
5	未采取有效措施导致医院职工在纠纷事件中受到伤害的，扣15分/次。
6	在工作中未能进行有效沟通、化解矛盾，导致事态扩大的，扣1～5分/次。
7	在纠纷处置过程中没有全局意识，导致矛盾激化的，扣1～5分/次。

续表

序号	扣分细则
8	在各类纠纷及突发事件处置过程中未能采取措施有效控制的，扣1～5分/次。
9	出于个人原因，不能适应安保队集中食宿管理、不能随时应对各类突发事件的，扣10分。
工作态度（15分）	
1	工作态度差，被患者投诉的，扣1分/次；被职工投诉的，视情节扣1～6分/次。
2	工作中团队协作精神不强、互相推诿的，视情节扣1～5分。
3	队员之间不团结、发生纠纷的，视情节扣1～5分。
4	拒不服从上级工作安排的，扣2分/次；造成后果的，扣10分/次。
5	因个人行为对医院、保卫处及安保队声誉造成影响的，视情节扣1～5分。
6	工作责任心不强导致后果的，视情节扣1～5分。
勤务（20分）	
1	当月事假每次1分，当月超过3天扣10分。
2	当月病假每天扣1分。
3	当月休假每天扣1分。
4	不按规定请假外出的，扣1分/次；请假逾期未归的，视情节扣1～5分。
5	训练请假的，每2次扣1分；点名未到且未请假的，扣1分/次；当月超过3次扣10分，已请假的，累计3次扣1分。
6	备勤迟到的，扣1分/次，超出1小时扣2分，未到扣3分；当月超过3次未到的，扣15分。
7	未准时参加紧急集合应对各类突发事件的，扣5～10分/次。
8	未参加各类加班任务的，扣1～5分/次。
9	未参加医院及保卫处组织的各类活动，扣1分/次。
10	未参加保卫处和安保队的各类会议和学习，扣1分/次。
11	未携带执法记录仪进行取证工作的，扣1分/次。
12	不参加集体食宿的，扣10分。
训练及内务（15分）	
1	训练迟到或早退扣1分/次，一个月超过3次扣10分；不参加训练的，扣10分。

续表

序号	扣分细则
2	训练中有不服从纪律行为的，扣 2 分/次；因病因事不能参加训练的，扣 1 分/次。
3	带无关人员在宿舍留宿的，扣 1 分/次。
4	内务卫生检查不合格的，扣 1 分/次。
5	值班岗位卫生清洁情况差的，扣 1 分/次。
6	有以下情节之一的，取消绩效，按院纪院规处理： （1）有违法行为受到公安部门处理的； （2）通过网络、手机微信等手段发表或转发负面、反动、危害国家安全言论内容的； （3）因个人行为对医院、保卫处及安保队声誉造成严重不良影响的； （4）损害医院利益，为自己谋利的； （5）对上级领导不尊重，诽谤、辱骂的； （6）遇有医务人员受到攻击，未出面制止的； （7）遇有重大突发事件，不服从命令的； （8）利用岗位职务便利，为他人提供有偿服务的； （9）与管理对象互通，造成较大影响的； （10）捡到财物未上交，占为己有的。
序号	加分细则
1	有突出表现，获得院领导及部门领导表扬和表彰的，视情节加 1～10 分。
2	有立功表现，获得公安部门和其他行政部门及社会机构表彰的，视情节加 5～10 分。
3	拾金不昧、热心帮助患者，受到群众表扬并收到感谢信或锦旗的，加 1～5 分。
4	对工作有合理、创新建议并获得采纳的，加 5 分。
5	抓获犯罪嫌疑人扭送至公安部门并定罪处罚的，加 5 分。
6	勇于保护医务人员人身安全导致自身受伤的，视情节加 5～30 分。
7	纠纷事件中承受委屈保持克制及受到患者家属攻击导致自身受伤的，视情节加 5～30 分。
8	积极参与抢险救火，或在抢险救火过程中导致受伤的，视情节加 1～10 分。
9	及时发现火险隐患并排除，避免医院重大损失的，加 5 分。
10	当月被评为优秀的，加 20 分（不超过总人数的 5%）；被评为进步之星和积极分子的，加 10 分（不超过总人数的 10%）。

四、安保文化建设

历史表明，在漫长的社会进程中，文化建设是一种慢变量，其所起到的作用无法立即显现，更多的是潜移默化的影响，特别是价值理念和行为方式。但不可否认的是，作为软实力的重要组成部分，文化对发展有着不可忽视的作用。在安全保卫管理中融入文化要素，能在一定程度上加强安保队伍的凝聚力、向心力。

（一）意 义

作为安保管理人员，加强队伍凝聚力的要素之一是给予队员一定的关心关爱，营造温暖向上的工作氛围。对内充分从队员的需求出发，深入践行以人为本的理念，将尊重个体发展、和谐共建作为带好队伍的关键；对外以宣传需求出发，当前安保人员面临着“三低”（收入低、认可度低、社会地位低）的境况，通过宣传，将普通的安保人员的不普通事迹进行推送，以提升安保队伍的整体形象。

（二）内 容

1. 人性化管理

人是文化建设的核心，安保文化建设必须强调人性化管理。作为管理者，要主动关心每一位安保人员的生活、工作和思想需求，积极改善安保人员的住宿、饮食条件，有困难的要尽量想办法协调解决，为安保人员争取合理的有利政策，努力提高他们的工资、福利待遇和必要的保障，让他们享受到社会、医院发展的红利。安保人员收入提高了，工作得到了认同和尊重，就会有一种自豪感、归属感，团队自然就会形成一种吸引力。

2. 凝聚力管理

医院安保工作任务重且繁琐，同时又具有重复性和单一性，容易让人产生厌倦和疲劳情绪。安保人员普遍是年轻人，精力旺盛、生活单调，因此要多组织一些积极向上的文娱活动，丰富他们的业余文化生活，既能寓教于乐，又能缓解工作压力，还能在活动中增强凝聚力、向心力。医院要组织各种体育竞赛和文艺汇演，以及外出学习、参观活动，配齐各种文、体、健身设施和场所，满足不同爱好者的需求，为安保人员提供一个相互沟通的平台，在交流中增进友谊，使他们保持舒畅的心情，以良好的精神风貌做好本职工作。

3.沟通管理

在具体问题上，单一的领导向下布置任务，安保人员接收任务或许能解燃眉之急，但对队伍的长久发展是不利的。管理团队应建立合情合理的向上反馈沟通渠道，让安保人员及时反映工作中遇到的难题、困惑及想法，这不仅有利于解决问题，还能在沟通交流中发现队员的特点，对他们的晋升乃至职业规划都有一定的帮助。除了向上反馈外，同级的交流沟通也是十分重要的。可组织座谈会、茶话会等活动，鼓励队员有话敢说、有话就说，促进安保人员之间的交流，形成良性竞争的氛围，以提升安保队伍的整体质量。

（三）具体示例

以浙江大学医学院附属第一医院保卫部家文化建设为例，医院定期组织开展安保人员技能大比拼、体能竞赛、宿舍文化建设等多维度的活动，通过各种形式打造一支“有实力、有温度、有情怀”的安保队伍。如每年举办的演讲比赛，2022年组织开展“嘹亮心中的号角”为主题的演讲比赛、2021年组织开展“携手并进浙一人，凝心共筑平安院”为主题的演讲比赛、2020年组织开展“抗疫有我，绽放青春”为主题的演讲比赛，并邀请相关上级主管部门前来参会颁奖，充分调动了安保人员的能动性和积极性。同时，每年举办运动会，营造安保团队的活跃氛围，增强归属感，发扬体育精神。除了上述项目之外，浙大一院保卫部还陆续开展安保服务质量培训比赛、安保座谈会等活动。安保人员在持续的自我挑战中不断进步，多次参与医院组织的各项文体活动，如在院庆文艺汇演上参与开场舞表演、医院美食节暖场表演等，向大众展现了浙大一院安保不为人知的多样风采。

第三章

智慧与防控

随着大型三甲医院的不断扩张以及社会经济的持续发展，医院的发展也面临新的机遇和挑战，特别是近年来各地积极开展智慧医院、平安医院建设，扎实推进医院治安综合治理工作，切实解决医院执业环境面临的突出问题，而安防是医院发展过程中无法避开的一项内容。应对重大突发公共安全事件的能力是平安医院的一个重要标志。如何在建设智慧医院的过程中不断提高安防管理水平，不断发展安防管理体系，已经成为当下各行各业的热议话题。

智慧安防与传统安防相比优势就在于智能化。传统安防主要依附于人力开展，不严谨、漏洞多，在日常工作中十分耗费资源，而且图像处理技术、监控技术、警报技术非常落后，所发挥的作用非常小；智慧安防的图像处理技术、监控技术、警报技术非常智能，一旦安防设备出现异常，就会迅速报警，工作人员可以及时对报警事件采取措施，从而降低损失。

人工智能在安防上起到了积极推进的作用。在安防领域，随着智慧安防的发展，监控点的逐步增加，数据的大量生产、采集，庞大的信息量已经不是人工可以检索处理的，而人工智能越来越多融入安防系统，代替人工进行信息筛选，可以节约大量的人力、物力、时间的成本。

目前，智慧安防已经进入大数据和人工智能时代。以机器视觉、深度学习技术为基础的人工智能已经广泛应用于治安管控、交通管理、重点人员管理等业务场景，在不需要人为干预的环境下，计算机可以对摄像机拍摄的内容进行自动分析，包括目标检测、目标分割提取、目标识别、目标标注、目标跟踪等；可以对监测场景中的目标行为进行理解并描述，得出符合实际意义的解释，如车辆逆行、开车打电话、人群集聚、包裹遗留等，大大提升了视频监控数据的价值和使用效率。安防数据像血液一样渗透于治安、交通、医疗等各个方面，而处理海量多源异构数据是智慧安防必须面对的问题。

第一节　智慧安防

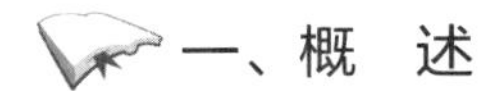

一、概　述

（一）智慧安防的概念

所谓安全防范，就是以保障安全为目的而采取的防范手段。

所谓智慧安防，则是以现代科学技术为支撑，将人防、物防、技防紧密结合，最终形成的一套完整的安防体系。

所谓技防，就是安全防范技术，即将具有防入侵、防盗窃、防抢劫、防破坏、防爆炸等功能的软硬件设备有效组合成一个具有探测、延迟、反应等综合功能的信息技术网络。现代社会的安全防范需求把技防提高到一个前所未有的高度，智慧安防的落脚点也就是智慧技防。

智慧安防可以理解为通过大数据、互联网等工具，利用技术系统达到安全防范的目的。就智能化安防系统来说，一个完整的智慧安防系统主要包括门禁、报警和监控三大部分。我国安防行业发展很快，也比较普及，但是传统安防对人的依赖性比较强，非常耗费人力，而智慧安防能够通过设备实现智能判断，从而尽可能实现人想做的事。

（二）智慧安防的主要内容

智慧安防是在传统安防的基础上增加了门禁、烟感探测、视频监控、防爆安全检测等内容，在此过程中每个环节都会收集到大量的数据信息。大数据技术则是通过对这些数据信息进行分析处理，从中找出一定的规律变化，进而使人们能对一些天灾或人祸等做出相应的预警，并提前制定应对方案。在大数据思维的基础上，智慧安防主要包括以下几方面。

1. 视频监控管理

视频监控管理主要包括监控管理和人员管理。医院要设置监控中心，对本单位的安全信息进行集中管理。医院要按照《安全防范工程技术规范》（GB 50348—2004）、《视频安防监控系统工程设计规范》（GB 50395—2007）、《电子巡查系统技术要求》（GA/T 644—2006）等行业规范建立完善视频监控系统。视频监控图像保存不少于30天，系统故障要在24小时内消除。重点部位监控图像保存应不少于90天。监控中心要实行双人全天值班制，具备条件的，应当与当地公安部门联网。同时，医院应按照实际情况，设置视频监控图像监视查看权限，进一步加强视频监控管理。

例如，在医院，智能视频监控系统可以将医疗场所发生的事情具体记录下来，为工作人员处理事件提供便利，甚至可以预防医疗“碰瓷”事件、盗窃事件等的发生，维护正常的医疗秩序。

又如，智能视频监控系统可以监控院内道路上车辆的所有动作，一旦发生交通事故或者违停等情况，可以及时处理，保证院内交通正常运行。另外，可以对违反交通法规的车辆进行详细的记录，包括违法驾驶员的图像，将责任具体追究到个人。

2. 智能报警

智慧安防报警系统与医院各种传感器、探测器及执行器共同构成医院的安防体系，是医院安防体系的“大脑”。报警功能包括防火、防盗、燃气泄漏报警及紧急求助等。报警系统采用先进的智能型控制网络技术，由微机管理控制，实现对暴恐、盗窃、火灾、燃气、紧急求助等意外事件的自动报警。

3. 门禁系统

在现代化医院建设与管理中，门禁系统的设计和应用是一项非常重要的内容。一套先进、稳定、实用、使用方便的门禁系统能够很大程度提高医院办公场所的安全性，减少意外事件的发生，同时能够提高医务人员的工作效率，提升医院的管理水平。

4. 消防系统

目前，人们越来越重视消防，其中楼宇建设的消防要求很高，这是因为楼宇一旦发生火灾，往往后果十分严重。火灾发生时都会起烟，一旦烟雾达到烟雾探测器的报警值，就会启动自动喷水装置并发出警报，管理人员可以根据终端的反馈及时赶到现场，采取相应措施，降低损失。

二、安防平台发展史

安防监控最早主要应用于公共安全某些方面，如城市交通管理、车辆违章检测等；后期发展中逐渐包括城市治安防控，如行为轨迹分析识别、人物特征分析应用等。随着安防行业的不断发展，对其技术的要求也越来越高，现阶段的技术难点主要是人物的特征识别，如人物脸部特征、衣着颜色、行为动作等，这些在有关案件的侦破中能起到关键性的作用，应重点研发。近年来，智慧安防装置在医院的应用也越来越多。

（一）安防平台发展初期（模拟信号时代）

20 世纪 70 年代以前，我国安防行业尚不具备成熟的视频监控技术与设备。20 世纪 70 年代之后，视频监控技术开始发展并日趋完善。视频监控技术起源于闭路电视（closed-circuit television，CCTV），最早的视频监控由摄像机通过视频线点对点连到监视器。这一时期的监控典型的特征是“监视基本靠瞅、控制基本靠手、存储基本没有”，还不能称之为一个完整的视频监控系统。

随着技术的不断发展，视频监控系统开始“脱胎成型”，逐步形成了包含“视频源—传输—控制切换—存储—显示”的完整系统，这个系统被称为模拟闭路电视监控系统。

模拟闭路电视监控系统是多种模拟设备的组合。该监控系统在当时技术成熟、稳定，短距离实时性好且图像清晰，但是由于整个系统采用模拟信号机制，在长距离传输、存储容量等方面存在天然劣势，导致这个阶段的视频监控系统规模不大，主要适用于小范围的区域监控。

模拟闭路电视监控系统的主要缺点有：多级联接力后视频图像质量严重下降（长距离传输，信号衰减大）；大规模视频源的控制与管理困难（连接线数量多，施工及维护风险大）；数据存储和调用困难（模拟信号存储量大，磁带易受潮、粘连）；与信息系统无法交换数据（与计算机和网络系统无法结合）。

（二）安防平台发展中期（数字信号时代）

20 世纪 90 年代起，我国安防行业发展进入数字监控阶段。随着计算机视频编解码技术的发展，出现了数字硬盘录像机（digital video recorder，DVR）产品，这就是常说的模数结合方案。

相对于模拟监控，模数结合监控较好地解决了数据存储问题以及远程访问需求，但是模数结合监控仍然存在较多的问题，如模拟设施和集成软件工程实施复杂，后期维护困难；缺乏全系统故障自动定位手段，依靠人工排查，维护效率低下；标准化程度低，各厂家采用大量自有技术，很难与行业应用集成，业务升级复杂。

2004年起，国家启动了全国“平安城市”建设和“科技强警示范城市”建设，引发了安防视频监控新一轮的技术变革。在这个阶段，全国各主要城市均开始建设以视频监控指挥中心为核心的安防系统，该系统要求实现“统一指挥、多级联网、分布式管理、多点监控”等目标。在这个过程中，最大的技术变革就是将互联网协议（internet protocol，IP）交换技术引入安防视频监控，替换了原先的模拟交换，真正实现了大规模视频监控的联网。

（三）安防平台发展后期（智慧时代）

近几年，随着国内“平安城市”基础设施建设基本完成，安防视频监控系统正迅速进入以数据为核心、情报驱动的信息化应用建设阶段。在这个阶段，更好地收集、分析和使用价值数据是重点。简单地说，安防视频监控开始由“看得见”（标清、联网）、“看得清”（高清化）向“看得懂”（智能分析）转变。

视频监控系统数据有三个特点——海量、非结构化和低价值密度，传统的分析方式是人工实时监控和录像查询回放。随着视频监控数据的爆发性增长，受限于人员数量和能力（长时间易疲劳、错看漏看、来不及看）、显示设备有限（前端相机数量远远多于显示屏数量）等因素，当前的视频监控体系、数据管理方式、数据分析应用等已无法满足要求。具体地说，当前的系统架构无法保证24小时都能准确地监控所有场景。同时，事后视频监控图像的查找回溯也非常困难，人力、物力投入已经超出可承受范围。例如，在某重大案件侦破过程中，为在视频监控录像中找到犯罪嫌疑人，某地公安部门动用了约2000警力，每天进行长达十几小时的录像回放、人工搜寻，其总视频浏览量相当于83万部电影，耗费了大量的人力和物力。

在该背景下，以物联网、大数据、云计算、人工智能等技术为代表的IT

（information technology，信息技术）前沿技术被引入安防监控领域，推动安全监控系统架构向智能监控方向演进。新一代视频监控系统信息规模很大，表面上无序，但却暗含无数人、车、物的行为关系，利用大数据技术进行数据挖掘，其中涉及海量数据的多维度关联分析，如基于时空关系（位置和时间）的分析，未来会更进一步发展到利用人工智能进行更深层次的逻辑分析（如人员异常聚集、可疑行为分析）。目前常见的分析场景包含刑侦线索分析、案件规律分析、社会舆情分析、金融诈骗分析、公共交通优化等。

从我国安防行业的历史沿革可以发现，虽然我国安防起步晚，但制度基础坚实、技术发展快、设备设施更新及时。未来，我国安防将继续朝精细化、专业化、智能化、数字化的方向发展。

第二节　医院智慧安防系统

智慧安防是医院安防发展的新方向，其不但能促进医院的可持续发展，而且能让医院更加智能化、信息化。虽然我国在智慧安防方面起步较晚，但是发展速度很快。伴随网络科技的发展，云计算及智能分析技术越来越成熟，这些都为智慧安防的发展奠定了坚实的基础。智慧安防系统包含智慧监控系统、智慧报警系统、智慧消防系统、智慧交通系统、安防数据分析等。

一、智慧监控系统

智慧监控系统是指采用图像处理、模式识别和计算机视觉技术，通过在监控系统中增加智能视频分析模块，借助计算机强大的数据处理能力过滤视频画面中无用的或干扰信息，自动识别不同物体，分析抽取视频源中关键的有用信息，快速、准确地定位事故现场，判断监控画面中的异常情况，并以最快和最佳的方式发出警报或触发其他动作，从而有效进行事前预警，事中处理，事后及时取证的全自动、全天候、实时监控的智能系统。

智慧监控系统技术应用主要包括人物识别、轨迹与流量分析、3D可视化应用等。

（一）人物识别

监控系统的识别内容包括人脸识别、车牌号识别、智能检索、可疑人员布控等。识别类的智慧监控系统技术应用最关键的要求就是识别的准确率。如医院发生人员走失事件，传统方式只能依靠安保人员进行视频录像回放人工查找，而智慧监控系统可以通过对视频监控录像中的人进行特征属性提取，实现快速找人。

1. 人脸比对功能

人脸比对功能是人脸识别应用中的基础功能，其中最重要的应用是人脸检索（以图搜图）。人脸检索包括通过人脸以图搜图和通过人脸属性进行人脸检索两个功能（图 3.1）。

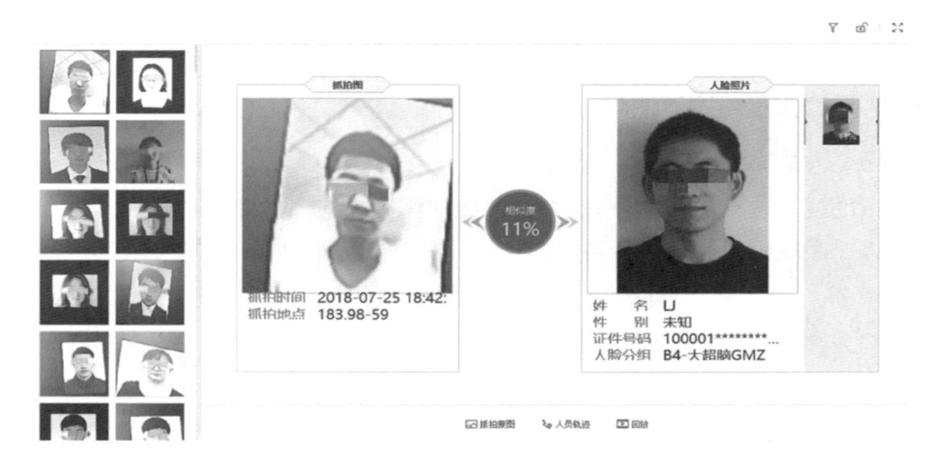

图 3.1　人脸比对功能示意

（1）人脸以图搜图

通过人脸以图搜图功能进行人脸检索。通过人脸图片选择抓拍的摄像机和时间段，从抓拍到的所有人脸图片中查找是否有匹配的人脸图片。

（2）人脸属性检索

通过按照性别、年龄段和是否戴眼镜三个属性进行人脸属性检索，搜索相同属性的人脸图片。

2. 车辆识别功能

以汽车通道、过车时间、车牌号、车牌颜色、车辆颜色、车辆类型、车辆品牌为条件对车辆进行检索，实现快速找车。

（二）轨迹与流量分析

轨迹与流量分析主要包括人脸轨迹、可疑人员布控、重点人员管控系统、区域客流管控等。该技术除了数量统计外，一般还对某个过程进行判断，一旦发现异常情况，就发出报警信息，提醒值班监控人员关注相应热点区域。对于数量统计类技术，关键的技术点是发现异常情况，并对异常情况进行数量统计。因此，要求统计数据准确，尽量降低误差。

1. 人脸轨迹

在人脸以图搜图的结果中，将符合阈值的人脸图片在医院的安防平台上以列表展示，并按照时间顺序依次在地图上展示出目标人员的轨迹，从整体上把握某个目标人员的全部活动轨迹，并在地图上生成人脸轨迹。

2. 可疑人员布控系统

可疑人员布控系统是一套集出入人员人脸实时抓拍、可疑人员布控预警、人员精准搜索、身份信息核验、人员轨迹追踪于一体的分析和应用系统。该系统可以对医院出入人员进行实时抓拍与预警，一方面帮助医院管理人员高效地防范医闹、“医托”、小偷等影响医院日常安全的可疑人员（图 3.2）及可能影响医院公共形象的相关人员，加强医院安全防范；另一方面，帮助医院管理人员快速定位院区走失人员，提升医院在大众心中的形象。

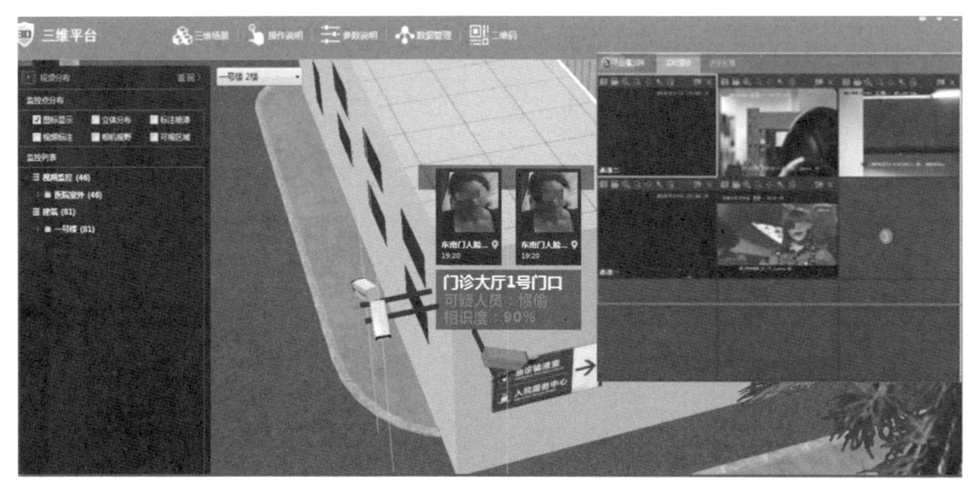

图 3.2　可疑人员布控系统示意

不同于其他公共场所，医院是以患者为中心、医生和护士为重要参与人员的场所。从总体情况来分析，医院主要存在以下问题。

（1）偷窃

医院内的人员相对来说都是弱势群体，尤其是前来就医的患者，身体本就不舒服，或者家属身体有疾而匆忙办理就诊手续等，易对周边环境放松警惕，而这部分人就医时往往携带有现金，易导致不法分子偷盗。

（2）医闹

随着医院业务量的增加及患者病情的复杂化，不可避免会发生医疗事件，虽然其中医疗事故占比较低，但仍有部分情绪失控或怀有某种目的的患者家属做出一些过激行为，严重干扰医院正常的医疗秩序，并造成不良社会影响。

（3）“医托”/“号贩”

为了谋取经济利益，一些不法分子经常出没在医院挂号处、大门口等地方，欺骗患者及家属，将他们引到一些无医疗资质的小诊所看病，对患者进行恐吓、敲诈乃至抢劫。此外，一些“号贩”也经常从医院挂号后高价转卖给患者，此类情况严重干扰了医院正常医疗业务的开展，损害了患者的利益。

（4）走失人员

医院是一个人员流动密度较大的公共区域，随时可能存在患者、患者家属等人员走失的情况，需要医院安保人员能够第一时间追踪走失人员轨迹、快速定位人员位置，找到走失人员。

3.重点人员管控系统

重点人员管控系统可以对重点人员进行自动识别和预警，还可以实现智能监控网格化、实时量化监控；借助高清智能摄像头和多目标枪球摄像头捕获的各类量化数据，系统可以自动分析人员、车辆等的特征数据，省去大量人力手工排查的分析工作，提高保卫工作效率，减轻安保人员的工作量。另外，重点人员管控系统还可以进行多层联动、轨迹分析：传统的监控往往存在多系统无法同步分析联动的问题，对可疑人员或车辆的定位跟踪往往需要长时间的人力分析。基于大数据技术的多层联动平台可以消除数据孤岛，实时提供目标对象的移动轨迹分析；以智能报警、动态轨迹、分色处置、走知去向为建设目的，建设重点人员常规管控及重点人员临时布控体系，配合积分模型及研判工具，达到管理控制重点人员活动的目标。重点人员管控系统的建设，有助于提高保卫管理的精细化和科学化水平，提升服务水平，对整合资源、改造流程、创新模式、降低成本、实现效能的最优化具有重要的推动作用。

4. 区域客流管控

医院一般都是开放场所，往往人满为患，而医院的安全防控要求又相对较高，一方面给医院管理部门及管理人员造成了非常大的压力，另一方面对患者就诊体验也造成了不良的影响。医院需要实时掌控各个就诊场所及全院的总体客流人数，以便随时对人员进行调配和疏导，同时需要对客流进行分流。

为了提升医院的管理力度和科技化管理水平，打造智慧医院，可以采用客流密度智能分析的方式实现对客流的管控。如在门诊区域，需要显示当前客流状态和变化趋势（图 3.3），以对流量较大的区域采取预防突发事件的措施，并实时观察该区域当前的停留人数，从而对电力、维护人员及安防人员等进行合理调整，以控制运营成本；当重点区域的人流数量超过保有量时，要给予语音和地图提示，以便安排工作人员进行人员疏导。

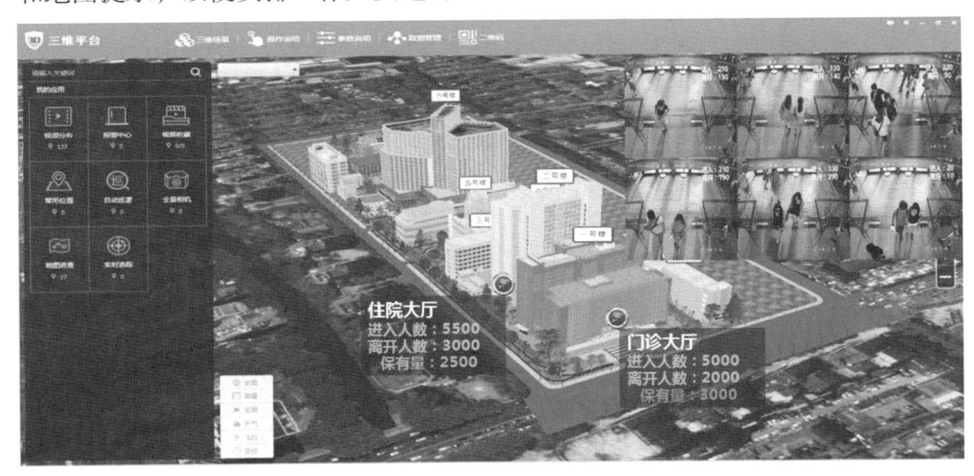

图 3.3　区域客流管控功能示意

（三）3D 可视化应用

1.3D 地图

3D 地图，即三维电子地图，或 3D 电子地图，就是以三维电子地图数据库为基础，按照一定比例对现实世界或其中一部分的一个或多个方面的三维、抽象的描述。

目前，随着医院监控点的急剧增加，视频通道也越来越多，传统以人工进行监视的监控系统越来越变得困难。因此，智能视频分析迅速成为安防应用中一个关键的创新元素。使用以智能视频分析和传感器输入为中心的数字产品与以虚拟现实技术研发的三维数字模型为平台的系统，可以同时满足系统功能与操作可视化要求，这对有不同安防需要的医院来说日益重要。

医院3D可视化安防管理系统是运用虚拟现实技术构建的全三维数字化安防管理平台（图3.4），结合视频监控、视频智能分析、人脸识别、车辆识别、物联网传感技术、互联网技术、门禁系统、报警系统，突破了以人工管理为主的常规安防管理模式，解决了常规安防管理模式中各系统独立、操作复杂不直观的问题。

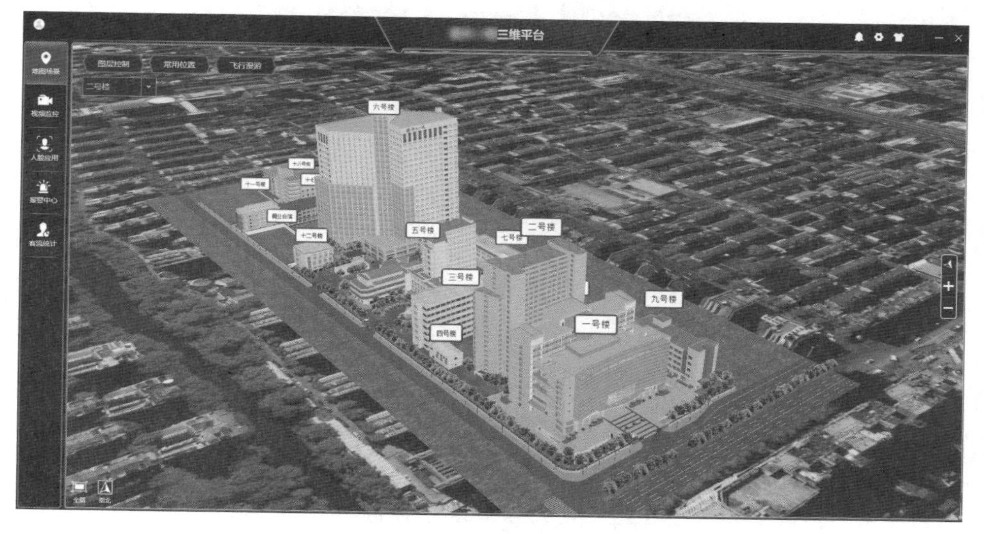

图3.4　3D地图功能示意

2.线上视频巡查

通过3D虚拟仿真路线+巡更点视频监控实时预览的方式完成线上巡更工作（图3.5），在巡查过程中发现问题可以及时截屏记录，形成巡更电子台账。同时，通过医院线上、线下日常巡更工作的协同有机配合，可以大大提升巡更的效率。此外，还对监控点及布放区域进行全面的视频监控。在常规监控时间，通过云台的控制可在重点监控区域设置预置点，配置巡航动能，进行定点定时的视频巡查，从而监控异常事件的发生。

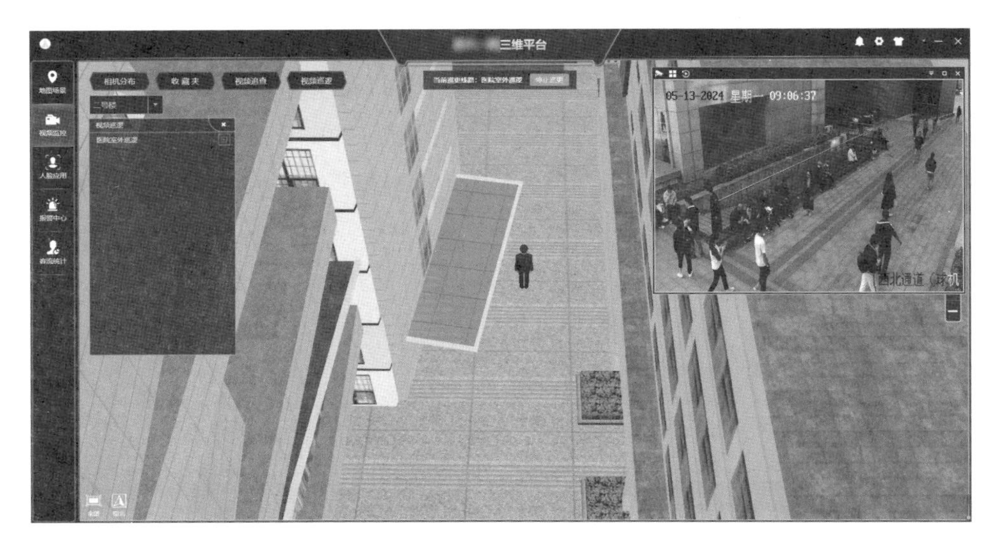

图 3.5　线上视频巡查功能示意

二、智慧报警系统

（一）常见的报警方式

1. 一键式报警

在医院出入口、花园、院内道路旁、门诊大厅出入口、住院楼出入口、餐厅出入口、职工宿舍出入口等重点区域安装一键式报警柱，在医院各楼一楼大厅和走道、楼梯拐角处以及宿舍楼道等关键区域布防报警箱，在各护士站和门诊室安装一键报警盒，为医院打造一个立体的、全方位的安防体系，从而有效保障医务人员的人身安全，维护医院正常的医疗秩序。

2. 重点人员布控报警

通过与公安系统联动，将重点人员信息库的相关信息上传至安防平台，并与医院各部位抓拍到的人脸照片进行比对识别，一旦匹配即报警，监控中心收到预警，第一时间通知就近安保人员赶到现场，以有效防范和应对安全事件的发生。

3. 人脸陌生人报警

对于手术室等核心区域，将“白名单”人员的照片上传至名单库并关联布控。关联后，进行人脸比对识别和报警，若比对成功，不报警；若比对失败，则认为是非名单库中的人员，属于“陌生人”，上报陌生人报警事件。

4. 婴儿防盗报警

在婴儿手腕上佩戴智能手环，当婴儿离开设定病区时，手环即会自动报警，通知监控中心值班人员。医务人员可以通过安装在护士站、诊室的紧急报警按钮装置进行紧急报警。监控中心智慧安防系统3D地图上自动定位到紧急报警点，报警闪烁，同时联动调取报警点视频实时监控画面。

（二）报警联动方式

1. 联动视频复核

监控中心收到报警信息后，在显示报警的同时，对自动弹出报警发生所在区域的现场图像进行视频复核，复核时可打开音频监听现场环境，并用对讲机与现场人员通话，使值班人员可以全面、详细地查看现场，核实报警，帮助值班人员准确、迅速地判断是否需要出警及如何处警。

2. 联动视频进行目标跟踪

监控中心可事先根据报警设定联动视频，如设定防区周围相关的4个监控点联动，报警发生后联动查看关联的4个监控点，通过视频监控有效监控报警目标，查看目标在报警发生后的行进路线，部分实现对目标的实时跟踪，快速调集安保人员进行堵截。

3. 电视墙联动

报警发生后，可以将关联的监控点视频投放到电视墙上进行预览，更加直观地显示前端现场情况。

4. 短信、邮件联动

报警发生后，通过联动短信或邮件将报警信息迅速发送到相关负责人，保证各方及时了解警情，迅速做出反应。

5. 门禁联动

报警发生后，可联动门禁进行开门联动，方便工作人员在紧急情况下进行疏散和逃生。

6. 物联网报警设备联动

医院内的各类物联网报警设备，如消防、水压、门禁等的报警统一接入三维地图，并与第三方平台进行数据层的信息交换。当有报警发生时，进行地图定位及联动相机主动弹出位置画面，并启动相应预案。

三、安防数据分析系统

随着深度学习和大数据技术的不断突破，安防技术领域基于大数据也萌生出了很多新技术，其间尤其以海量人脸信息采集和互联网数据通信为基础形成的视频安防集成系统为代表，这也意味着传统的安防行业已经逐步迈入大数据智慧安防时代。与此同时，大数据已经成为各个行业间竞争所必备的战略资源，缺乏以大数据为基础的智能分析，易导致行业在战略定位中出现偏差，就会在激烈的市场竞争中被淘汰，安防行业也是如此，没有大数据的安防便不是智慧安防。医院安防的智能化是一种趋势，这种趋势伴随着可视化、智能化以及算法的改进愈发明显。大数据技术的核心在于对大量分散的数据进行存储和分析。下面分别从门禁安防数据、视频监控数据等着手，搭建一个统一的安防平台。

（一）医院门禁数据分析应用

利用射频识别（radio frequency identification，RFID）等技术采集院内人员的进出情况，将采集到的数据上传至数据服务器端进行处理，对院内人员的进出等日常行为进行实时监测并记录。同时，将入院人员的相关数据进行检索匹配，阻止未经审核或未经授权的院外人员擅自进出，最大限度保障医院职工的安全。在人员进出门禁或出入口事件发生时，通过传感器，触发相关的视频监控进行抓拍录像，在医院内设置规则或者圈定相关防止非法闯入的重点区域，采用智能视频生态分析系统，查证和验证是否有发生非法闯入和进入的事件。

（二）视频录像数据分析应用

将视频监控前端采集到的各种视音频信息进行汇聚后上传至数据库。智慧安防系统依靠其强大的数据分析和处理能力，利用相关软件进行全方位的分析，如视觉对比、图像优化、数据过滤、模式识别等。利用已经优化的算法将无用的干扰信息去除，然后利用相应的人脸识别技术提取数据中的关键信息，如人脸、行为规则特征等，智能分析异常监控画面，准确定位现场数据，并触发报警或产生其他动作。

四、智慧消防系统

智慧消防是一种先进的消防解决方案，与传统消防相比，其注重打通各系统间的信息壁垒，提升感知预警能力和应急指挥能力。通过物联网技术，将原本传统的消防设施和网络结合起来，对消防监督管理、防火灭火所需的相关信息进行汇总，可以更早发现和更快处理火警，从而将风险和不良影响降到最低。

医院内有许多老弱病残者，他们的身体素质存在很大差异，并且人员的密度相对较大，一旦发生火灾，可能造成大量的人员伤亡。同时，医院拥有大量贵重的医疗设备，一旦发生火灾，也会造成严重的经济损失。针对医院的火灾特点以及医院消防安全管理需求，运用物联网、大数据、云计算等技术，可实现消防设施的安全管理、消防安全人员管理、巡查管理、隐患上报、远程监测等。

（一）医院智慧消防系统架构

智慧消防系统（图 3.6）由感知采集、云服务、云存储和应用平台等组成，并以窄带物联网（narrow band internet of things, NB-IoT）为依托，创造一个安全、可靠的运行环境。

（1）感知采集，即感知层，为智慧消防提供数据采集。作为各类基础信息的来源，感知采集的内容包括识别各类消防装备和采集相关状态信息。

（2）云服务，即网络层，为基础设施的核心承载。云服务是将感知层采集到的数据传输到平台的一个过程，其另一个过程则是从平台到终端的智能设备控制。

（3）云存储，即处理层，支持信息传输和处理。大数据中心和消防物联网应用相关的统一数据支撑平台，通过对各类消防数据进行分析、存储、重造、管理，实现共性应用数据的功能构造。

（4）应用平台，即应用层，是消防核心应用。应用平台可以实现消防智能化辅助决策及广泛的公共信息共享互通等功能，利用分析处理后的感知数据提供丰富的应用。

（5）运维部分，即运行和维护管理，通过检测、记录与后台管理，保证系统稳定和高效运行。

（6）标准部分，即体系内相关标准的统一、结构化管理，促使智慧消防的良性运行和有序发展。

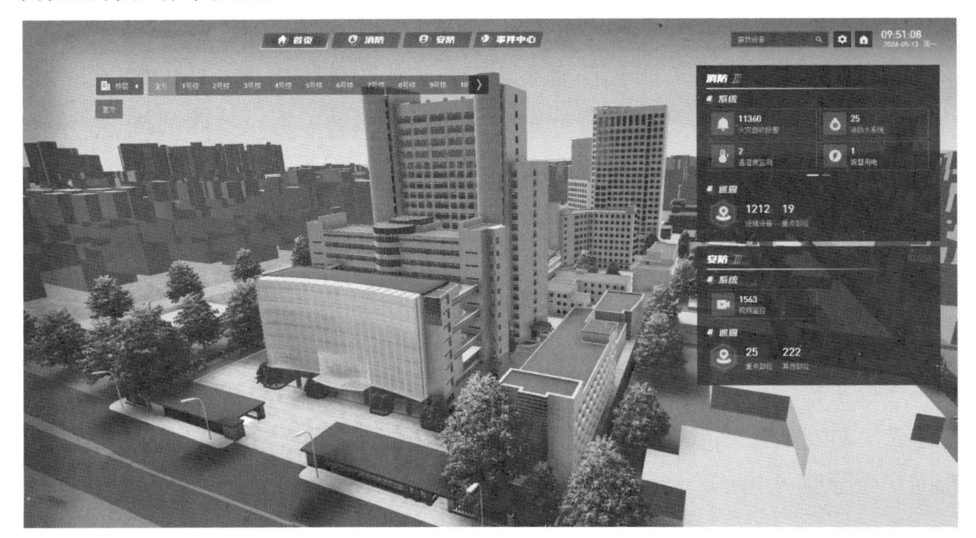

图 3.6　智慧消防系统示意

（二）医院智慧消防系统的功能

1. 消防设施运行状态监测

在医院建筑内安装监测设备并连接信息传输装置，探测器被触发时会通过信息传输装置将信息传输到云数据中心，移动端通过读取云数据中心数据获取报错信息，从而在第一时间将提示信息推送给用户（图 3.7）。提示信息的主要内容包括消防设备的型号、位置以及报错内容，从而第一时间开展维护，确保消防设施运行完好。

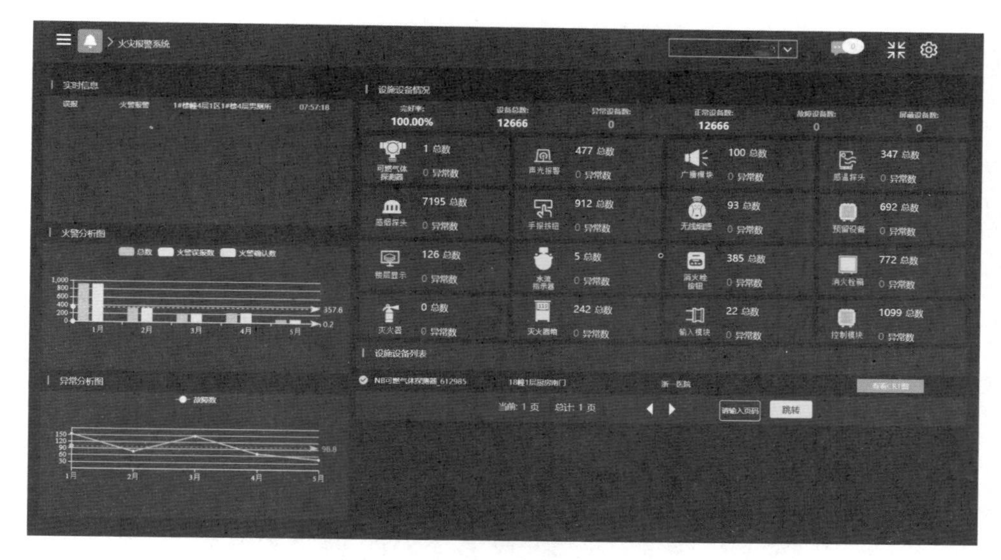

图 3.7 智慧消防火灾报警系统示意

2. 智能烟感火灾报警

智能烟感探测器是火灾报警系统的“哨兵”，其工作原理与传统烟感相同，可实时检测烟雾，探测器一旦检测到烟雾浓度超标，即通过NB-IoT网络发送信息到平台，并启动声光报警器等设备，系统自动推送信息到相关管理人员及部门（图 3.8）。与传统烟感相比，智能烟感探测器更加便捷，可实现消防安全智能化。

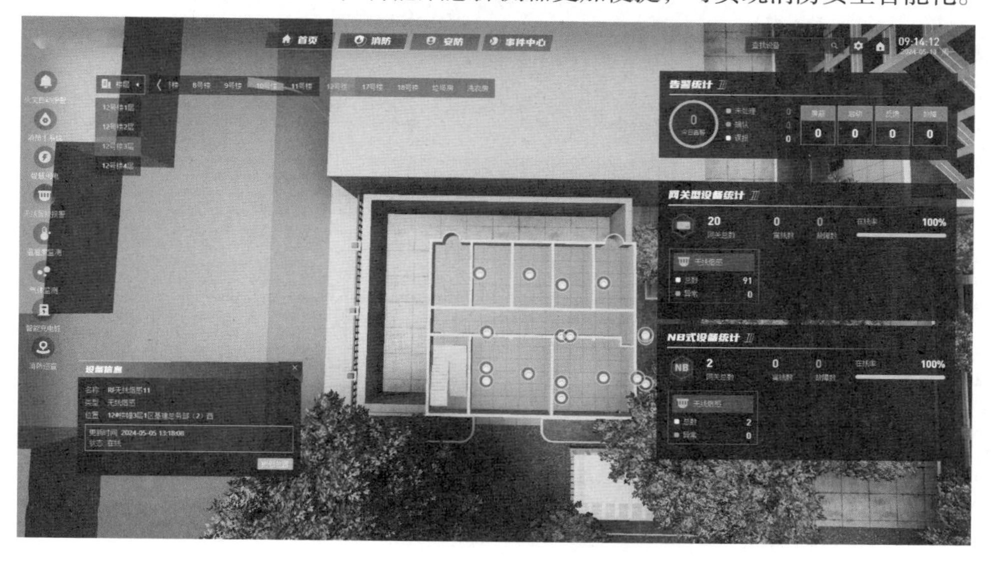

图 3.8 智能烟感报警系统示意

3. 消防水系统实时监测

消防水系统（图 3.9）实时监测功能主要是监测消防管网的水压（图 3.10、图 3.11）、消防水箱及消防水池的水位是否正常（图 3.12），当压力或水位不满足消防水压时，即可触发警报，数据通过NB-IoT网络实时传输到平台，系统发现异常立即通知维保人员进行处置，确保消防给水系统和消火栓有效、完整。

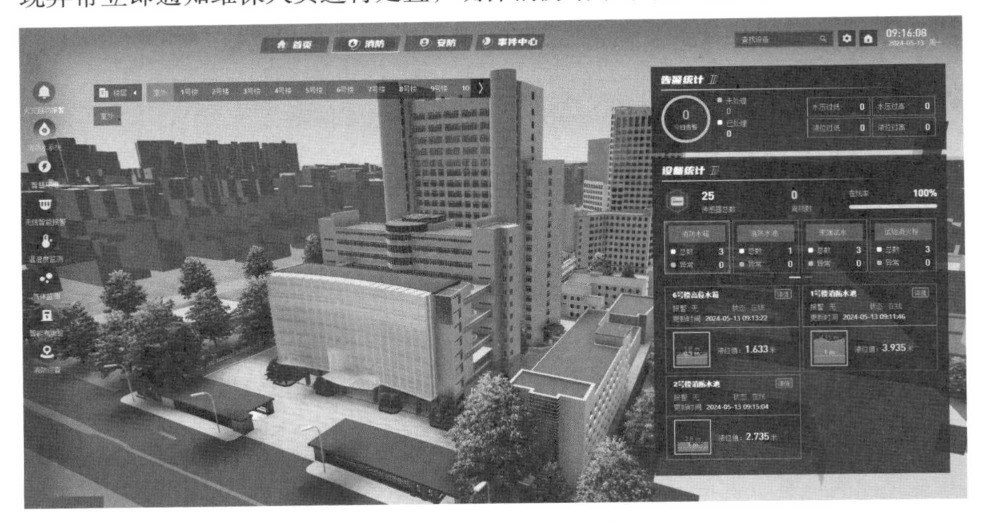

图 3.9　消防水系统示意

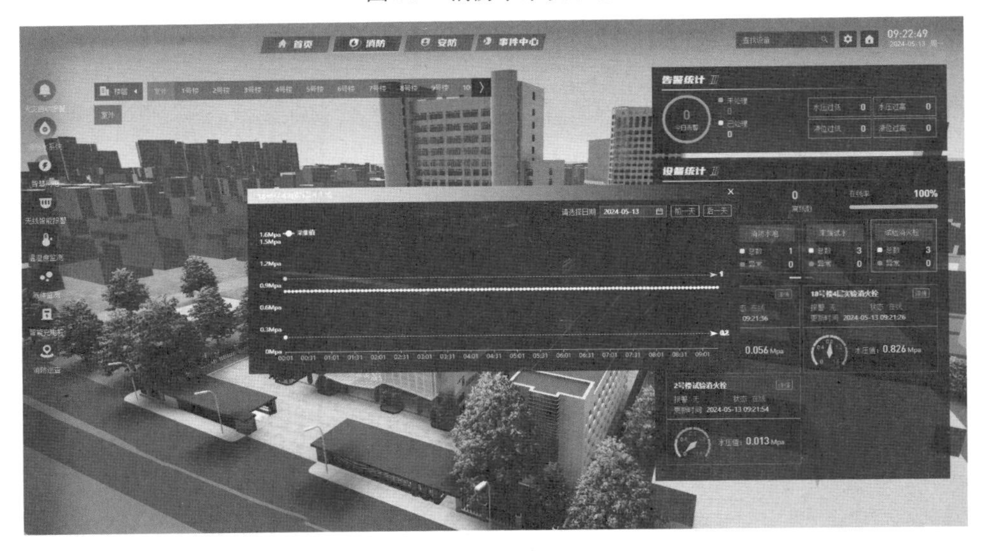

图 3.10　消防水系统实时监测示意

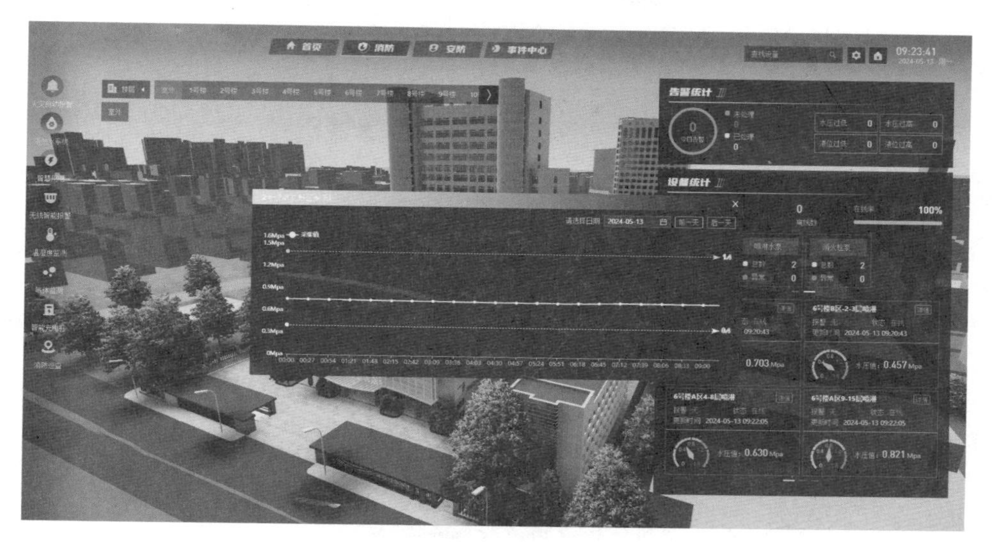

图 3.11　消防管网水压监测示意

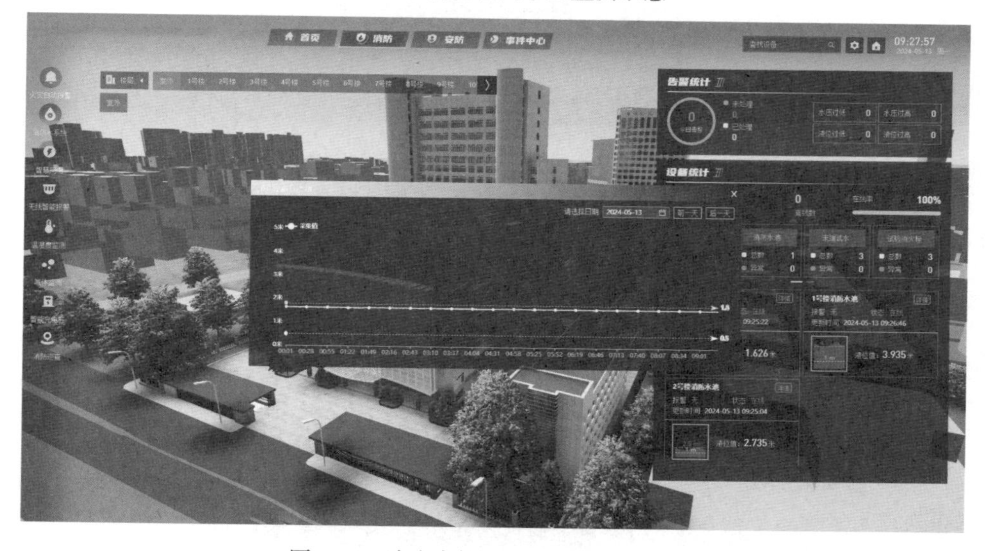

图 3.12　消防水箱、水池水位监测示意

4. 用电安全监测

对医院电路电流过载、电压过高、温度过高等情况进行实时监控、报警、记录（图 3.13），当监测值在危险范围内时，即触发报警，通过传输装置将采集到的信息传输到云数据中心（图 3.14），Web（world wide web，万维网）端、移动端第一时间提醒相关负责人及时处理，避免造成不必要的损失。

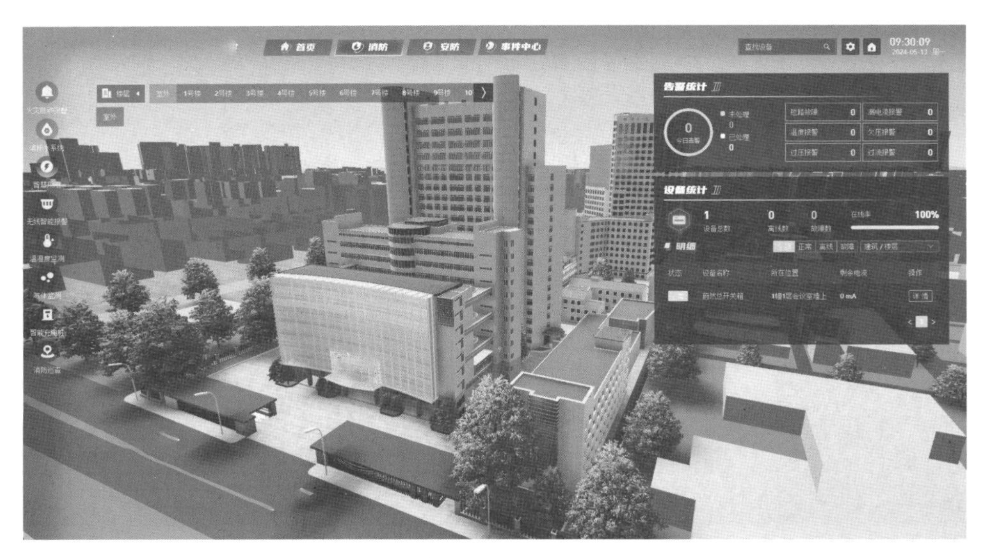

图 3.13　智慧用电监测系统示意

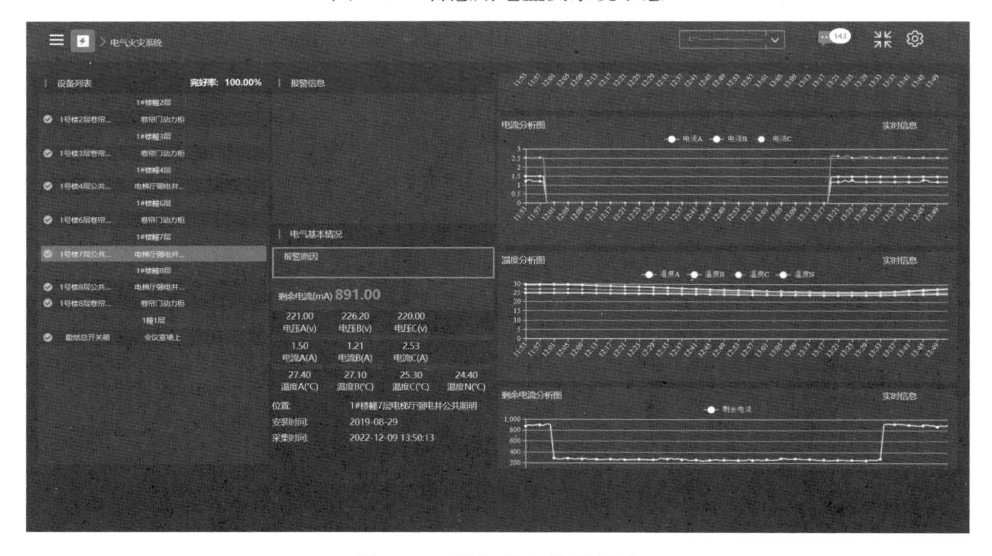

图 3.14　用电安全监测示意

5. 燃气泄漏监测

在医院内部食堂厨房、燃气间加装探测器，当发生燃气泄漏时，通过探测器的内置通信模块将警情信息第一时间自动传输到云服务器，在云端进行实时处理、分析，Web端、移动端实时收到警情提示（图 3.15），并立刻通知相关人员确认及处理。

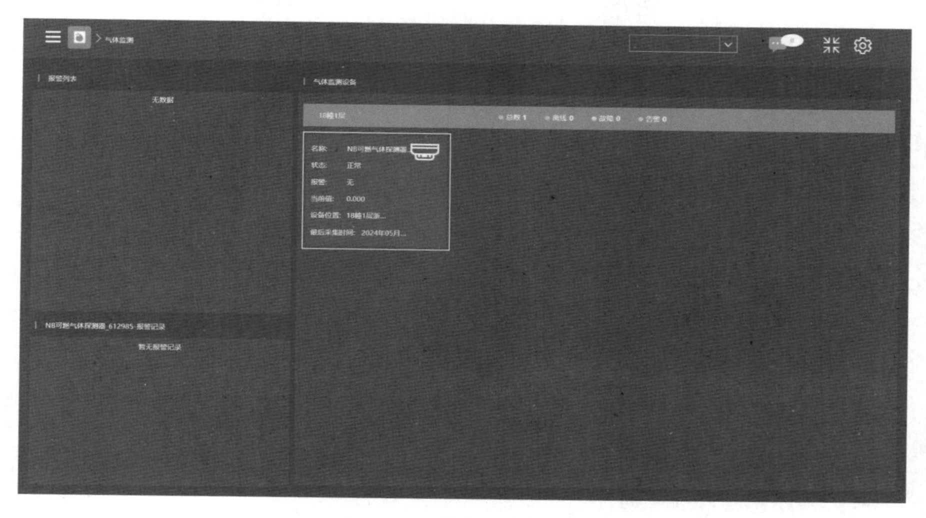

图 3.15　燃气监测示意

6.消防设施智能化巡检

在医院消防设施上加装信息卡，建立电子档案。通过系统下发巡检任务，巡检人员使用 PDA 手持终端，按照不同设施的检查标准完成消防设施的检查，如发现设施有损坏等情况，则可在移动端实时拍照上传，将巡检信息、隐患信息形成电子档案，实现对整改情况、整改进度的实时跟踪记录（图 3.16）。此外，智能化巡检可以实现设施巡检的无纸化、工作的移动化、管理的信息化，提高工作效率。

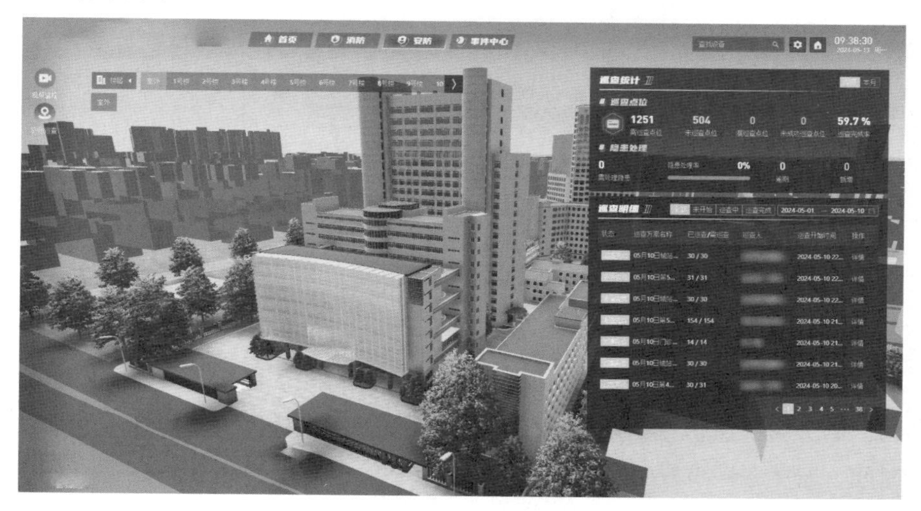

图 3.16　消防设施智能化巡检示意

7. 部门安全巡查管理

制定部门安全巡查规章制度，部门管理人员指定日查、周查、月查及重大节假日巡查人员。部门巡查人员基于智慧消防系统，按照医院部门安全检查规则及规定周期，通过移动端完成对部门用电、消防设施、消防通信设备、消防通道等安全检查项目的在线检查，实时提交检查中发现的安全隐患问题，并对安全隐患问题、历史记录、处理措施进行实时跟踪反馈（图 3.17）。此外，工作人员还可通过移动端在线学习部门安全规章制度，加强安全知识的学习，增强安全意识，提高防范能力。

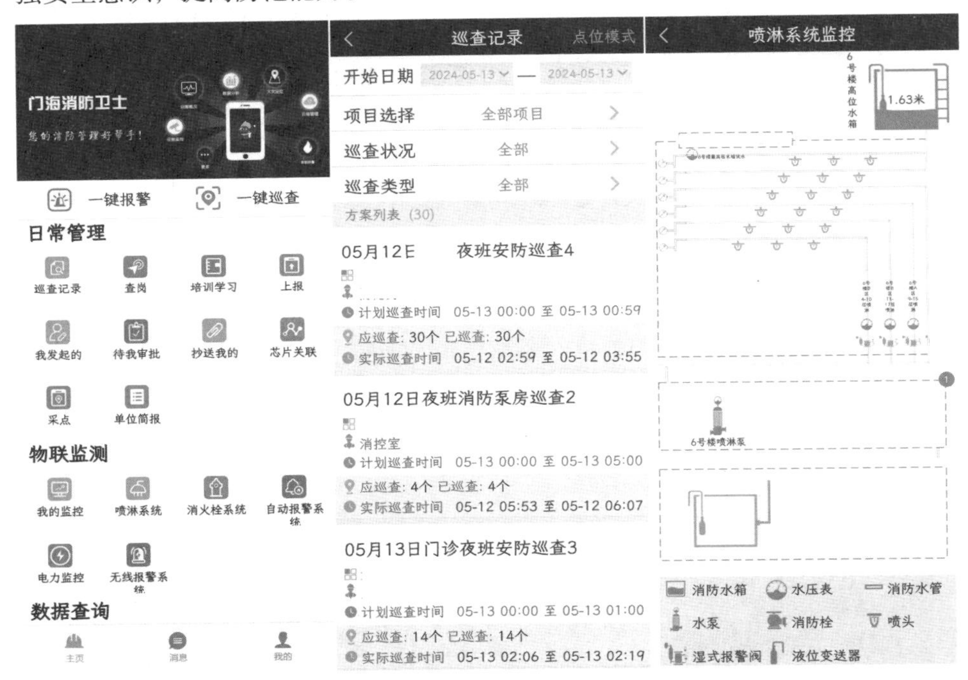

图 3.17　移动端安全巡查管理示意

（三）医院智慧消防系统的优点

1. 实现数据可视化、预警自动化管理

通过运行监测平台，能实时监控各类安全基础设施的运行状态，监测院区各防区的火灾隐患信息，及时发现并处置火灾隐患，为火灾救援和逃生争取最佳时间，避免恶性事故的发生。

2. 数据统计分析让风险处置更加科学

系统为安全管理部门的科学管理提供真实、有效和实时的数据，为建筑消防设施维修与维护提供技术保障，实现消防安全管理“人防”“技防”“物防”于一体的目标。

3. 安全管理效能全面提升

安全管理人员通过手持设备扫描消防物资标签，读取设备的购入时间、到期时间、维保时间等静态信息，并设置到期提醒功能。巡查人员可通过手持设备填写设备的动态巡检信息，并同步到大数据平台。通过有效管理，确保医院消防设施的完好率，增强人员的安全意识，从而提高医院整体火灾防控能力。

从发展趋势来看，传统的医院信息化与物联网密不可分，物联网技术将越来越多地融入医院信息系统。通过物联网，可整合任何需要监控、连接、互动的物体或过程，收集声、光、热、电、力学、化学、生物、位置等各种需要的信息，并与互联网结合形成一个巨大网络，实现物与物、物与人、所有物品与网络的连接，方便识别、管理和控制，可应用于数据采集、安全管理、过程控制、任务管理、过程跟踪等医院管理的各个环节。物联网技术在医院消防中的应用刚刚起步，发展前景广阔。消防IP网络的组网经验告诉我们，组建一个消防物联网，特别是跨地域、全国性的大网，必须统一组织、统一规划、分步推进。在推广应用的过程中，要认真解决应用、技术、标准、政策、法律等方面的问题，做好顶层设计，确保网络的互联互通，避免出现重复建设。

五、智慧交通系统

（一）智慧停车

随着科学技术的快速发展，5G等智慧技术被陆续运用于生活的方方面面。智慧停车指将无线通信技术、移动终端技术、全球定位系统技术、地理信息系统技术等综合应用于城市停车位的采集、管理、查询、预订与导航服务，实现停车位资源的实时更新、查询、预订与导航服务一体化，以及停车位资源利用率的最大化、停车场利润的最大化和车主停车服务的最优化。

智慧停车系统包括停车场管理系统、自助缴费系统、车位引导系统、智能寻车系统、防盗报警系统等，通过线上、线下相结合的方式，为患者提供方便、快捷、舒适的停车服务。通过线上系统获取指定地点的停车场、车位空余信息、收费标准、是否可预订、是否有充电设施、共享等服务，并实现预先支付、线上结账功能；通过线下智慧化设施设备方便车主快速停车、通行，解决以往停车场靠人管、收费不透明、进出停车场耗时较多等问题。

在实际工作中，自助缴费系统和车位引导系统对停车场的高效运行管理发挥了重要作用。自助缴费系统已经在智慧停车场中广泛应用，基本操作为扫描停车缴费的二维码，输入车牌号码，根据系统显示的车辆入场信息确认车辆的停放时间及停车费用，使用线上缴费的方式支付缴费。通常系统可设置场内等待时间，确保已缴费车辆在离场时无需再次停车缴费，到停车场出口时系统直接识别出场，提高车辆的出场速度。

车位引导系统是指通过安装于车位上方的高清车辆识别终端，利用数字图像识别技术检测车位是否被占用，如车位被占用，则集成于高清车辆识别终端内部的车位指示灯显示红色，提示该车位被占用；反之，则车位指示灯显示绿灯，提示该车位可以停泊。车位引导系统的安装既方便了停车，又提高了停车场服务品质，且安装于车位上方的高清车辆识别终端除了可以检测车位是否被占用之外，还可用于识别停放在车位上的车辆号码，经过后台处理，车辆与车位形成一一对应关系。如要查询车辆停放位置，只需在智能寻车终端输入车牌号码，终端即可显示车辆号码，并规划出寻车终端至车辆停放位置的最佳路线，达到车位反向寻找的目的。

但是，智慧停车系统在实际运用中也存在一些常见问题，如网络故障导致无法电子支付、缴费后道闸无法正常起降、预约功能与数据统计不完善等。医院应结合自身实际情况对系统功能进行定制化升级。①系统预约功能：针对临时预约车辆，增加系统预约时间管理模块，预约时间过后进入车场的权限自动过期。②断网收费功能：可在出口工作站开发“离线助手”的客户端，当发生网络故障时，可通过“离线助手”实现智慧缴费。在网络恢复时，“离线助手”可自动将离线时段内记录同步上传至服务器。③完善后台数据统计功能：为方便管理人员及时掌握车场运行状况，实现车辆从入场、停车到出场的全流程监管，可在车辆管理系统中完善车辆分类信息（如临时车、充值车、固定车等）、车辆基础信息（车主姓名、车牌、部门、电话等）、出入场日志等。此外，医院职工和患者停车的支付渠道不同，还可以设置单独的职工停车缴费系统模块等。

目前，机械式停车场系统已被广泛应用于各类停车场。机械式停车场具有占地面积小、选型多样、自动化程度高、使用方便、易于管理、可根据场地特点灵活设置等特征，其独特多样的停车方式有很强的实用性。在我国目前条件下，特别在用地紧张、停车需求集中的地点，机械式停车方式是解决停车难问题比较经济、有效的措施之一。

智慧停车系统对医院停车场运行管理的影响如下。

1. 提高车辆进出的通行效率

智慧停车系统的应用能大大提高出入场效率，自动识别代替人工发卡可减少入口的等待时间，提前线上缴费可减少出口的等待时间，剩余车位显示能让入场者及时调整停车区域，车位上的红绿灯可使驾驶员迅速找到车位。

2. 缓解医院周边交通组织的拥堵

智慧停车系统在医院及周边停车场的广泛应用，对医院周边交通缓堵起到了积极作用，使得人们能够及时、准确地查询到空余停车位信息，合理规划停车线路，车辆在道路上滞留等待或寻找停车场和车位的时间减少，提高了医院外围道路上的车辆通行速度和效率，缓解了道路拥堵情况。

3. 有助于管理者对停车场整体情况的掌握

智慧停车系统数据实时更新，管理者能第一时间掌握当前医院停车场的运行状况、进出口通行情况、场内车位占用情况、泊位周转情况等，并通过分析这些数据采取相应的管理措施。

4. 避免人工收费导致的廉洁风险

传统的人工现金收费模式存在很多缺陷，一方面工作强度大、效率低，另一方面财务上易造成漏洞或者现金流失；而刷卡停车场系统存在卡片被人故意损坏、丢弃、换卡等漏洞，同时也无法保障车辆的安全。智慧停车场系统进出场都有抓拍图片，存储有车牌记录，确保了记录的准确性和真实性，每一笔款项都经过系统确认、统计和记录，避免了操作失误或者作弊等情况发生。

5. 提升职工和患者的停车体验

车位引导系统能够在进场和离场时快速、准确地找到停车位；无感支付、线上自助缴费等方式解决了忘带现金的窘境。同时，有效区分临时车、充值车，合理规划不同类型车辆的动线，可以避免职工和患者车辆相互影响等，提高职工和患者的停车体验。

6.多元化对接定制服务，打造医院特色停车管理系统

当前，一些科技公司打造了车主服务端，集车主停车缴费、场内找车寻车、医院车位状态查询、周边车位推荐等功能为一体，以更高效、更科学的方式为车主提供停车服务。现在的物联网云端智慧停车系统已经能与医院挂号系统、缴费系统数据互通，患者网上预约挂号，同时填入车辆信息，停车场系统可为预约挂号患者预留车位，节约患者就医时间。此外，还可以设置分类收费规则，对于非预约或提前登记等临时社会车辆，设置高额费率，从价格上劝离非就诊或探望患者的社会车辆，以保证医院停车位的专位专用。各大医院停车场智慧管理系统联网，城市诱导系统采集其中数据，并发布到城市的各大交通路口，人们可实时查看医院停车场剩余空车位，从而为出行停车提供方便、有效的数据参考。

7.监测周边路况，协助交通诱导

一些智慧化交通管理系统具备周边交通数据监测功能，可协助交管部门对周边交通进行动态监测，结合历时路况数据归纳道路交通发展规律，采取相应的交通缓堵措施，提升道路畅通程度。

总之，智慧停车系统在医院交通管理中发挥着重要作用。随着我国机动车数量的持续增加，交通管理的压力也越来越大，而科学技术在交通管理中的广泛应用，对交通缓堵起到了积极作用。医院在引进交通管理新技术的同时要不断优化就医流程，强化车场和周边交通运行管理，全面提升交通管理综合能力。

（二）卡口车辆管理

智慧交通系统对医院的车辆卡口进行位置标识（图 3.18）、顺序串联、路线绘制及对象化后，可以对卡口的通行车辆进行管理，同时对指定车牌的车辆进行路线轨迹跟踪（图 3.19）。

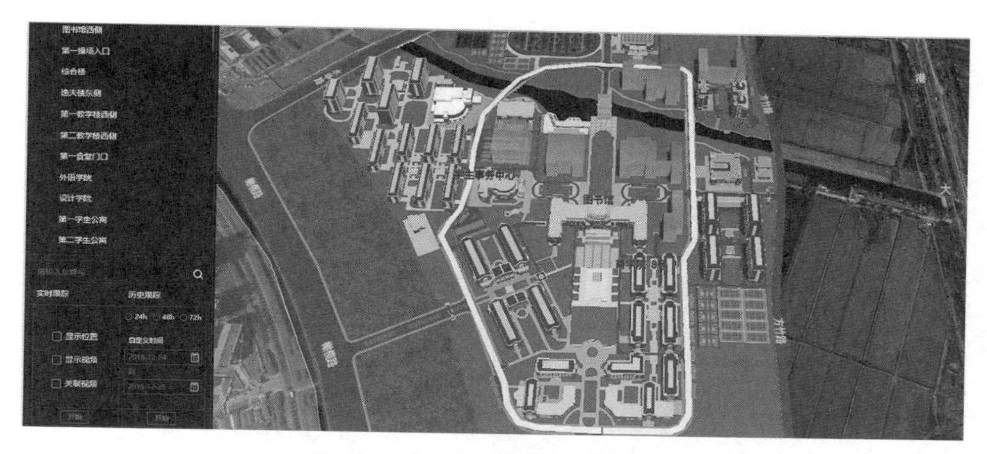

图 3.18　卡口管理及绘制路线示意

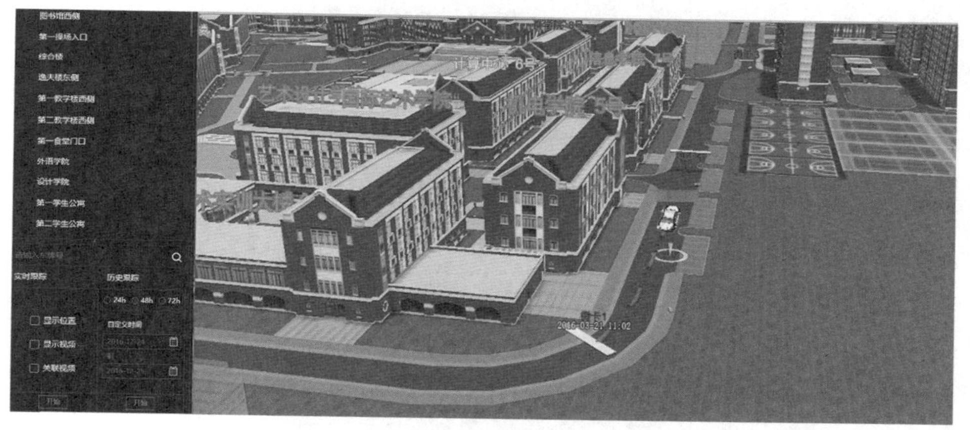

图 3.19　卡口车辆轨迹跟踪示意

在管理范围内，某突发事件发生后，通过点击事件发生位置，可以快速、直接分析得到哪个视频监控能够预览到该位置（图 3.20）；通过查看视频判断嫌疑人逃跑路线，勾画逃跑路线，可以快速、直接预览到该逃跑路线的所有视频，缩小视频查看的范围，提高事件处置的效率（图 3.21）。

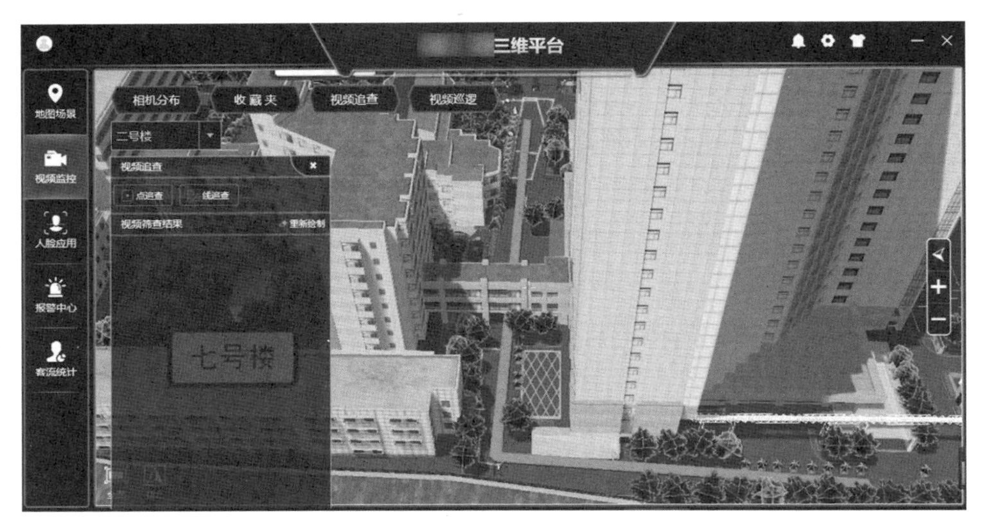

图 3.20　地图追查示意一

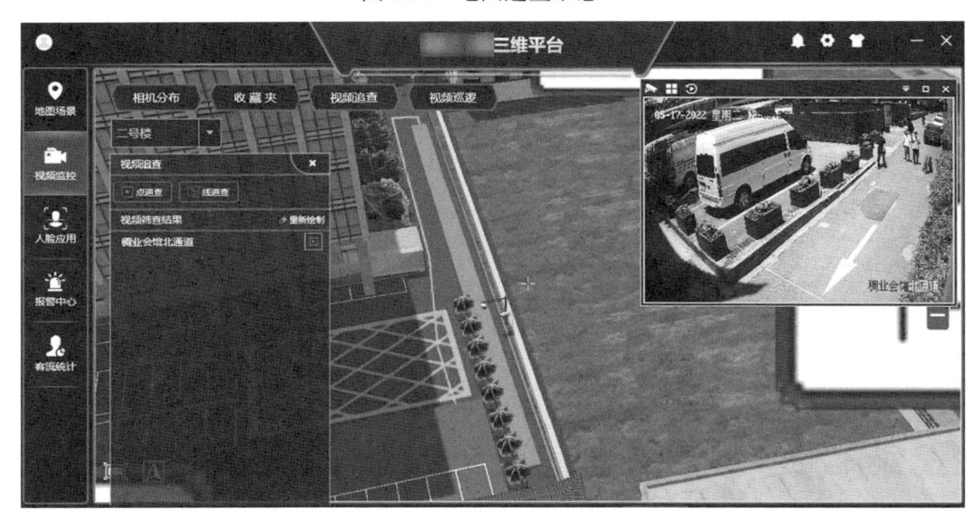

图 3.21　地图追查示意二

第三节　智慧安防展望

现阶段，安防在城市生活、交通、金融以及社区等领域都发挥着不可或缺的关键作用。安防已经历模拟视频监控、半数字化，以及现在的全数字化，其具有广阔的发展前景。而人工智能技术在视频智能分析中的应用、5G技术的普及、大数据技术以及视频结构化技术的升级，使得安防行业面临更多的机遇。

一、人工智能赋能智慧安防

随着人工智能的不断发展和创新，其也协助安防行业快速融入社会发展和国民生活的各个方面。

人工智能在安防行业发展中起着非常关键的作用。安防技术作为当前维护社会治安的关键方式之一，可以为社会的稳定发展和国民的正常生活提供保障。因此，为了提高人工智能技术在安防领域的利用程度，要及时提升安防行业的自动化、智慧化水准，研发人工智能在安防行业的应用方案和计划，这对保障我国社会的安全、稳定发展有着非常重要的现实意义。

（一）人工智能的定义

尼尔斯·尼尔逊教授认为："人工智能是关于知识的学科——怎样表示知识以及怎样获得知识并使用知识的科学。"而帕特里克·温斯顿教授认为："人工智能就是研究如何使计算机去做过去只有人才能做的智能工作。"这些说法反映了人工智能学科的基本思想和基本内容，即人工智能是研究人类智能活动的规律，构造具有一定智能的人工系统，研究如何让计算机去完成以往需要人的智力才能胜任的工作，也就是研究如何应用计算机的软硬件来模拟人类某些智能行为的基本理论、方法和技术。

（二）人工智能的核心技术

1. 视频结构化技术

视频结构化技术是一种通过对视频内容进行信息和数据提取的技术，其可以根据语义联系，利用时空区分、特征提取、对象识别等处理方法，将视频内容整合成计算机和工作人员可以理解的文本数据和信息。视频结构化技术的整体工作流程可以分为目标检测、目标信息和数据提取三个环节。

2. 大数据技术

大数据技术是通过大数据来开展工作的一项技术，其包括各个数据平台、大数据指数系统等大数据处理体系。高效利用大数据技术可以为人工智能自身提供强大的分布式计算能力以及数据库管理能力。大数据技术是人工智能开展剖析预估、自主完备工作的重要因素之一，其工作内容主要由海量数据管理、大规模分布式计算以及数据分析等环节组成。

3.视频智能分析技术

视频智能分析技术是在智能监控技术的基础上发展而来的，其可以在不需要工作人员干预的前提下，利用计算机技术和视频监控手段，对摄像机所获得的图像开展自动化剖析，进而获取目标识别、监测、提取、跟踪以及区域检测的行为描述信息，方便工作人员对图像的内容以及所阐述的客观环境进行研究，进而对行动和工作进行策划和指导。

（三）人工智能在安防领域的应用

1.在交通行业的应用

现阶段，人工智能技术在我国交通领域的智慧化发展中有着非常关键的作用和现实意义，其把互联网技术全方位地利用到城市管理和控制工作中。以人工智能和互联网技术为基础的智能交通可以全面利用大数据技术把握城市交通的具体情况，从而确保城市交通的顺畅。与此同时，智能交通还可以创建一个范围较广的城市交通运输管理体系，具有实时性、高效性以及精确性等特点，对我国智慧交通行业的发展起到非常关键的作用。建立智能城市交通体系后，智能交通可以把多种多样的交通资源融入自身，对高效降低城市交通压力、全方位改善城市生态环境污染情况有重要的影响和作用，而且其可以在一定程度上确保交通运行的稳定性和安全性。当前，智能化交通体系主要包括三个环节：首先是车辆管理和控制体系，其次是出口和入口体系，最后是旅游数据体系。人工智能技术在城市交通领域的利用可以大大降低资源的消耗。有关部门和企业通过智能化交通体系对城市交通实施全方位的管理和控制，如可以对车辆行驶的速度进行管理和控制，从而确保人们在正常行驶状况下的安全性、稳定性以及高效性。例如，车辆的行驶速度提升后，可以减少废气的排放和燃料的消耗。随着智能化交通体系的不断创新和完备，其可以有效缓解城市交通拥堵，减少车辆停留的时间，对减少车辆排放废气和改善城市空气质量起到非常关键的作用，并且可以提升人们日常生活和工作的品质。综合而言，智能化交通体系可以促进我国相关行业和领域的快速发展以及资源的节约。

2. 在公安领域的应用

当前，人工智能在公安领域的主要工作有图侦、实战以及预判三个环节，可以满足事前、事中以及事后的具体需求。人工智能在视频的特征提取、图像识别以及内容理解等方面有着无可比拟的优势，如在前端摄像机内置入人工智能芯片，可以实时剖析视频内容、监测运动对象、识别车辆的属性数据，并且可以通过互联网传输到后端人工智能的中心信息库和平台进行储存。而对于存储的海量城市信息和数据，人工智能技术可以利用自身强大的计算能力以及智慧化剖析能力将其简化，并获取对工作开展有利的信息和数据。与此同时，人工智能技术可以对犯罪嫌疑人的信息和数据进行实时剖析，进而获得最关键的线索，可以将犯罪嫌疑人的轨迹锁定由原来的几天缩短至几小时，甚至几分钟，为案件的侦破节省非常宝贵的时间。除此之外，人工智能技术自身强大的交流和沟通能力还使得办案民警可以通过自然语言的手段进行交流，为办案民警开展案件侦破工作打下坚实的基础，真正意义上成为办案人员的专家助手。

3. 在家用安防行业的应用

在现阶段的家用安防领域，每个住户都是独立的个体，有关部门和企业可以利用人工智能强大的计算能力和服务性能，为每一个住户提供不同的服务，提升住户的体验感，给住户带来安全感。从家庭安防的层面而言，当人工智能检测到房屋内没有人时，家庭安防监控体系就会自主进入监控模式。当发现异常情况时，会给予闯入人员一定的声音警告，并且远程通知住户，确保住户的安全。而住户回到房屋后，安防监控体系会自主关闭，确保住户的隐私不泄露。除此之外，人工智能还可以通过一段时间的分析和学习，全方位地掌握家庭成员的生活作息规律，进而创建出一套科学、合理的安防方案，避免人工设置带来的复杂操作，真正意义上实现安防的人性化。

（四）人工智能在未来安防领域的技术突破

在未来的安防行业中，以人工智能技术为基础而产生的智能监控体系必将成为人们生活、交通、金融等行业的关键组成部分之一。人工智能技术对安防行业的促进作用大大超过了高清视频技术和智能剖析技术，未来的人工智能安防领域会呈现信息后端处理转变成前端处理、静态处理创新发展到动态识别，以及被动防御逐渐发展到自主防控的趋势。然而在技术创新的过程中，智慧安防领域仍存在技术不成熟、数据剖析程度不高、专业人才缺失、领域需求不精确、工艺转换能力不达标等问题，并且这些问题已经严重影响智慧安防的发展和进步。因此，为了高效促进智慧安防行业的创新，需要从以下几个方面着手。

1. 以政策激励人工智能技术创新

相关部门可以制定全新的政策和制度来扶持和推动智慧安防行业的进步，为人工智能的研究提供更多的工程支持资金。除此之外，有关企业可以高效引导安防设施生产单位投身于技术开发中。

2. 以技术推动促进安防领域的科技进步

有关企业可以适当将机器人、语言图像识别技术、专家体系等多种成熟工艺应用于智慧安防行业，促进我国智慧安防行业的发展。与此同时，相关企业可以通过现阶段具有的计算技术、大数据技术来创新和完备芯片开发和设计等工作，从而有效提高人工智能的学习和数据处理水准。

3. 运用需求推动技术研发

社会的稳定发展和政府的功能性需求是智慧安防行业快速发展的基础动力源。城市的各个领域以及行业的发展都与智慧安防有着密不可分的联系，因此相关部门可以通过社会以及不同行业的需求有目的地开发人工智能安防技术，持续提升人工智能的感知和识别水准，促进我国智慧安防行业的发展和进步。

总的来说，智慧安防行业是当前人工智能发展中具有举足轻重作用的组成部分之一。随着人工智能技术的持续进步，智慧安防领域存在的各种困难和问题都将逐渐被解决，智慧安防在未来的社会发展中将成为确保城市公共安全、社会和谐发展以及国民幸福生活的关键手段。因此，有关部门和企业要高度重视安防领域，利用有效的措施来推动安防行业高效发展和进步，促进我国经济的发展和国民生活的安全。

二、5G技术变革智慧安防

5G与人工智能的发展将促使安防行业在覆盖、视频采集、感知运用、防控能力、产业转型等方面不断升级，推动安防产业进入大安防时代，从“专制专用”的公安领域走向共建“和谐民生”的千行百业。

5G智慧安防将加速安防体系的重构，打破时空的界限，结合最新的技术，既可以从物理世界投射到数字世界，也可以将数字世界叠加渲染进物理世界，形成虚实协同的安防数字孪生，重构全天候、全时空、全要素、全融合为特征的安防新体系。

（一）4G改变生活，5G改变社会

5G是最新一代蜂窝移动通信技术，也是继4G（LTE-A、WiMax）、3G（UMTS、LTE）和2G（GSM）之后无线网络的又一次演进。相比4G网络，5G网络数据流量密度提升了100倍，设备连接数量提升了10～100倍，用户业务速率提升了10～100倍，端到端时延缩短5倍，可以为无线网络用户提供1Gbps以上的业务带宽、毫秒级的超低时延以及每平方千米百万量级的连接密度。5G网络的典型特征是大带宽、高可靠低时延、海量连接，这使得人与人之间的通信开始转向人与物的通信，机器与机器之间的通信成为可能。

5G不仅体现在无线侧的变革，还将推动业务解决方案端到端演进。虚拟园区网络在低时延特性的基础上提供了安全、专用的网络环境；网络切片实现了从无线终端到业务平台端到端的服务质量；云网协同实现了业务系统部署、优化的自动化与弹性，优化了业务运营的效率和成本。

5G的到来将使人类的生产、生活方式发生深刻的变革，再次释放巨大的社会生产力，也将给安防行业的生产方式带来新的变化。

（二）大带宽与安防

5G采用了大量新技术和新架构以提高用户带宽，可以实现单用户1Gbps以上的业务带宽，实现“超级上行”，解决了大容量、高分辨率视频信号的回传问题。

在安防行业，对视频清晰度的要求不断提高。摄像机从最开始的标清，发展到准高清720P、高清1080P，甚至4K、8K超高清。由此，视频传输带宽也越来越高，对于采用4096×2160分辨率、H.265视频编码的单路4K视频，其带宽需求为10～20Mbps；而对于采用8192×4320分辨率、H.265视频编码的单路8K视频，其带宽需求为40～60Mbps。对于一些AR（augmented reality，增强现实）、VR（virtual reality，虚拟现实）、超高清视频等新型移动业务，4G网络已经不能满足需求，必须采用更大带宽的5G网络来承载。清晰度更高的画面与更丰富的视频细节是5G给视频行业带来的新价值。

（三）高可靠低时延与安防

5G技术通过改良空口数据子帧长度、下沉用户面应用、优化组网路径等多种新技术、新架构，可实现业务的超低时延，低至10ms以内，响应速度更快。

时延对VR/AR安防、移动巡检、机器视觉等场景的意义重大：毫秒级的时延可以大大降低VR/AR使用者的眩晕感；可以实现无人机/机器人图像实时回传和远程操控，高效完成遮检任务，避免设备失控；可以支持机器视觉和工业控制等新型工业应用场景，如通过回传的视频和图像，AI算法可以实时决策、反向控制生产流程。

（四）海量物联与安防

随着物联网技术的快速发展，物联网的应用和市场空间远超传统人与人的互联。5G所具有的海量物联通信（massive machine type of communication，mMTC）特性为物联网络提供了坚实的基础。物联网应用可以分为宽带物联和窄带物联两大范畴：宽带物联使得以视频为主的安防业务范围进一步扩大，超越空间的限制，可获取更加丰富的内容；窄带物联为低功耗、高密度传感器的数据回传提供通道。5G海量物联特性可以使业务平台获取更翔实的环境、身份、工况信息。物联信息汇聚到安防云端决策中心，极大拓展了安防业务场景，不仅可以用于以人为主的监控场景，还可以用于人、物、环境的协同控制与处理。安防云端决策中心通过更广泛、更多维度的参考数据，能够更全面地进行分析判断，做出更有效的决策。

（五）网络切片与安防

5G端到端网络切片可以实现网络资源灵活分配、网络能力按需组合，基于一个网络虚拟出多个具有不同特性的逻辑子网。每个端到端网络切片均由核心网、无线网、传输网子切片组合而成，并通过端到端网络切片管理系统进行统一管理。5G网络切片可以为不同用户提供差异化的服务等级协定（service level agreement，SLA），以及具有独立生命周期的虚拟网络。

“千行百业”的各类业务对网络SLA服务水平协议的需求各有千秋。例如，工业巡检不仅需要大带宽视频回传，还需要具备保密特性；AR/VR安防不仅要求低时延防止眩晕，还要求数据不丢包、视频连续不丢帧；机器视觉不仅要求大上行带宽实现超高分辨率和帧率，还要求低时延反向控制。网络切片可以实现各类业务端到端的服务质量保障，以及从终端设备到5G无线网络，再到核心网、承载网、云平台端到端的服务质量差异化保障。

（六）MEC与安防

在大型工业和产业园区，5G将替代传统的WiFi和有线连接，为生产、生活提供连接服务。为了实现园区通信的实时性和数据的安全性，5G+边缘计算的“虚拟园区专网”部署模式被广泛采纳。在5G园区专网中，通过无线方式获取的业务数据将在园区专属的核心网多接入边缘计算（multi-access edge computing，MEC）边缘云中处理，数据不会在公网中传输，从而确保5G业务数据的端到端隔离和安全性。由于MEC已经部署在企业园区附近，从园区基站到专属核心网的物理传输距离被大大缩短，可以将传统组网模式下几十甚至几百毫秒的业务时延降低至毫秒量级。对于工业生产环境中的安防和视觉系统，5G园区专网将大大提高视频业务的安全性和实时性，适配更丰富的业务场景。

（七）云网协同与安防

随着云计算的普及，各类业务平台的云化趋势越来越明显，越来越多的功能组件和接口将部署在边缘云和中心云内。平台云化不仅可以优化业务部署的效率和成本，还可以丰富生态，实现安防业务功能与不同业务场景的快速适配和应用。业务平台开放、云化还将催生算法市场、应用市场等新的商业形态，使视频业务应用更广泛、更活跃。

除云资源池以外，安防业务端到端解决方案还包含5G、运营商专线等要素。随着“云网协同”技术架构的部署，可以快速打通5GCPE、入云专线、边缘云、中心云之间的业务链条，实现业务快速开通和动态调整，满足智慧安防业务的多样化需求。

（八）更安全的5G网络

为了适配垂直行业的各种场景，5G网络不仅提供基本通信功能，还需要考虑全面、差异化的安全服务。5G网络安全在架构上包括以下几项内容。

1. 保障通信及数据安全

提供机密性及完整性保护，保障语音及数据的通信安全提供增强的隐私保护机制，保护用户隐私信息。

2. 支持异构接入安全

提供统一认证框架，支持多种接入方式和接入凭证，保证终端设备安全接入网络。

3. 保障新型网络架构安全

提供SDN/NFV安全机制，保障虚拟资源、软件资源、数据、管理及控制数据的安全；提供网络切片安全机制，切片安全隔离、安全管理。

4. 支持差异化安全

提供按需的安全保护，满足多种应用场景的差异化安全需求。

5. 开放安全能力

支持数字身份管理、认证能力等的安全能力开放。

除了安全架构方面的考虑，5G网络还建立了业务层面端到端的安全体系，包括安全管理体系、安全技术体系、安全合规体系以及安全运营体系，全方位提升网络安全防护能力。

三、大数据应用创新智慧安防

随着大数据在安防行业的广泛应用，安防技术也日渐成熟，而大数据为智能化系统提供了良好的基础，若在实践应用中不断加以创新，将会实现更大的价值。

（一）大数据助力安防发展

大数据在安防行业的应用可以分为三个阶段。当前处于起步阶段，应用部分智能分析技术，并利用大数据技术解决了海量数据的处理效率问题；在发展阶段，智能分析技术不断成熟，并不断出现创新的数据应用；在成熟阶段，智能分析技术相当成熟，并有系统的数据深度应用。大数据助力安防行业的发展，主要体现在以下几个方面。

1. 数据应用效率不断提升

通过智能分析技术、大数据技术，能够使视频数据的应用效率不断提升，解决以往应用效率低下的问题。应用效率的提升能够使视频数据产生更大的价值。

2. 数据深度应用

数据的深度应用能够体现大数据的真正价值，而这也能大幅提升安防系统的整体实力，使视频数据从边缘地位向核心地位靠拢，进而提升安防行业的竞争力。

3. 体制及标准的完善

标准和体制的完善能够进一步促进大数据的发展，而掌握标准的安防企业将会拥有更强大的话语权。

大数据能够为用户构建更加智慧的系统，提供更具价值的服务。在安防行业，快速增长的数据、不断涌现的用户需求预示对大数据的诉求越来越强烈；同时，也有越来越多的安防企业涉足大数据，进行了初步的探索和应用。安防领域的大数据不同于IT领域的大数据，它对智能分析技术有着更高的要求，智能分析技术是实现安防大数据的基础；此外，它对大数据基础技术、数据深度分析算法等也有着同样的高要求。当然，大数据目前在安防行业还处于起步阶段，不够成熟的大数据将面临诸多问题，包括智能分析技术不够成熟、数据应用不够深入、数据共享不够广泛、标准化建设不够全面等。在未来发展中，首先要解决上述问题，并不断完善安防大数据方案，包括技术创新、业务创新、体制健全、标准完善。

（二）安防借鉴大数据技术

大数据在IT领域的应用已经非常成熟，其中许多技术可以借鉴应用于安防领域，具体包括如下技术。

· 分布式文件系统：负责海量数据存储，将数据分散存储于多台独立的设备，系统采用可扩展的体系结构，利用多台存储服务器分担存储负荷，并利用元数据服务器定位存储信息，这不但提高了系统的可靠性、可用性和存取效率，还易于扩展。

· 分布式数据库：面向列的实时分布式数据库，适合构建高并发、低时延的在线数据服务系统，用于存储粗粒度的结构化数据。

· 分布式计算：负责将一个需要巨大的计算能力才能解决的问题分成许多小的部分，然后分配给许多计算机进行处理，最后将这些计算结果综合起来得到最终的结果。

· 全文检索引擎：负责对海量数据进行稳定、可靠、快速的实时检索。

· 内存计算：通过分布式的内存计算，能够对海量数据进行更加快速的分析处理。

· 流计算：负责对流媒体数据进行分析处理。

基于以上技术，对已结构化的数据进行快速处理，从而解决对海量数据处理效率低的问题。

然而，安防行业中最多的数据不是结构化数据，而是非结构化数据，如何从这些非结构化数据中提取出结构化信息，是首先需要解决的关键点。例如，从视频图像中可以提取的结构化信息包括如下内容。

· 人、车、物的特征信息：人的特征信息包括性别、年龄段、身高、体型、肤色、是否佩戴眼镜、发型、服饰特征、携带物等；车的特征信息包括车牌号码、车牌颜色、车牌类型、车辆类型、车身颜色、车标、车上人员信息等；物体的特征信息包括物品颜色、形状、大小、纹理特征等。

· 行为信息：如穿越警戒面、进入/离开区域、区域入侵、人员徘徊、人员聚集等。提取出这些数据后，就可以做进一步的深入分析，如对车辆的轨迹分析、对人的异常行为分析。

大数据的价值所在，无非在整合数据的基础上进行数据挖掘。数据的真实价值就像海洋中的冰山，第一眼只能看到冰山一角，而绝大部分则隐藏于表面之下。预测是大数据的核心价值所在，深度关联分析算法便是实现大数据价值的必要手段。数据分析算法就像钻头，可以从大数据这座神奇的钻石矿中挖掘出真正的钻石。

（三）大数据应用于安防，创新是关键

随着大数据的快速发展，在安防行业未来的发展中，大数据势必会占据越来越重要的地位。面对发展过程中出现的问题，当前的首要任务是逐步解决出现的问题，并不断完善安防大数据方案。

1. 技术创新

一是视频数据的结构化。通过智能化技术，能够从视频图像中提取出人、车、物等特征信息，然后整合这些信息，从而方便地对视频数据进行检索、以图搜图、深度关联分析。上述技术得以实现后，视频数据的应用效率会大幅提

升，而且可以为视频数据的深入应用奠定基础。二是大数据处理技术。视频数据结构化后，成为可以被计算机识别的数据，越来越多的数据汇集之后，传统的技术或系统已无法进行有效处理，此时必须采用大数据技术才能对这些海量的数据进行处理。大数据技术包括分布式文件系统、分布式数据库、全文搜索引擎、分布式计算、内存计算、流计算等，具备优异的可靠性、扩展性及处理性能，能够针对海量数据进行快速分析、挖掘，为用户提供更好的服务。

2. 业务创新

有了经结构化的海量视频数据，就可以通过大数据技术对这些海量数据进行深度挖掘，并进行预测及趋势分析，但是相关的业务模型还需要不断探索和创新。如公安部门，当前视频侦查只是一种辅助手段，如果采用大数据技术进行预测预警，那么视频侦查就会成为一种非常重要的手段，通过视频侦查技术，能够降低案件的发生率，提高破案率。

3. 体制健全

更多的数据能够产生更大的价值。为了能够整合更多的数据，必须消除信息孤岛，而在智慧城市建设的推动下，越来越多的政府部门意识到数据共享的重要性。但是，要真正实现大数据的集中和共享，还需要不断健全体制，打通各类数据库。

4. 标准完善

海量数据的整合离不开标准化的过程，在标准化过程中，需要重点考虑以下几点：①数据结构化标准规范，包括哪些数据需要结构化、结构化的数据如何表示、如何设计字典规范、如何设计数据库表等。通过标准的结构化数据，所有系统都能够识别并处理。②数据互联互通标准规范，包括平台与前端之间如何互联互通、平台与平台之间如何互联互通等。前端可以对视频数据进行结构化，后台也可以对视频数据进行结构化，前端和后台需要相互协作，那么前端如何告知后台哪些数据已经结构化，哪些数据还需进一步结构化，就需要标准来规范。③数据应用的标准规范，包括数据的服务模式、类型、规则等。例如，大数据平台对海量数据进行清洗分类、深度挖掘之后，需要为上层的业务应用提供服务，这种服务就需要通过标准化的接口提供。

把握时代脉搏，迎接智能时代。目前安防行业是人工智能、5G、大数据、云计算技术落地最快、市场空间较大的新领域，吸引了许多优质资源不断进入，各行业巨头和新型算法公司、创业公司都积极布局智慧安防行业。华为、阿里、腾讯、百度以及以杰士安科技为代表的人工智能算法企业，作为一股新生力量，不断充实着安防产业的布局架构。对此，我们更应该具备对时代和未来趋势敏锐的感知力，重视智能时代对社会的综合影响，为智能时代的到来做好准备。

第四章

质量与精益

现代医院管理工作经历了从经验管理向科学管理的转变。在日常医院安全管理工作中，应用各项管理工具可以不断提高效率，解决现代化医院管理中的问题。管理工具是世界先进工业国推行多年、行之有效的管理方法，通过管理工具的应用直接或间接作用于管理对象，可以帮助管理者实现管理目标。

通过有效应用管理工具，对医院安全管理工作中的各类要素进行量化或定性分析，得出有依据的科学结论与趋势分析结果，不仅可以为安全管理者决策提供依据，而且提高了安全管理的全新战略思维，这对新时代下医院安全管理向精细化转型有着重要的意义。本章选取了部分常用的管理工具，描述了工具应用方法，着重介绍了这些管理工具在医院日常安保管理中的应用案例。

一、医院灾害脆弱性分析

（一）医院灾害脆弱性分析概述

近年来，自然灾害、重特大事故、突发重大公共卫生事件及其他各类灾害事件时有发生。所有的灾害事故，无论其发生原因，都会造成不同程度的医疗和公共卫生后果。

脆弱性概念起源于对自然灾害问题的研究，随着脆弱性科学地位的逐步确立和发展，有关脆弱性问题的研究也成为一个热点，相关成果被广泛应用于自然科学、社会科学等多个领域。相同的风险事件发生的地点不同，所造成的人员伤害与财产损失也会有所不同。例如，两次相同强度的地震，在美国洛杉矶，死亡人数不到100人，而在印度古吉拉特，却有2万多人死亡。这就是两个地区对地震的脆弱性不同，鲜明的对比促使人们对应急管理的认识不断提高。通过灾害脆弱性分析调查，医院可以明确应对灾害风险事件的重点，进一步对可能对医院造成影响的突发事件以及医院的承受能力进行系统分析，提高医院应急管理能力；同时，提出加强医院应急管理的措施，及时修订应急预案并有针对性地开展演练与培训，为持续提升医院应急管理能力和应对灾害风险事件处置能力奠定基础。

美国医疗机构评审联合委员会国际联合委员会（Joint Commission International，JCI）医院评审标准对灾害脆弱性分析的释义为：确认医院潜在的紧急情况及其对医疗机构的运行和服务需求可能产生的直接和间接影响，运用灾害脆弱性分析工具来识别风险和降低风险的管理过程。

越来越多国家的卫生行政部门或者医疗行业协会从政策层面倡导系统化地进行灾害脆弱性分析，以识别可能影响医院服务能力与服务提供的风险事件，实施医院危机管理，明确医院需要应对的突发事件及应对策略，降低风险事件发生后的损失。在我国，《三级综合医院评审标准实施细则（2011年版）》应急管理部分评分标准第1.4.3.1项要求开展灾害脆弱性分析，明确医院需要应对的突发事件及应对策略。

（二）应用方法

1.组织专家团队

组建灾害脆弱性分析团队，团队成员可以是行业专业人士，也可以是医院中高层管理干部，应了解医院整体运行情况。团队对医院面临的各种潜在危险进行识别，将医院实际情况（地理位置、服务范围、医院规模、建筑物情况等）和分析工具模型有机结合，组织开展脆弱性调查，以保证分析的准确性、针对性、权威性，完成灾害脆弱性评估，制定高风险值项目的专项整改方案及应对措施。

2.分析工具——Kaiser模型

Kaiser模型是由美国Kaiser Permanente医疗集团开发的，并在医疗机构灾害脆弱性分析中使用较广泛的一种分析工具。它采用表格形式，按照评分标准从自然灾害类事故、技术故障类事故、人员伤害类事故、危险品伤害类事故四个维度对各类具体风险事件进行评价、分析、打分、排序。各类风险事件可以由团队成员进行头脑风暴得出，其分类如表4.1所示。

表4.1 风险事件分类

分类	风险事件种类
自然灾害类事故	极端天气（雨、雪、高温）、流行病暴发等
技术故障类事故	电力故障、交通瘫痪、燃料短缺、天然气故障、供水故障、污水系统故障、火灾报警系统故障、通信故障、医用气体故障、信息系统故障、内部火灾、内部水灾、建筑物结构性损坏等
人员伤害类事故	大规模突发事件、VIP客户情况、诱拐婴儿、劫持人质、强闯防疫关卡、医闹、爆炸物威胁、暴力伤医等
危险品伤害类事故	大规模危险品伤亡事件（历史事件中不少于5名受害者）、小规模危险品伤害事件（历史事件中少于5名受害者）、放射性物质暴露等

对于Kaiser模型的风险评估矩阵，通常从危险事件发生的可能性和事件结果的严重性两个方面进行灾害脆弱性分析。灾害脆弱性分析的内容分别是事件发生概率、人员伤害、财产损失、服务影响、应急准备、内部响应、外部响应。每项内容均设置0—3级四个等级，其中事件发生概率、人员伤害、财产损失、服务影响评分3级为最高分，应急准备、内部响应、外部响应评分3级为最低分。灾害脆弱性分析评分标准如表4.2所示。

表4.2 灾害脆弱性分析评分标准

危险事件		评分标准
可能性	事件发生概率	0＝无/不适用 1＝低 2＝中 3＝高
损失严重性	人员伤害	0＝无/不适用 1＝低 2＝中 3＝高

续表

危险事件		评分标准
损失严重性	财产损失	0 =无/不适用 1 =低 2 =中 3 =高
	服务影响	0 =无/不适用 1 =低 2 =中 3 =高
防范工作完备情况	应急准备	0 =无/不适用 1 =准备好 2 =准备尚可 3 =无准备
	内部响应	0 =无/不适用 1 =响应好 2 =响应尚可 3 =无响应
	外部响应	0 =无/不适用 1 =响应好 2 =响应尚可 3 =无响应

（1）事件发生概率

在确定事件发生的概率时，可以参考已知的数据、历史数据、有关机构的统计数据、专家评估、上级应急预案的要求等。

（2）人员伤害

在评估人员伤害时，要考虑可能造成的工作人员伤亡，患者与来访者的伤亡，伤者的预后、情感和心理的影响等。

（3）财产损失

在估计财产损失时，要计算更新的费用、建立临时替代设施的费用、维修的费用、恢复正常所需的时间等。

（4）服务影响

要关注正常工作的中断、关键物资供应的中断、外部服务的中断、职工的减员、患者到达受阻情况、不能履约的情况、不能遵守规定的情况、可能的法律纠纷、公共形象和声誉的损失、医院财政负担的增加等。

（5）应急准备

要注意应急预案是否完善、是否经常开展应急演练、是否对工作人员进行了必要的培训、应急物资的情况、应急支援的情况等。

（6）内部响应

在评级内部响应的能力时，要考虑到做出有效反应所需的时间、目前的物资种类和数量能否满足需要、工作人员掌握相关技能的情况、对事件严重程度和持续时间的预计、有无后备机制、上一级应急预案的要求等。

（7）外部响应

在评价外部支持时，要考虑国家和当地的应急反应能力、有关机构签订相互援助协议的情况、与其他同类医院协调的情况、社区志愿者的情况、与物资供应机构签订的应急供应计划或合同的情况等。

根据以上相关评分标准制定灾害脆弱性分析调查表，评分标准可以根据实际情况予以更详细的描述，如“人员伤害”项：0＝无/不适用，代表没有伤害；1＝低，代表无须额外医疗处置；2＝中，有暂时性伤害，需额外医疗处置；3＝高，意外导致永久性伤害甚至死亡。

在灾害脆弱性分析调查表中，Kaiser模型风险值的计算公式可以表达为：

$$风险值（R）= \frac{发生概率}{3} \times \frac{损失严重性+防范工作完备情况}{18} \times 100\%$$

根据公式求得风险分值，然后根据分值大小及范围评定风险等级。灾害脆弱性分析调查表如表4.3所示，可以根据医院实际地理环境等因素列举危险事件。

表4.3　灾害脆弱性分析调查表

序号	维度	危险事件	可能性（分）	严重性（分）						风险值（%）
				损失严重性			防范工作完备情况			
				人员伤害	财产损失	服务影响	应急准备	内部响应	外部响应	
1	自然灾害类事故	强降雨								
2		强降雪								
3		大风								
4		冰雹								
5		流行病暴发								

续表

序号	维度	危险事件	可能性（分）	严重性（分）						风险值（%）
				损失严重性			防范工作完备情况			
				人员伤害	财产损失	服务影响	应急准备	内部响应	外部响应	
6	技术故障类事故	电力故障								
7		电梯意外事件								
8		交通瘫痪								
9		燃料短缺								
10		锅炉爆炸								
11		供水故障								
12		污水系统故障								
13		火警报警系统故障								
14		通信故障								
15		医用气体故障								
16		信息系统故障								
17		内部火灾								
18		内部水灾								
19		物资短缺								
20		建筑结构性损坏								
21	人员伤害类事故	大规模伤害事件（创伤）								
22		食堂食品安全事件								
23		VIP客户情况								
24		婴儿诱拐								
25		劫持人质								
26		患者自杀								
27		医闹								
28		司法鉴定或医疗诉讼								

续表

序号	维度	危险事件	可能性（分）	严重性（分）						风险值（%）
				损失严重性			防范工作完备情况			
				人员伤害	财产损失	服务影响	应急准备	内部响应	外部响应	
29	危险品伤害类事故	大规模危险品伤亡事件（历史事件中不少于5名受害者）								
30		小规模危险品伤亡事件（历史事件中少于5名受害者）								
31		内部放射性物质暴露								
32		外部放射性物质暴露								

利用灾害脆弱性分析识别医院运行风险，制定应对策略和预案，提高医院危机管理能力，促进应急管理质量持续改进。运用灾害脆弱性分析工具Kaiser模型对可能发生的风险予以识别，并对各个危险事件的可能性与严重性评估结果进行统计学处理。了解医院的危险事件类型，确定医院危险事件的优先级别和各类危险事件发生的可能性及严重程度（表4.4）。

表4.4 灾害脆弱性分析汇总一

分类	可能性	严重性	危害相关风险值
自然灾害类事故	$\frac{\text{可能性平均值}}{3}\times 100\%$	$\frac{\text{严重性平均值之和}}{18}\times 100\%$	风险值的平均值
人员伤害类事故	同上	同上	同上
技术故障类事故	同上	同上	同上
危险品伤害类事故	同上	同上	同上

（三）案 例

医院具有人员复杂、高层建筑多、电气设备多、地下管路复杂、危化品多等特点，易发生各类突发事件，故医院灾害脆弱性分析必不可少。

医院组织全院临床医技科室、职能部门中层干部以及部分院外行业专家组成专家团队，参与医院灾害脆弱性分析，集中进行相关知识培训。根据部门/科室属性分成不同组别，结合医院实际情况，应用头脑风暴方法，提出4个风险维度的30个风险事件。发放调查评估表350份，回收350份，回收率为100%。其中，有效评估表340份，有效率为97.1%，进行数据录入分析。

通过基于Kaiser模型进行的医院灾害脆弱性分析调查评估表统计，医院可能面对的风险事件排名和灾害脆弱性分析如表4.5和表4.6所示。

表4.5　经过灾害脆弱性分析的前10类风险事件

风险事件	风险值排序（从高到低，%）	排序	分类
暴力伤医	50	1	人员伤害类事故
突发公共卫生事件	42	2	自然灾害类事故
司法鉴定或医疗纠纷	38	3	人员伤害类事故
电力故障	36	4	技术故障类事故
内部火灾	36	5	技术故障类事故
信息系统故障	36	6	技术故障类事故
医闹	34	7	人员伤害类事故
火灾报警系统故障	30	8	技术故障类事故
放射源泄漏	29	9	危险品伤害类事故
供水故障	27	10	技术故障类事故

表4.6　灾害脆弱性分析汇总二

分类	可能性	严重性	危害相关风险值
自然灾害类事故	64%	52.1%	34.27%
人员伤害类事故	67.3%	60%	30.2%
技术故障类事故	61.2%	48.2%	32.5%
危险品伤害类事故	50%	58%	28.3%

通过以上灾害脆弱性分析结果，可以了解医院目前对突发事件的承受能力，明确可能对医院造成影响的主要缺陷，并应用于医院应急管理的持续改进中。制定医院应急管理总体规划和日常工作计划、医院总体应急预案和各类突发事件专项预案，明确灾害识别、报告程序、应急启动。加强医院医务人员法律法规安全培训教育，增强医务人员安全意识，同时加强保卫部门人防、物防、技防力量，保障医务人员安全。增强医务人员无菌操作等防护意识，加强传染源管理，对易感人群实施保护性隔离，避免院内感染的发生。

灾害脆弱性分析和调查是医院应急管理的重要工具和方式，医院要充分认识到灾害脆弱性分析在突发事件发生时灾前预防、应急准备、灾时处置和灾后重建中的重要意义。此外，医院还可以将灾害脆弱性分析工具应用在安保、不良事件管理、医疗纠纷处置等方面，通过灾害脆弱性分析，识别薄弱环节，制定改进措施方案，使医院风险事件管理更加精细化，为医院安全护航。

二、失效模式与影响分析

（一）失效模式与影响分析概述

失效模式与影响分析（Failure Mode and Effect Analysis，FMEA）是一种用于确定潜在失效模式及其原因的分析方法，是在产品设计阶段和过程设计阶段，对构成产品的子系统、零件，以及构成过程的各个工序逐一进行分析，找出所有潜在的失效模式，并分析其可能导致的后果，从而预先采取必要的措施，以提高产品的质量和可靠性的一种系统化的活动。它是一种前瞻性的可靠分析方法，在预防事故的保护机制系统中被广泛使用。FMEA起源于20世纪50年代的美国航空业，并广泛应用于航空、航天、舰船、兵器等军用系统的研制，后逐渐渗透到机械、汽车、医疗设备等民用工业领域，得到了一定程度的普及，且取得了显著效果，为保证产品的可靠性发挥了重要作用。

美国医疗机构评审联合委员会（Joint Commission on Accreditation of Healthcare Organizations，JCAHO）于2001年7月1日首先提出，要求每家评审合格的医院以JCAHO定期公布最频繁发生的警戒事件为基础，推荐医院加强病房安全管理，每年至少使用FMEA进行一次前瞻性风险评估。

简单来说，FMEA是实施一个反复评估、改进和更新的过程，主要特点是针对安全隐患或者频繁发生的不良事件进行风险管理。它由失效模式和影响分析两部分组成，失效模式是指能被观察到的错误和缺陷现象（安全隐患）；影响分析是指通过分析该失效模式对系统的安全和功能的影响程度，提出可以或可能采取的预防改进措施，以减少缺陷、风险事件的发生。

运用FMEA的关键是计算出风险值（risk priority number，RPN）。风险值主要有以下三个要素。

- 严重性（S）：失效发生可能导致的后果，1至10为不严重至非常严重。
- 发生的可能性（O）：1至10为非常不可能发生至非常可能发生。
- 被识别的可能性（D）：失效后被发现的可能性，1至10为非常可能被及时发现至非常不可能被及时发现。

计算公式：RPN＝S·O·D。RPN分值越高，说明安全隐患越大，是急需采取措施及时改善的部分，此时要制定纠正和预防的措施，跟踪控制实施的情况，更新失效模式分级表。

风险值可以用于确定减缓和消除失效模式的优先次序。除了依据RPN的大小外，还需要考虑的因素是失效模式的严重性，如果失效模式的RPN相同，那么严重性高者优先。

（二）应用方法

1.确定主题

选择具有高风险领域或薄弱环节或发生频繁的不良事件作为FMEA的主题。

2.组建团队

由于FMEA一般是查找某一个流程中潜在的失效模式并对其进行原因和后果分析，在组建FMEA工作小组时，小组成员应是与流程密切相关的人员，并且熟悉流程，同时要确定小组组长，领导小组成员进行危害分析。在进行危害分析时，需要分析每个子流程或步骤可能的失效模式，并且判断每个失效模式的严重度、发生可能性和不易探测度，并且进行打分，得分最高风险就最高，需要针对高风险制订完善的改进计划。

3.分析流程

分析具体工作流程中的每一个步骤，列出所有可能的失效模式，分析并列出每一个失效模式中可能的潜在原因，制定失效模式调查表，确定评判标准，组织团队成员进行评估打分，计算RPN值。或利用FMEA危害风险矩阵对失效模式中的可能潜在原因进行等级评定。

4.风险评估持续改进

将RPN值由高到低进行排名，选择前几名进行优先改进；或者按照FMEA危害风险矩阵评判的等级进行判断，等级高者优先选择持续改进，制订相关改进计划。失效模式持续改进计划表如表4.7所示。

表 4.7　失效模式持续改进计划表

FMEA危害分析									FMEA鉴定措施与结果				
		风险值			决策树分析								
失效模式	潜在原因	严重度	发生频率	不易探测度	问题是否为关键点	有无有效衡量控制方法	能否明显发现失效	是否进行矫正	采取措施	完成措施	评估结果	负责人	主管人确认

（三）案　例

1. 确定主题

FMEA在医疗机构中主要应用于医疗质量管理，也可有效应用于医院后勤管理、安全保卫管理，帮助管理者降低风险事件的发生率。ICU日常需要使用大量24小时不间断运行的电气设备，这些电气设备配备有不间断电源（uninterrupted power supply，UPS）备用电源，以确保设备运转。在火灾成因分析中，电气火情占比较大，因此以ICU内UPS备用电源发生火情后的处置流程为主题，应用FMEA开展活动。

2. 组建团队

由重症医学科、保卫部门负责人及其部分成员组成。

3. 分析流程

ICU内UPS备用电源发生火情后的应急处置流程如图4.1所示。

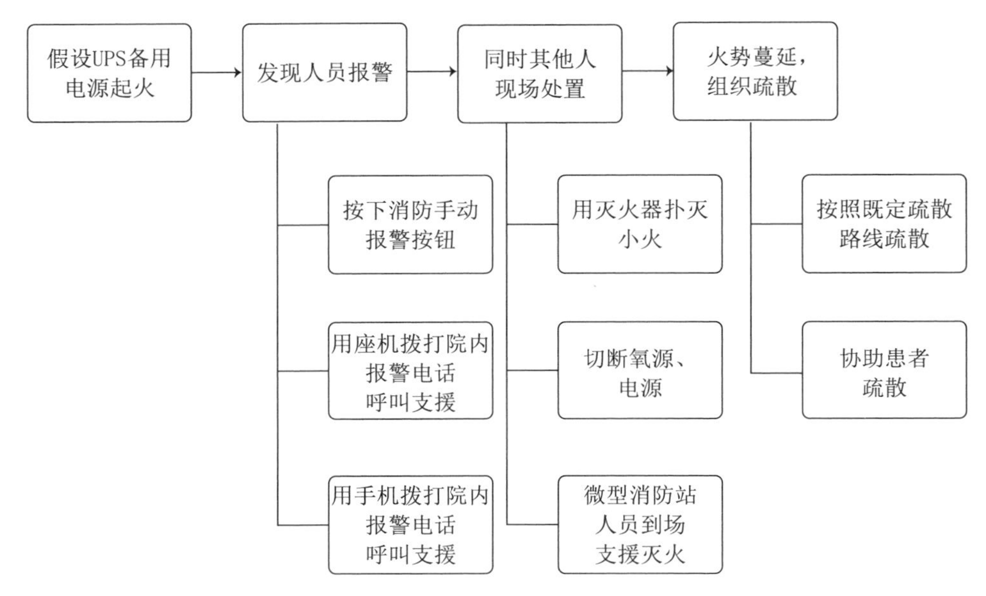

图 4.1 ICU 内 UPS 备用电源火情应急处置流程示意

根据图 4.1 中各子流程，制定严重性评分标准（表 4.8）、失效模式发生可能性评分标准（表 4.9）、失效模式被识别可能性评分标准（表 4.10）作为评分准则。根据评分准则填写 FMEA 调查表（表 4.11），计算失效模式下潜在危险因素风险值（表 4.12），得出排位靠前的危险因素并进行改进，或根据危害风险评判标准进行等级划分，然后根据等级进行持续改进。

表 4.8 严重性评分标准

后果严重性	后果	分值
极严重	人员伤亡 3 人以上，或财产损失 100 万元以上	10
		9
严重	3 人以上受伤，无人员死亡，或财产损失 50 万～100 万元	8
		7
比较严重	无人员伤亡，财产损失在 1 万～50 万元	6
		5
轻微	无人员伤亡，财产损失小于 1 万元	4
		3
无	基本没有影响	2
		1

表 4.9　失效模式发生可能性评分标准

发生可能性	分值
很高，发生的可能性几乎为肯定	10
	9
高，很可能发生	8
	7
中等，偶尔发生	6
	5
低，相对很少发生	4
	3
极低，发生的可能性几乎为零	2
	1

表 4.10　失效模式被识别可能性评分标准

不易探测度	分值
几乎确定，发现 10 次以上	1
	2
可能，发现 5～10 次	3
	4
中等，发现 1～4 次	5
	6
低，相对很少被发现	7
	8
极少被识别，没有发现过	9
	10

表 4.11　FMEA 调查表

流程	失效模式	影响分析	后果严重性	发生可能性	不易探测度	RPN
ICU 内 UPS 备用电源火情应急处置流程	报警失败	手动报警按钮故障	5	4	3	60
		消防控制室值班人员忽视火警信息	8	3	3	72

续表

流程	失效模式	影响分析	后果严重性	发生可能性	不易探测度	RPN
ICU内UPS备用电源火情应急处置流程	报警失败	报警人不知道报警电话	3	1	5	15
		报警人未描述清楚起火地点等信息	7	5	1	35
	处置失败	灭火器等消防器材失效过期或故障	5	1	2	10
		现场人员不知道灭火器位置	4	3	6	72
		现场人员不知如何操作灭火器等消防器材，未经培训	8	6	8	384
		未及时断电	3	5	3	45
		未及时切断氧源	3	4	4	48
	疏散失败	现场人员不熟悉应急预案，分工混乱	5	6	6	180
		没有足够的生命支持设备	8	3	5	120
		不知道疏散至何处	6	2	6	72
		消防通道被占用	9	8	6	432
		乘坐电梯进行疏散	5	4	3	60
		协助转运疏散的人员数量不够	8	8	4	256
		未经培训，不知道如何疏散	8	2	7	112

表 4.12　危害因素风险矩阵

发生可能性	后果严重性				
	极严重（5）	严重（4）	比较严重（3）	轻微（2）	无（1）
很高（5）	25	20	15	10	5
高（4）	20	16	12	8	4
中等（3）	15	12	9	6	3
低（2）	10	8	6	4	2
极低（1）	5	4	3	2	1

（四）风险评估持续改进

通过FMEA调查表（表4.11），可以得出消防通道被占用、现场人员不知如何操作灭火器、协助转运疏散的人员数量不够是排名前三的潜在风险因素。团队成员可以结合评估结果，根据实际情况制订持续改进计划，将发生概率降到最低。

三、PDCA循环

PDCA循环最早是由沃特·休哈特（Walter Sheawhart）在1924年提出的，之后由爱德华兹·戴明（W. Edwards Deming）博士发表而广为人知。20世纪50年代，戴明博士受邀在日本讲习时，介绍了一个“戴明循环”的概念，也就是PDCA循环的前身。戴明循环最初被应用于质量管理，之后逐步被推广到各行业组织及各阶层的管理理念与行动中，日本人将其中的改善观念与管理功能的观念相结合，经由不断的改进而成现在的PDCA循环面貌。

（一）PDCA的基本概念

PDCA的构成要素包括计划（plan，P）、执行（do，D）、确认（check，C）及处置（action，A），取其4个英文单词首字母即组成“PDCA循环”。PDCA每一个字母都代表着一个流程，并且是循环不止地进行下去的科学程序。

（二）应用方法

P（计划）：设立一个与期望结果一致的目标或流程，或者制订一项改进目标与流程正确、完整的计划。首先，确认需要改进的问题，通过分析现状，收集整理数据，找出存在的问题。其次，分析产生问题的各种原因或影响因素。再次，通过比较选择主要的、直接的影响因素。最后，针对问题的主要因素，寻找可能解决的方法，并制定措施。

D（执行）：按照既定的计划实施新的流程或对策。

C（确认）：确定执行计划的结果，检查新的程序和所达到的成效与预期目标的差距，找出问题，分析数据。

A（处置）：分析达成目标与预期目标不同的原因。每一个原因都可能是P—D—C—A中的一个步骤或多个步骤，并决定在哪一个环节进行修正，可以缩小达成目标与预期目标的差距。在这一阶段，对成功的经验要加以肯定及推广，并采取措施保证长期有效性，将新的措施标准化、规范化；对失败的教训要加以总结，提出这一循环尚未解决的问题，将其转到下一个PDCA循环中（图4.2）。

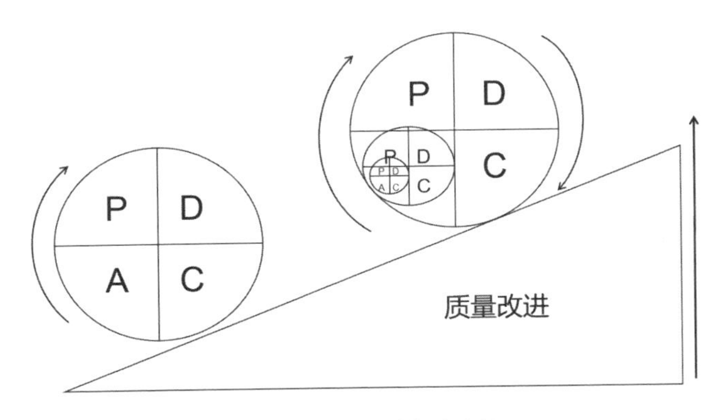

图 4.2 PDCA 循环示意

（三）PDCA在医院安全培训中的方法应用

人员的安全意识、素质是安全生产的前提和保证，对医院安全起着举足轻重的作用。安全培训是医务人员具有安全意识、素质的前提，是医院安全管理工作的基础，是伴随维护医院安全生产秩序的经常性工作。因此，根据PDCA循环法，结合医院实际情况实施系统化的安全培训，以提高队伍的整体安全意识、素质。

制订安全培训计划，要对安全培训的现状有一个正确的评估，对安全培训的要求有一个系统的层次清晰分明的剖析，列出存在的问题，并进行归类整理（表 4.13）。安全培训总体分以下三步实施。

（1）结合医院各类人员情况，包括文化程度、工作分工的不同，确定相应的安全培训内容、方式。培训的目的最终都是提高全体人员的安全意识、素质。

（2）制订细化的安全培训计划时，对不同对象的不同培训目的要有所体现，并确定对象目标负责人。

（3）根据细化后的安全培训计划，及时对培训计划的落实情况和下一阶段的培训进程进行分析、协调和修正，通过几次反复循环直至所有设定的目标全部达成。

表 4.13　年度集中安全培训计划样表

序号	对象区域	培训人	培训内容	培训时间	培训完成情况
1	医生、护士	钱某 葛某	安全应急知识	1 月、6 月	□是　□否
2	保洁、护工	曹某	安全意识	2 月、7 月	□是　□否
3	医学生、实习生、进修生等	刘某	安全应急知识	3 月、8 月	□是　□否
4	实验室人员	王某 季某	安全意识	4 月、9 月	□是　□否
5	安保人员	王某 李某	消防治安技能	每月 2 次	□是　□否
6	其他人员	刘某	安全应急知识、安全意识	5 月、10 月	□是　□否

安全培训计划实施一段时间后，进入检查确认阶段，此阶段对培训计划的实施程度与完成效果进行综合评估，根据评估结果进入PDCA循环的关键环节——处理阶段，这可以使安全培训得到改进和提高，并将有效的经验或措施加以保留，就事论事对发现的问题进行必要的纠正，分析问题产生的原因，采取行之有效的纠正措施，并对采取纠正措施后的结果再次进行评估，以发现是否产生新的问题（图 4.3）。

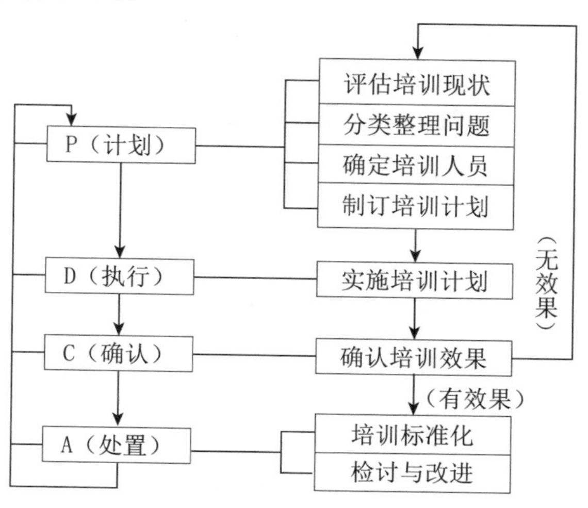

图 4.3　PDCA 应用流程示意

根据PDCA管理循环模式组织医院安全培训，建立安全培训质量管理体系，并熟练运用，不断提高安全培训效率，为安全培训的健康和可持续发展提供质量保证。

四、“6S”管理

“6S”管理起源于日本的“5S”管理，它是来自日文整理（seiri）、整顿（seiton）、清扫（seiso）、清洁（seiketsu）、素养（shitsuke）的罗马拼音发音的第一个字母“s”，统称“5S”。随着日本掀起“5S”管理的热潮，许多日本企业热衷于“5S”管理活动，使得产品质量得到迅猛提升，这奠定了精益生产方式的基础。“5S”进入我国后，又引入“安全”（security）一词，逐步形成了最新的“6S”管理理论。

（一）“6S”管理的基本概念

整理（seiri）：区分要与不要的物品，现场只保留必需物品。

整顿（seiton）：必需品依规定放置，摆放整齐有序，明确标识。

清扫（seiso）：将工作场所内看得见和看不见的地方清扫干净，美化环境，使工作场所干净整齐，形成明亮的、赏心悦目的现场环境。

清洁（seiketsu）：指不断进行整理、整顿、清扫，将以上“3S”进行到底，将好的方法转化为常规行动并且制度化、规范化，持续保持环境处于美观的状态。

素养（shitsuke）：在通过持续不断推动以上“4S”活动中，制定相应的规章制度，每位成员建立并形成良好的习惯，营造积极的团队精神，从根本上提升人员素养。

安全（security）：为了建立起安全生产的环境，所有工作都应建立在安全的前提下。应建立健全系统的安全管理体系，重视全员安全教育，每时每刻都有安全第一的观念，创造有序、安全的工作环境，防患于未然。

（二）应用方法

表面上“6S”管理相对于其他的管理学方法而言，在实际运用过程中能够简单明了地达到预期效果，实质上“6S”管理是运用辩证唯物主义观点和系统理论，正确处理人、物、场所、信息之间关系而产生的科学管理方法。“6S”

管理的实施过程具体分为四大步骤：一是建立机构，统筹开展“6S”管理活动。二是强化培训，充分掌握“6S”管理的理念、原理和意识。三是现场调查分析，“6S”管理活动是以现场为中心推行的一项基础管理活动，管理者要到“现场”去，从专业的角度出发，亲自确认“现物”，认真探究“现实”，即“三现”原则；可结合“ECRS”[eliminate（取消）、combine（合并）、rearrange（重排）、simplify（简化）]和“5W1H”[when（时间）、where（地点）、who（人物）、what（事件）、why（原因）、how（方法）]等相应的思考方法，提出并实施符合实际的解决措施，使“6S”管理活动深入持久地开展下去。四是开展“6S”管理活动。

（三）“6S”管理在医院实验室安全管理中的方法应用

医院实验室管理中的安全管理是至关重要的，必须完善安全管理工作，才能维持实验室的安全，确保其稳定运行。“6S”管理作为一种先进的管理理念，在近年被引入实验室的安全管理中。

整理（seiri）：医院内的实验室分布范围广、科研人员多，经过长时间的积累，很容易造成实验室布局混乱。通过整理活动，坚决将与实验无关的物品清理出现场。

整顿（seiton）：将实验室内部的设备、化学试剂、危险化学品、实验资料，按照性质、成分、保存环境分别进行分类存放，并明确信息标识，如设备资料信息、化学试剂种类、危险化学品性质（易燃、易爆、易腐蚀等）。

清扫（seiso）：将实验室各个角落的废物垃圾清扫干净，即大清扫；大清扫后定时或科研人员完成实验后进行小清扫，保持实验室环境干净、整洁。

清洁（seiketsu）：在不断整理、整顿、清扫的基础上，长期保持实验室有序的环境。

素养（shitsuke）：制定实验室安全管理责任制度，强化安全责任分区，定期或不定期巡查，促使实验室使用人员将整理、整顿、清扫、清洁由行事化向习惯化转变。

安全（security）：医院实验室现场主要可能存在违规操作、违规存放、设备老旧等安全隐患，通过全员无死角地整理、整顿、清扫、清洁、素养，整改消除安全隐患；同时，结合相应技术防范系统如监控、气体泄漏报警等，保障实验室持续、安全运行。

因此，将“6S”管理融入医院实验室的安全管理中，合理整理实验设备与资料，优化实验室布局，完善相应的安全管理制度，可以极大地提升实验室日常安全管理工作质量。

五、品管圈

品管圈（quality control circle，QCC）由日本石川馨博士于1962年提出，即“以现场领班为中心，组成一个圈，共同学习品管手法，使现场工作成为质量管理的核心”，并开启了日本的品管圈活动。石川馨博士是日本式质量管理的集大成者。品管圈活动对作业人员来说，是一种以阳光、愉快的工作态度来创造高质量、高利润、高效率、低成本经营的形态。

（一）品管圈的基本概念

品管圈指由在相同、相近或有互补性质工作场所的人们自发组成数人一圈的活动团队，同一工作现场或工作性质相关联的人员组成圈，人员包括公司高层、中层管理干部、技术人员、基层管理人员，以及普通的职工。QCC小组一般由5～12人组成，人数太少，方案对策不全面；人数太多，意见难统一，效率低，效果反而不明显。首先，通过全体合作，集思广益，确定活动主题。每次QCC活动都要有一个明确的主题，可围绕产品生产、技术攻关、工艺改良、质量改进、工作流程改造等方面提出，主题范围广泛多样。然后，明确活动目的，每次QCC活动都是为了改进组织或部门工作的某个方面，以提高效率、效果和效益，降低成本或减少差错等。最后，按照一定的活动程序，灵活应用科学统计工具及品管手法解决问题，如可应用一种或几种相结合的现代组织管理科学统计技术和工具来解决工作现场、管理、文化等方面所存在的问题。

（二）应用方法

在质量管理中，最常见的工具、手法包括检查表、散布图、层别法、直方图、柏拉图、特性要因图和控制图，被称为QC七大手法。而1972年日本纳谷嘉信教授提出了新的品管手法，包括亲和图、关联图、系统图、矩阵图、过程决策计划图、箭形图和矩阵数据分析法，被称为新QC七大手法。以上各种质量手法均是质量控制的有效工具，从新旧两种七大手法来看，QC七大手法着重整理问题数值资料取得后的管理手法，而新QC七大手法则着重整理问题数值资料取得前的管理手法，一后一前，两者都是质量管理手法，彼此并不冲突，反而可以相互配合。这些方法集中体现了质量管理的“以事实和数据为基础进行判断和管理”的特点，将其落实并正确执行，可以为组织及部门的质量提升带来巨大的功效。

（三）品管圈在提升医院交通管理中的方法应用

现代品管圈的管理内容和目标突破了原有的企业质量管理范围，逐渐应用于医疗服务领域。在医疗服务领域，QCC的推行也开始受到重视，如近年来，随着北京市机动车保有量的持续增长，居民就诊出行逐渐倾向于自驾车前往医院，导致医院周边交通出行压力普遍增加。面对医院交通拥堵的现象，某三甲综合医院以“运用QCC工具提高医院交通运行效率”为研究主题，灵活应用科学的品管手法，开展持续质量改进活动（图4.4）。

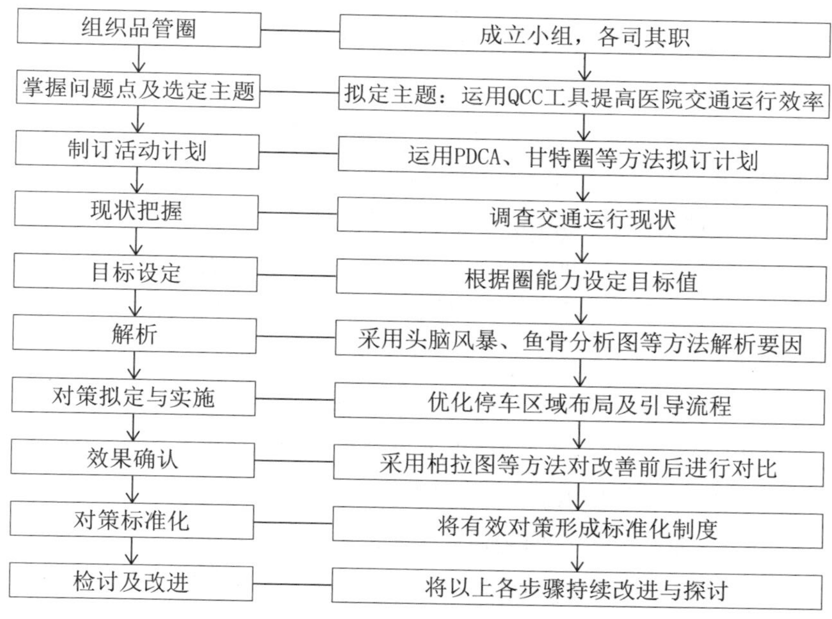

图4.4 QCC实际应用流程示例

组建品管圈小组，并以“运用QCC工具提高医院交通运行效率”为主题进行现状调查分析，确定造成道路拥堵、交通运行效率低的因素（表4.14）。

表 4.14　医院交通运行效率相关数据统计

制约因素	不良例数	不良率	百分比	累计百分比
社会车辆不按引导停放	36	31.3%	38.7%	38.7%
小型车被大型车阻挡	26	22.61%	27.96%	66.66%
办理车证人员不按引导停放	13	11.3%	13.97%	80.63%
引导人员原因	8	6.96%	8.61%	89.24%
机械式立体停车库出现故障，导致未按规定停放	7	6.09%	7.53%	96.77%
道路引导标识少	3	2.61%	3.23%	100%
合计	93	80.87%		

品管圈小组成员根据圈能力进行自我评价并结合实际情况，将圈能力值设定为 80%，设定“目标值＝现况值－（现况值 × 累计百分比 × 圈员能力）”公式，并设定目标。

通过对环境、人员、设备、流程等制约医院交通运行效率的因素进行解析，并提出改进措施。

· 优化停车位布局：经过现场勘查，对地面停车空间重新规划布局，增加地面停车位，最大限度利用地面空间资源。

· 划分区域落实岗位职责，加强人员技能培训：对车辆引导人员明确分工、划分属地责任，定期开展规范引导技能培训，提高引导人员服务水平，避免出现引导人员自身水平不足导致车辆引导不合理的现象，最大限度提高车辆规范引导的效果。

· 增加硬性隔离设施和引导类标识设施：对地面车位增加专用隔离设施，确保地面车位停放大型车辆，避免出现小型车占用大车位的情况，充分发挥地面车位与立体停车库利用最大化，减少大型车进院排队等候时间。在关键节点位置增加引导类标识，确保进院排队车辆按照标识有序行驶。

· 优化车辆排队引导流程方案：开辟小型车进入立体停车库排队专用通道，避免与需要停放于地面的大型车发生排队交叉。

对策实施后制约因素比实施前明显改善，“社会车辆不按引导停放”改善目标的达成率为 145.45%，进步率为 44.44%；“小型车被大型车阻挡”改善目标的达成率为 114.29%，进步率为 61.54%；“办理车证人员不按引导停放”改善目标的达成率为 112.5%，进步率为 69.2%。综合目标达成率全部超过 100%，改善后的制约因素数据较改善前下降了 49.46%。

通过此次品管圈项目的开展，拟定并实施各项科学的对策，完善了日常医院交通管理体系，减少了影响交通运行效率的不良停车数量，进一步提高了医院交通运行效率。品管圈作为一种全员主动参与、通过科学方法提高工作管理效率的重要工具，在提升医院交通运行效率的应用中发挥了重要作用，为今后日常管理工作模式的创新提供了重要的理论支持。目前，品管圈在现代医院管理中已广泛开展，且效果显著。在医疗服务领域，品管圈已逐步发展成为各医院最重要、最普及的医疗质量管理手法。

六、其他安全管理工具应用

除了上述常用的管理工具外，还有其他很多管理学的理论方法可以在安保管理工作中应用，有些工具方法应用简单实效，有些工具方法虽然复杂但量化精准。而且这些方法在使用时也可以相互结合，如品管圈工具中的新旧七大手法都可以单独在实践中应用，也可以将PDCA循环等其他工具应用于品管圈。

无论是管理工具还是管理方法，安保管理人员在合适的情况下使用最适合的方法，都能够达到提高管理效率的目的。如何采取有效的消防措施，以减少火情造成的人员伤亡和财产损失是医院安全管理的重大课题。开展火灾风险评估，应用科学的工具和方法对火灾危险性进行分析研究，对预防火灾有着重要意义，这些方法也同样适用于其他安全工作。

按照方法性质分类，可以将火灾风险评估方法分为定性评估方法、半定量评估方法和定量评估方法。

（一）定性评估方法

定性评估方法主要用于识别火灾事故，但难以给出火灾危险等级。常用的定性评估方法有安全检查表、预先危险性分析法等。

1. 安全检查表

安全检查表是参照火灾安全规范标准，系统地对一个可能发生火灾的环境进行科学分析，按照检查表中的项目，将找出的火灾危险因素以问题清单的形式制成表格，便于安全检查和火灾安全管理。

2. 预先危险性分析法

预先危险性分析法是指在具体火灾区域，对存在的危险进行识别以及火灾发生条件和可能造成的后果进行宏观概略分析的方法。该方法可以作为新系统综合评价的依据，为以后开展其他危险性分析打下基础。

预先危险性分析法的步骤包括：调查以往的经验和相似区域火灾事故发生情况；采用安全检查表等方法辨识、确定危险因素，并分类制成表格；研究危险因素转化为火灾事故的触发条件；进行危险分级，确定危险程度，指出应重点控制的危险因素。危险级别分类如表 4.15 所示。

表 4.15　危险级别分类

等级	类型	状况
Ⅰ	安全的	不会造成人员伤亡及系统损坏
Ⅱ	临界的	处于事故的边缘状态，暂时还不至于造成人员伤亡
Ⅲ	危险的	会造成人员伤亡和系统损坏，要立即采取防范措施
Ⅳ	灾难性的	造成人员重大伤亡及系统严重破坏，必须予以果断排除并进行重点防范

分析过程中应全面考虑导致各类危险的因素，可以将分析结果列成风险矩阵模型，找出易发生火灾危险的关键部位、关键因素，制定降低火灾发生的可能性及减少火灾发生后损失的方案。

（二）定量评估方法

随着性能化防火设计的发展，部分更加精确的火灾风险评估方法通过大量的数据资料和数学模型，以系统发生事故的概率为基础，求出风险系数等，进而衡量系统的火灾安全程度。这些定量评估方法需要评估对象有充足的数据量，综合分析考虑火灾事故发生的概率以及火灾发生的后果，计算的风险值可以直接与风险容忍度进行比较，也可以对不同类型的对象或同一类型不同区域的对象进行比较研究。

常见的火灾定量评估方法有建筑火灾安全工程法（L曲线法）、火灾风险与成本评估模型、事件树分析法、故障树分析法等。

1. 建筑火灾安全工程法

建筑火灾安全工程法是一种以火焰运动过程为研究核心，确定火灾终止概率为目标的分析方法。该方法利用网络图法从火灾系统性能的角度出发，按照每个事件、子事件赋予初始概率，然后计算火焰熄灭的概率，并与相应房间的消防安全目标相比较，从而达到对房间火灾安全性能评估的目的。

2. 火灾风险与成本评估模型

火灾风险与成本评估模型是加拿大国家建筑研究院开发的一种性能化设计工具。该模型通过分析所有可能发生的火灾场景来评估火灾对建筑物内人员造成的预期风险，同时还能评估火灾损失、计算火灾场景发生的概率、预测火灾随时间变化的情况。该评估模型由若干个子模型组成，通过多种较为复杂的方法计算出评估结果。

3. 事件树分析法

事件树分析法（Event Tree Analysis，ETA）是安全系统工程中一种重要的分析方法，是建立在概率论和运筹学的基础上，按事故发展的时间顺序由初始事件开始推论可能产生后果的方法。任何事故的发生都有个事故原点，也就是起因事件。事件树分析法以起因事件为起点，按照事故的发展顺序分成几个阶段，逐步进行分析，每一事件可能的后续事件只能取完全对立的两种状态（成功或失败，正常或故障，安全或危险等）之一的原则，逐步向结果方面发展，直至发生系统故障或事故。将所分析的情况用树枝状图表示，故称为事件树。事件树分析法既可以定性地了解整个事件动态变化的过程，又可以定量计算出各阶段的概率，最终了解事故发展过程中各种状态的发生概率。火灾的发生通常是由外因作用下的小火引发，经过多个阶段演变为火灾。而事件树分析法这种由原因到结果的逻辑分析方法，可以作为查找并确认系统中火灾隐患的手段。另外，事件树分析法还可以作为调查分析火灾原因和查找预防火灾管理漏洞的有效工具。

4. 故障树分析法

故障树分析法是美国电话电报公司的贝尔电话实验室于 1962 年开发的。该方法采用逻辑的方法，形象地开展危险的分析工作，其特点是直观明了、思路清晰、逻辑性强，可以进行定性分析和定量分析。故障树分析法体现了系统工程方法的系统性、准确性和预测性，是安全系统工程的主要分析方法之一。故障树分析法将系统故障发生原因由总体至部分按树枝状逐级细化，从事故开始逐层向下演绎，将全部故障事件用逻辑关系关联成整体，对导致事故的各种因素，即相互关系进行了全面、系统的描述，进而确定故障的原因、影响和发生的概率。

（三）半定量评估方法

半定量评估方法用于确定可能发生火灾的相对危险性，其可以评估火灾发生的频率和后果，并根据结果比较不同方案的优劣性。半定量评估方法应用于火灾系统评估时，以风险分级系统为基础，通过对各类风险参数进行分析并赋予适当的指数，按照科学的数学方法综合起来，得到一个子系统或系统的指数，从而快速、简单地估算出相对火灾风险等级，这种方法也被称为火灾风险分级法。这类方法与定量风险评估方法相比，具有快捷、简便的特点，不足之处是其适用于对特定类型的建筑对象进行分级，不具有普适性。

目前，国内外通常使用半定量评估方法进行火灾风险评估，如火灾安全评估系统、火灾风险指数法、模糊综合评估法、层次分析法等，这些方法的适用条件以及效果存在很大差别。近年来，我国多项火灾评估研究也使用了多种半定量的研究方法建立模型，在工程、施工、建筑安全等领域广泛应用。

1. 火灾安全评估系统

火灾安全评估系统起源于20世纪70年代的美国，主要用于公共机构和居民区，是一种动态的决策方法。该方法将风险和安全分离，根据卫生保健状况来处理风险。五个风险因素是患者灵活性、患者密度、火灾区的位置、患者和服务员的比例、患者平均年龄，并因此派生了13个安全因素，通过德尔菲调查法，让火灾专家给每一个风险因素和安全因素赋予相对的权重。总的安全水平以13个参数的数值计算得出，并与预先描述的风险水平进行比较。

2. 火灾风险指数法

火灾风险指数法是瑞典Magnusson等提出的另一种半定量火灾风险评估方法。该方法最初是为了评价北欧木屋火灾安全性而建立的，后来逐渐演化应用于可燃和不可燃的各类多层建筑。该方法增加了对火灾蔓延路线的评估，而且不要求评估人员具备太多的火灾安全理论。在此方法中，火灾风险指数的最大值为5，最小值为0，风险指数越大，表示火灾安全水平越高。

3. 层次分析法

层次分析法是Saaty等在20世纪70年代末提出的一种定性和定量相结合，系统化、层次化的分析方法，是将半定性、半定量的问题转化为定量问题的一种行之有效的方法。层次分析法根据问题的性质和需要达到的目标，将问题按层次分析成各个组成因素，然后按支配关系分析成有序的递阶层次结构。对于同一层次内的因素，通过两两比较的方式确定诸因素之间的相对重要性权重，利用各影响因子的权重值对评估对象进行防火设计或提出整改措施，达到评估火灾风险的目的。

第五章

未来和展望

一、智慧赋能

医院后勤和行政管理的根本目的是服务医疗、服务患者，医院的发展方向决定了管理的发展方向。医院管理发展的关键是提升整体化管理水平，提高医疗质量和效率。而智能化可以在很大程度上为医院管理发展提供支撑。

我们可以想象一下，未来的医院安防管理体系就像一个大型智慧机器人，其中成千上万的感知设备就像眼睛、鼻子、耳朵等，可以测得人、车、物、环境与管理的各个细节和环节。前端设备就像人的手，可以实现现场监测与指挥，还可以感知进入医院的每个人的异常情绪，提前预警。医院安防管理系统就像人的大脑，规划管理事件，分析隐患和薄弱点，把被动防御变成主动预警。安防管理人员通过平台数据可以轻松掌控医院各个角落的安全情况，如遇突发事件，则可以及时地做好远程操作和人员调配。

随着物联网、云计算、大数据技术的快速发展，信息时代进入了新的阶段。人工智能的发展从学术驱动迅速转变为应用驱动，其在各领域的应用越来越广泛，而在医院安保管理领域，人工智能也随着智慧医疗的快速发展同步向前。

（一）BIM支持实现可视化管理

建筑信息模型技术（Building Information Modeling，BIM）的核心是通过建立虚拟的建筑工程三维模型，然后利用数字化技术，为这个模型提供完整的、与实际情况一致的建筑工程信息库。该信息库不仅包含描述建筑物构件的几何信息、专业属性及状态信息，还包含非构件对象（如空间、运动行为）的状态信息。随着BIM的发展和广泛应用，建筑信息的直观可视化逐渐进入业主和建筑管理者的视野。

物联网（The Internet of Things，IOT）指通过各种信息传感器、射频识别技术、全球定位系统、红外感应器、激光扫描器等装置与技术，实时采集任何需要监控、连接、互动的物体或过程，采集其声、光、热、电、力学、化学、生物学、位置等各种需要的信息，通过各类可能的网络接入，实现物与物、物与人的泛在连接，实现对物品和过程的智能化感知、识别和管理。物联网是一个基于互联网、传统电信网等的信息承载体，它让所有能够被独立寻址的普通物理对象形成互联互通的网络。

随着物联网技术的出现和推广应用，万物互联成为可能，设备设施的状态得以实时监测和汇聚，现场人工巡检在很大程度上可以被电子巡检替代。从简单的压力、水位、电流、电压等设备数据传导，到吸烟、动火、使用违规电器、违规停车等异常行为，不同的智能传感终端为我们实现远程监管提供了可行的技术途径。

BIM和物联网都是技术发展的新方向，两项技术结合就使医院安防管理体系形成了可视化的状态检测系统和操作系统。物联网负责采集和传输状态数据，BIM负责搭建医院的建筑实体模型，呈现设备、管网、桥架等建筑结构和组件，还可以在模型上直观地呈现所有组件的运行状态。未来的医院安防系统可以实现各种设备设施的例行巡检，如灭火器巡检，当医院内的一个灭火器压力不足，或离开了它的位置，系统就会实时弹出它所在位置的监控画面，同时推送信息给最近的安保人员或管理人员到现场查看。此时的BIM模型中，该位置的灭火器将显示异常报警。此外，系统也可以显示其他各种异常事件。由此，BIM形成了系统的躯干，物联网就是系统的四肢和五官，BIM和物联网为医院安防管理搭建了看得见的“躯体”。

（二）依托6G实现全流程管理

传统的通信技术以互联网为基础，由很多的网线、交换机、服务器等组成实体的网络，在PC端或其他终端办公时要求地点固定。而移动通信技术的迅猛发展使移动办公成为可能，人们可以随时随地用笔记本、手机传递信息，协同作业。但移动通信技术也是有要求的，即一定要在网络覆盖范围内，如WiFi范围内或热点范围内，或移动网络范围内，而且数据传输的速度和总量也是有所限制的。对于医院安防系统，大量数据的传输更是一大难点。而未来移动通信的发展为医院安防系统的变革提供了新的契机。

至今，移动通信技术已经发展到第五代，即人们目前使用的5G技术，而6G仍处于开发阶段。2019年，芬兰奥卢大学发布了全球首部《6G白皮书》。该白皮书由70位专家的观点汇聚而成，其中指出了6G的发展方向。根据白皮书介绍，6G的发展趋势是传输能力更强，全球无缝覆盖，延时更短，连接数密度、移动性、定位能力更强，这些特点都为医院安防的智慧化管理奠定了基础。

未来的医院安防必将依托先进的移动传输技术，无论是新建项目还是改造项目，移动传输技术使物联网和大量的数据传输成为可能。未来的安保人员将佩戴可穿戴设备，安保管理人员将实时掌控院区的安保分布，根据各种突发状况调配人员。每个安保人员都将是一个移动的监控设备，他们在院区巡视所看到的画面都会实时传输到中央控制室。未来的安防设备和消防设备数据将依托先进的移动通信技术进行实时传输，所有的安防数据都通过移动通信这一神经网传输到数据中心的“大脑”，又通过它传输指令。移动通信的快速发展可以从根本上解决“信息断层”和“信息孤岛”问题。

（三）数字赋能实现全生命周期管理

借助BIM、物联网以及互联网络搭建的“躯体”和感官系统收集信息，然后将信息和数据汇聚到安防管理平台，管理平台将所有相关的信息直观地展示在屏幕上。这个“躯体”和感官系统包含的设备有安防设备（视频监控系统、门禁系统、防入侵报警系统、婴儿防盗系统、特殊患者管控系统）、消防设备[火灾自动报警系统、消防水系统、室外消防栓系统、自动喷水灭火系统、气体灭火系统、防火分隔（防火卷帘门）及防排烟系统、消防电气及消防通信设施、应急照明、疏散指示灯、安全出口灯系统、灭火器]、交通管理系统（停车系统、院内交通导航系统）、危化品管理系统。系统中的人员有医院分管安全工作的领导、保卫职能部门管理人员、部门分管安全的领导、部门安全员、安保人员等。此外，系统还管理所有进入和需要进入医院的车辆，以及管理所有经授权管理的事件。

系统可以掌握全院的安全巡查情况和人员安全培训情况，在线排班排课，督促每一层级人员尽快完成自己的巡查和安全培训任务。系统可以全面梳理医院安全保卫部门管理的设备并录入平台管理（如维护时间、耗材更换、寿命提醒），数字赋能实现全生命周期管理。此外，系统还可以自动规划院内停车，实时监控整个停车场的使用状况，统计停车场的分时段占用率，设计院内交通流线，引导车辆智能停车。系统可以将医院内的人、车、物、环境管理得井井有条，真正做到一网通办、一网统管。

（四）依托大数据寻找短板

除了数据收集和工作安排外，安防管理平台还可以通过大数据技术开展设备风险预警和质量反溯，依托信息化手段，加强设备数据分析处理能力，全面实施数字赋能，构建依托大数据、云计算、人工智能等技术的新智慧安防管理平台。

系统采集、统计、分析设备故障、安防管理不良事件等有关数据，实现医院安保管理流程全程留痕，并开展动态风险监测，及时发布预警信息。火灾、水灾等突发事件是应急管理的“试金石”，能够检验医院安保的执行力和战斗力。未来的医院将建设“大应急、大联动”的应急管理体系，该系统依托医院智慧安防管理平台，集监测预警、辅助决策、指挥调度、精准管控等功能于一体，联合多部门协同作业。该体系通过人工智能精准评估突发事件的各个关键点，针对关键点各个击破，并对事件发展的方向进行预估，提前预警，做好预防措施。

未来10年，信息技术发展突飞猛进，科技将改变人们的生活和工作方式。科技的快速发展和“碰撞”为医院安防的发展提供了新的方向，将日常工作与科技融合，必将大大提升人们的工作效率。

二、管理革新

（一）管理思想革新

管理革新的首要前提是管理思想革新。医院安全保卫工作现有的管理思路大多还停留在表面监管、事中或事后监管的层面。管理思想革新的本质就是把医院安保管理人员现有的感性管理思路转变为理性管理思路，把定式管理思维转变为多元化管理思维，把事中、事后管理模式转变为事前管理模式。

其次，安保管理人员要学会与时俱进，善于发现新的管理方式和管理工具。尽管不是所有的管理模式都适用于安全保卫工作，但可以将其中理念与医院安全保卫工作的特点相结合，形成具有医院安全保卫工作特色的新模式、新制度。

再次，要摒弃以往闭门造车、敝帚自珍甚至“不谙世事”的管理思想，与各级、各地的安全保卫部门同行积极交流，互相借鉴，取长补短，这是医院安保管理人员未来的重要工作之一，也是未来提高医院安保管理水平的必然要求。

最后，管理思想革新的重要一步是善于接纳新事物。安保管理人员要与时俱进，不断接纳新事物，学习新方法、新技术。

（二）管理制度革新

管理革新的内在核心是管理制度革新。医院的安全保卫管理制度由来已久，从以往的保密制度、安保人员、消防安全管理制度，到现在的监控、危化品管理制度，安全相关的管理制度只增不减。我们有理由相信，未来医院的安全管理制度将逐步增加，同时我们也需要不断完善现有的制度。新制度的制定和原有制度的修订都需要在科学量化和可操作性上下功夫，将管理制度逐步量化。细节化的管理制度将更有利于工作方案的制定，并有效提升工作效率。国内医院现有的安保管理制度已经从前期停留在纸面阶段的制度逐渐优化为具有可操作性和借鉴意义的制度。未来，安保管理人员需要制定量化指标，并且完善具有学术研究功能的各项安保制度，以适应今后日趋复杂的安保管理工作。

用人本化、精细化的管理制度为团队建设添砖加瓦。完备的制度可在安保工作交接时起到意想不到的积极效果。新的安保管理人员到岗后，除了要熟悉自己的岗位职责外，首要工作就是先了解本部门的各项管理制度。而精细化、规范化的管理制度无疑更有利于新职工对部门整体工作的理解，对后续工作的进展也将起到不可替代的作用。

（三）管理方式革新

管理革新的根本动力是管理方式革新。以多元化、理性化并具有前瞻性的管理思想作为核心驱动，以先进的管理制度作为内在保障，用对、用好各类管理工具，推动多学科合作、多区域交流；同时，建设一支专业型、技术型、实战型的安保工作团队，是未来安保管理工作的前进方向和重要目标。

1. 结合先进管理工具，优化固有管理模式

管理的革新离不开先进的管理工具。当前国内医院的安全保卫管理，特别是安全隐患摸排、各类台账等的管理基本还停留在现场检查、手工记录的阶段，很少利用科学的管理工具和先进的信息技术手段来制定一系列实时的、量化的、直观的安保管理制度。因此，在人员管理、档案管理、风险管控等各个管理模块中选择高效、适用性强的管理工具，是改善现有管理模式的基础工作。在当前医院安全保卫工作中，质量改进工具，包括PDCA、FMEA、QCC等，似乎是唯一被使用的管理工具种类。但是，随着信息化手段的发展和疫情突发等不稳定因素的增多，安保管理的内容越来越复杂，也越来越难以预见，未来的医院安保管理工具势必会随着管理人员的素质不断提升而完善。此外，战略规划和流程设计类的管理工具也会在未来进入医院安保管理人员的视野。另外，还应当充分利用未来的各种新型科技手段，包括但不限于物联网、人工智能，并辅以更高阶的移动通信技术，以快速提高现有管理工具的使用效能。

2. 积极推动区域合作，开拓管理创新思路

医院安保工作具有一定的地域特征，不同地区因受教育程度、收入水平不同，安保工作的着力点也会不尽相同。然而，对于医疗资源的需求，各地区在一定程度上差异很小。因此，推动地域合作，交流学习各方管理经验，取长补短，可以有效提升医院安保管理工作的行业整体水平，极大缩小各地各级医院的管理水平差异，同时也是对现有医联体系统的有效延伸。

在互相学习借鉴的过程中，医院间的安全保卫学术交流甚至可以与医学学术交流齐头并进，共同深入推进学科建设。营造具有医院管理特色的安保学科文化氛围，并以此为基础，使得全国医院安保管理趋于同质化、规范化的同时，也具有更广泛的灵活性、适用性，这是医院安保管理人员未来的奋斗目标。

3. 加强人才队伍建设，引进先进管理理念

由于人工智能和先进通信技术的快速发展，医院安保人员的配置会逐渐侧重于管理岗位。因此，建设一支有专业素养、有创新能力并且有传承精神的安保管理队伍，无疑是医院管理革新的核心推动力。

人才梯队建设是安保管理中不可或缺的一环。在以往乃至现在的医院安保

管理架构中，普遍存在管理人员专业性不强的问题，并且医院保卫部门人员年龄差异大，无法形成有效的管理理念的传承。医院保卫部门要积极与人事部门沟通，定期开展人才招聘工作，不断注入富有理论知识的新鲜“血液”。新的管理人员必然会带来新的管理理念，将其与医院的特色管理经验相结合，不仅能拓展部门的管理思路，也能不断提升部门的整体业务水平。

未来，医院的安保管理团队会在更积极的管理理念、更完善的管理制度、更先进的管理方式的引领下，不断向着专业型、学术型、合作型的方向大步迈进。

三、学科建设

近年来，随着社会的快速发展，大型综合医院集团化发展的趋势越来越显著，医院管理水平和运营能力不断得到提升。由此，医院安全保卫工作也随之发展，具体表现为工作范围更广，工作要求更高，专业化水平更高，智能化水平更先进。若要更好地开展安全管理工作，进一步提升安保管理质量和管理效率，建成科学、合理的管理体系迫在眉睫。

（一）建设目标

医院安全保卫工作涉及消防、化学、工程、管理、法学等多学科交叉，是一门需要深入探究的“新学科”。该学科建设的方向和目标必然是着眼于共性问题、着眼于未来，可以回应时代的重大需求，以及提出创新性、引导性的理论、技术和方法，为未来医院的建设奠定坚实的基础。创新创立医院安全保卫的理论和方法，建设一门医院管理的应用型、持续型学科，将会进一步推动医院的高质量发展。

（二）建设方法

首先，需要大量经验的搜集与总结。随着医院安全保卫工作的发展，一代又一代医院安全保卫工作者积累了丰富的经验。近年来，在大型医院迅速发展的背景下，医院的安保管理方法也推陈出新，不断完善。同时，随着专业人士的加入，安保管理方法也层出不穷，经验日益丰富。因此，需要将各家医院安保管理的优秀经验和方法加以搜集整理。而这些经验和方法正是医院安全保卫学科的基础，经验越丰富，知识体系就越充盈，方法越多，学科基础就越扎实。

安全保卫管理经验可以分为传统管理经验和创新管理经验。传统管理的范畴包括消防安全管理、治安安全管理、危化品安全管理、院内交通管理、档案管理以及突发事件的应急处置等。创新管理包含消防安防智慧化、信息技术，以及管理学、经济学等多学科交叉的综合管理。

而在搜集经验的同时要对知识进行梳理，将知识条理化、体系化，建立专属安全保卫领域的知识体系。知识体系形成后可以围绕知识体系来建立组织，这一组织就是学科建设的主体。例如，浙江大学医学院附属第一医院牵头成立的中国医院协会安全保卫专业委员会，该学术组织就是围绕医院安全保卫管理这一知识体系建立的组织。之后，需要在各成员单位的交流中不断提升知识生产方面的能力，并在共同的努力下产出高水平的学术成果。然后，依托学术组织的力量，将高质量的知识体系课程进行传播，由此不断推进学科建设。

（三）建设特点

医院安全保卫学科源于实践，也源于日常的生产活动，又将应用于实践，推动大型医院科学、有序地开展安全保卫工作。这一特点决定了医院安全保卫学科建设的特殊性：第一，医院安全保卫学科建设应该是高应用性的。第二，从事科学研究工作的人员也都从事一线管理工作，兼具生产和研究两项任务。第三，医院安全保卫学科的应用性决定了其快速发展和高适应性，并随着科学发展的前沿不断拓展。

医院安全保卫是应时代要求形成的一个软学科，因社会的需求应运而生，并适应社会需要。它的形成标志着医院安全保卫将围绕安保管理的核心问题形成基本的范式，并产生系统化的理论成果，进而开创新的学科领域。未来，将医疗卫生、卫生管理、安防与人工智能等领域结合的医院安全保卫管理研究和学科建设将成为趋势。

参考文献

[1] 公安部, 住房和城乡建设部. 民用建筑外保温系统及外墙装饰防火暂行规定. 公通字〔2009〕46号, 2009-09-25.

[2] 公安部. 关于企业事业单位公安机构体制改革的意见. https://www.gov.cn/zhengce/content/2010-11/15/content_6735.htm, 1994-01-22.

[3] 公安部. 机关、团体、企业、事业单位消防安全管理规定. https://www.mem.gov.cn/gk/zfxxgkpt/fdzdgknr/gz11/200111/t20011114_405697.shtml, 2001-11-14.

[4] 公安部. 治安保卫委员会暂行组织条例. https://flk.npc.gov.cn/detail2.html?ZmY4MDgwODE2ZjNjYmIzYzAxNmY0MTVhNmJkZjIzMDI, 1952-08-11.

[5] 谷福生, 胡永正, 李斌杰. 企业事业单位内部治安保卫条例执行手册. 北京: 中国人民公安大学出版社, 2004.

[6] 国家卫生计生委, 中央综治办, 公安部, 等. 关于进一步做好维护医疗秩序工作的通知. http://www.nhc.gov.cn/yzygj/s3589/201603/821b3e6e99e945088605161df0a856a0.shtml, 2016-03-30.

[7] 国家卫生计生委办公厅, 公安部办公厅, 国家中医药管理局办公室. 关于印发严密防控涉医违法犯罪 维护正常医疗秩序意见的通知. http://www.nhc.gov.cn/yzygj/s3589/201707/b2deb57cfb014f439bd34b2ab1c8f6fc.shtml, 2017-06-26.

[8] 国家卫生计生委办公厅, 公安部办公厅. 关于加强医院安全防范系统建设的指导意见. http://www.nhc.gov.cn/yzygj/s3589/201310/1c98e954a86642b5bdc8b3f33d79f89c.shtml, 2023-10-22.

[9] 国家卫生健康委, 中央政法委, 中央网信办, 等. 关于推进医院安全秩序管理工作的指导意见. https://www.gov.cn/zhengce/zhengceku/2021-09/28/content_5639773.htm, 2021-09-22.

[10] 国家质量监督检验检疫总局, 中国国家标准化管理委员会. 建筑消防设施的维护管理: GB 25201—2010. 北京: 中国标准出版社, 2010.

[11] 国务院. 医疗纠纷预防和处理条例. https://flk.npc.gov.cn/detail2.html?ZmY4MDgwODE2ZjNjYmIzYzAxNmY0MTQxNDA2OTFlZjk%3D, 2018-07-31.
[12] 国务院. 医疗事故处理条例. https://flk.npc.gov.cn/detail2.html?ZmY4MDgwODE2ZjNlOTc4NDAxNmY0MjQzZTNjYjA0MTY, 2002-04-04.
[13] 国务院办公厅. 关于抓紧做好企业事业单位公安机构体制改革工作的通知. https://www.gov.cn/gongbao/content/2001/content_61023.htm, 2001-08-21.
[14] 国务院办公厅. 国家突发公共卫生事件应急预案. https://www.gov.cn/zhuanti/2006-02/26/content_2615974.htm?eqid=8a8c2bae00119c6700000002645b2bf8&eqid=dc72b681000cdfec0000000664745b00, 2006-02-26.
[15] 国务院办公厅. 省（区、市）人民政府突发公共事件总体应急预案框架指南. https://www.gov.cn/gongbao/content/2004/content_62821.htm, 2004-05-22.
[16] 全国人民代表大会常务委员会. 中华人民共和国安全生产法. https://flk.npc.gov.cn/detail2.html?ZmY4MDgxODE3YTY2YjgxNjAxN2E3OTU2YjdkYjBhZDQ%3D, 2021-06-10.
[17] 全国人民代表大会常务委员会. 中华人民共和国反恐怖法. https://flk.npc.gov.cn/detail2.html?MmM5MDlmZGQ2NzhiZjE3OTAxNjc4YmY3ZjMwYTA4N2Y%3D, 2018-04-27.
[18] 全国人民代表大会常务委员会. 中华人民共和国人民警察法. https://flk.npc.gov.cn/detail2.html?MmM5MDlmZGQ2NzhiZjE3OTAxNjc4YmY3NGNlZjA2YTk, 2012-10-26.
[19] 全国人民代表大会常务委员会. 中华人民共和国突发事件应对法. https://www.gov.cn/zhengce/2007-08/30/content_2602205.htm, 2007-08-30.
[20] 全国人民代表大会常务委员会. 中华人民共和国治安管理处罚法. https://flk.npc.gov.cn/detail2.html?MmM5MDlmZGQ2NzhiZjE3OTAxNjc4YmY3NDc4ZTA2OTU%3D, 2012-10-26.
[21] 全国人民代表大会常务委员会.中华人民共和国消防法. https://www.mem.gov.cn/fw/flfgbz/fg/202111/t20211108_416559.shtml, 2021-11-08.
[22] 卫生部, 公安部. 关于加强医疗机构治安管理 维护正常诊疗秩序的通知. http://www.nhc.gov.cn/yzygj/s3585u/200804/4edf3018cd6e4d8885e9db321dbfa8f1.shtml, 2001-08-03.
[23] 卫生部. 三级综合医院评审标准实施细则（2011 年版）. http://www.nhc.

gov.cn/cms-search/downFiles/02b5187a195c42e0855e4e27445fc2f0.pdf?eqid=d62653d400446f8f000000036426e917, 2011-11-25.

[24] 应急管理部,工业和信息化部, 公安部, 等. 危险化学品目录（2015 版）. https://www.mem.gov.cn/gk/zfxxgkpt/fdzdgknr/202211/t20221107_426077.shtml, 2022-10-13.

[25] 钟金燕. 20 世纪五六十年代的治安保卫委员会研究. 当代中国史研究, 2018, 25(3): 86-96.

[26] 住房和城乡建设部. 建筑防火通用规范: GB 55037—2022. 北京: 中国计划出版社, 2022.

[27] 住房和城乡建设部. 医院洁净手术部建筑技术规范: GB/T 50333—2013. 北京: 中国计划出版社, 2013.

[28] 住房和城乡建设部. 综合医院建筑设计规范: GB/T 51039—2014. 北京: 中国计划出版社, 2014.

[29] 最高人民法院, 最高人民检察院, 公安部, 等. 关于依法惩处涉医违法犯罪 维护正常医疗秩序的意见. https://www.spp.gov.cn/ztk/2015/sy/zyxw_2461/201506/t20150624_100004.shtml, 2014-04-28.

[30] 最高人民法院. 关于民事诉讼证据的若干规定. https://www.court.gov.cn/zixun/xiangqing/827.html, 2010-04-27.